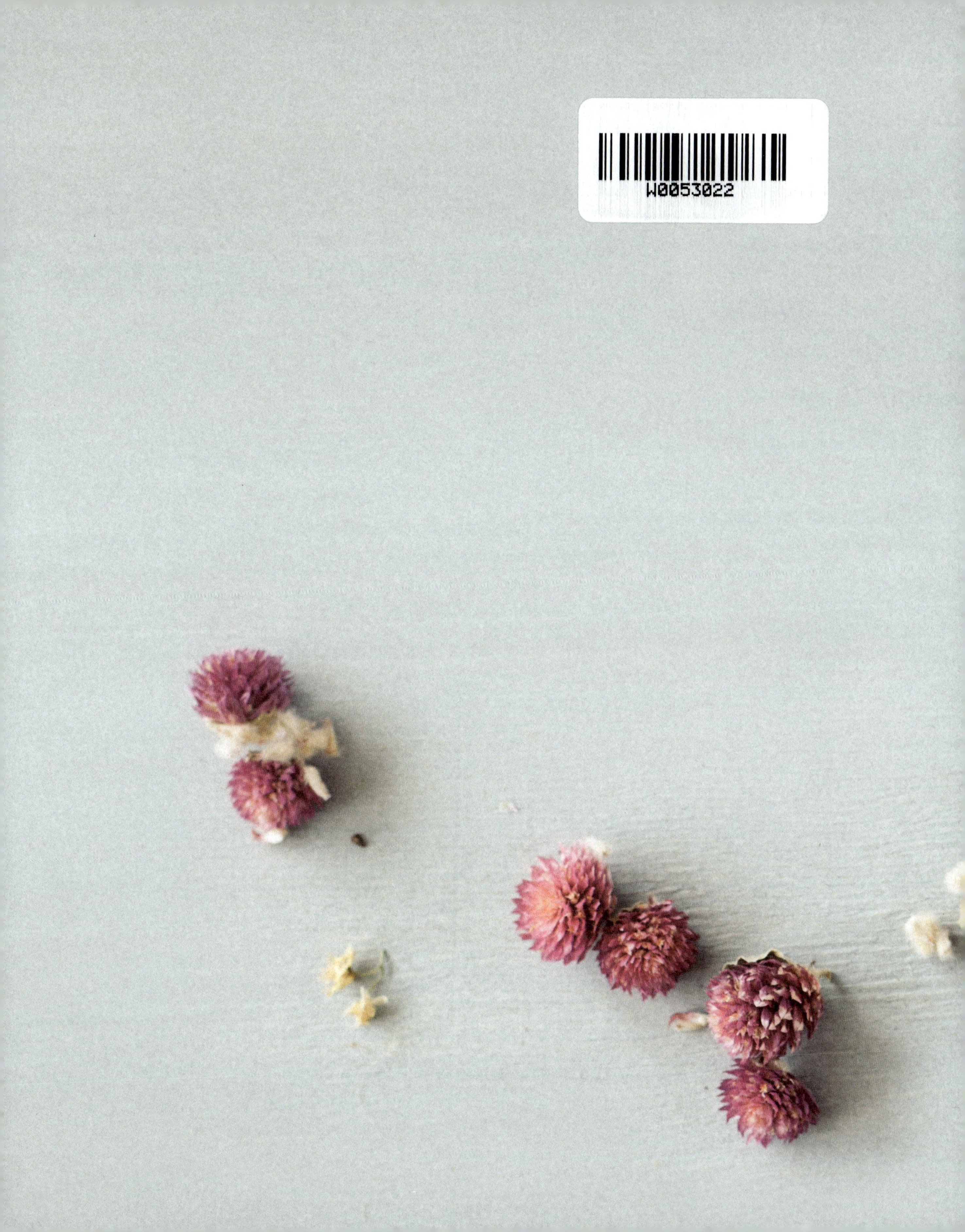

Lena Sokolovska
Jovita Vyšniauskienė
Miglė Tylaitė

NATURKOSMETIK

GENIALE REZEPTUREN
SCHNELL SELBST GEMACHT

Die Deutsche Nationalbibliothek verzeichnet diese Publikation in der Deutschen Nationalbibliografie; detaillierte bibliografische Daten sind im Internet über *http://dnb.d-nb.de* abrufbar.

Anschrift des Verlags:
KVM – Der Medizinverlag
Dr. Kolster Verlags-GmbH
Ifenpfad 2–4
12107 Berlin

Originaltitel:
Gaminame natūralią kosmetiką
namuose su Uoga Uoga
Copyright © MEDIA INCOGNITO, 2016
ISBN: 978-609-403-597-5

© KVM – Der Medizinverlag Dr. Kolster Verlags-GmbH,
ein Unternehmen der Quintessenz-Verlagsgruppe

www.kvm-medizinverlag.de

1. Auflage 2017

Deutsche Übersetzung: Kalinka Radlanski, Berlin
Text: Lena Sokolovska, Jovita Vyšniauskienė, Miglė Tylaitė
Rezepte: Lena Sokolovska, Jovita Vyšniauskienė,
Eglė Šiožinytė, Jolita Masevič
Fotos: Barbora Adamonytė
Gesamtproduktion: KVM – Der Medizinverlag, Berlin
Druck: PRINTERA, Sveta Nedelja
Printed in Croatia

ISBN: 978-3-86867-353-1

Lena Sokolovska
Jovita Vyšniauskienė
Miglė Tylaitė

NATURKOSMETIK
GENIALE REZEPTUREN
SCHNELL SELBST GEMACHT

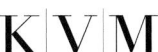

K|V M

KVM – DER MEDIZINVERLAG

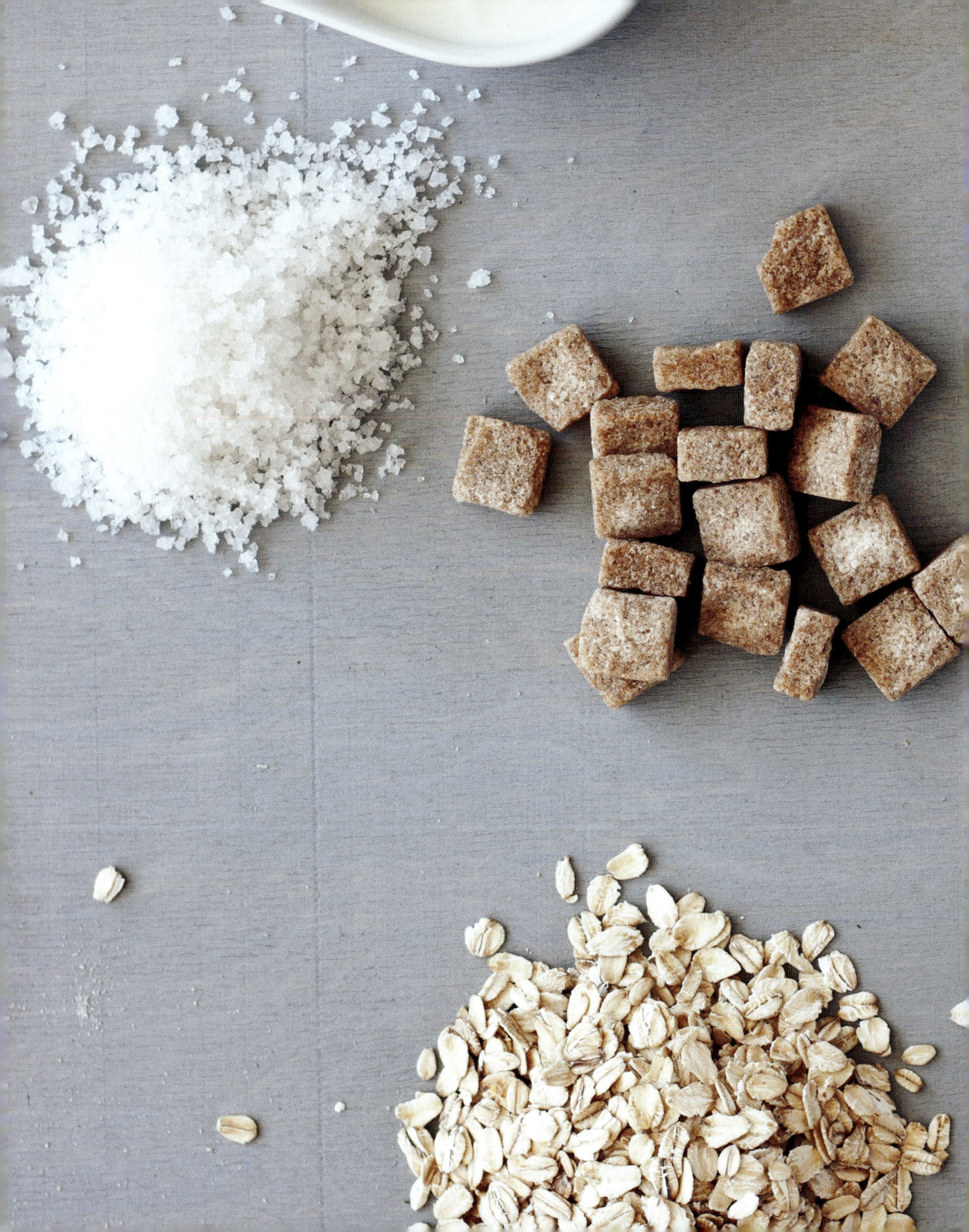

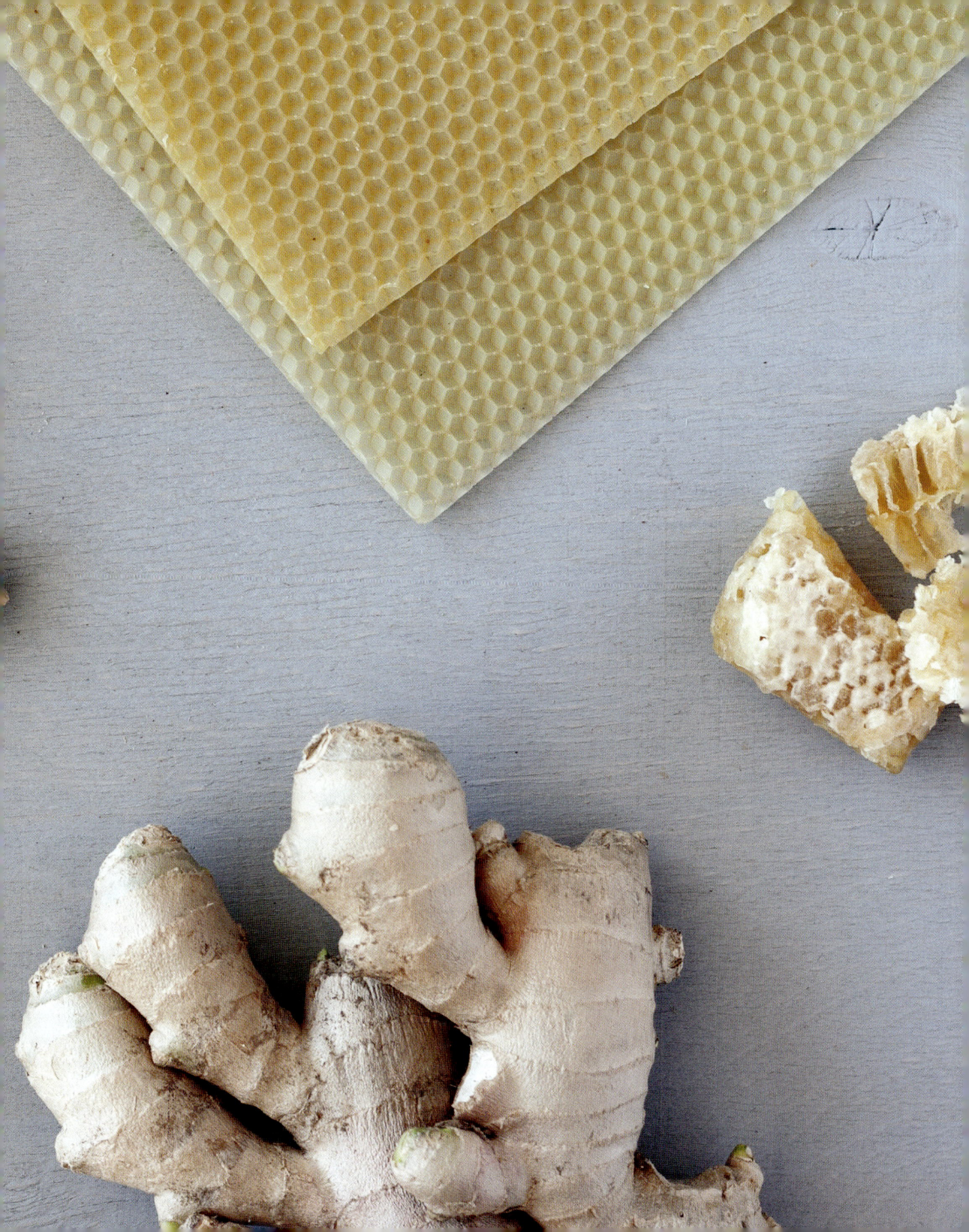

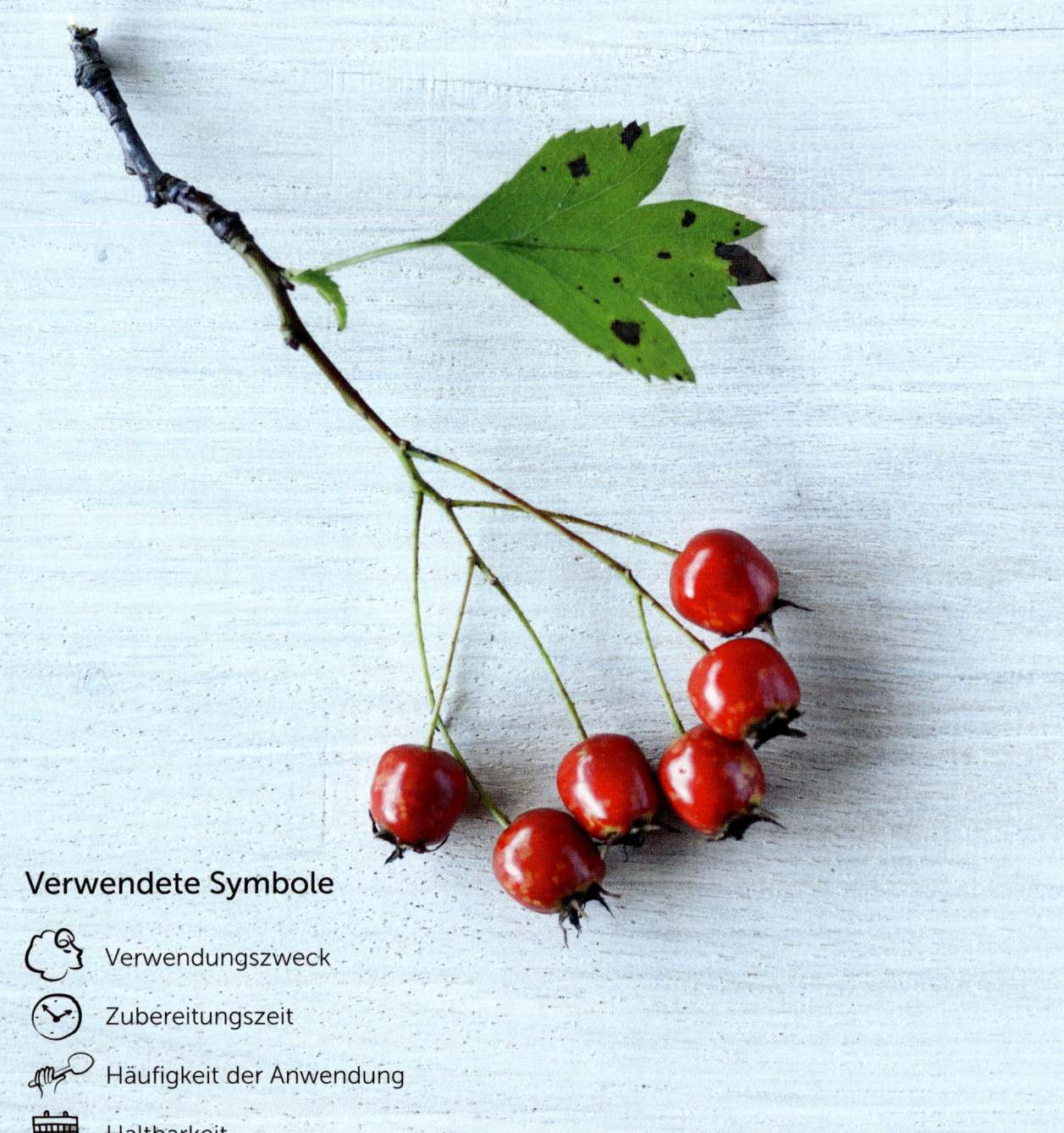

Verwendete Symbole

🐑 Verwendungszweck

🕐 Zubereitungszeit

🥄 Häufigkeit der Anwendung

📅 Haltbarkeit

Inhalt

Über uns

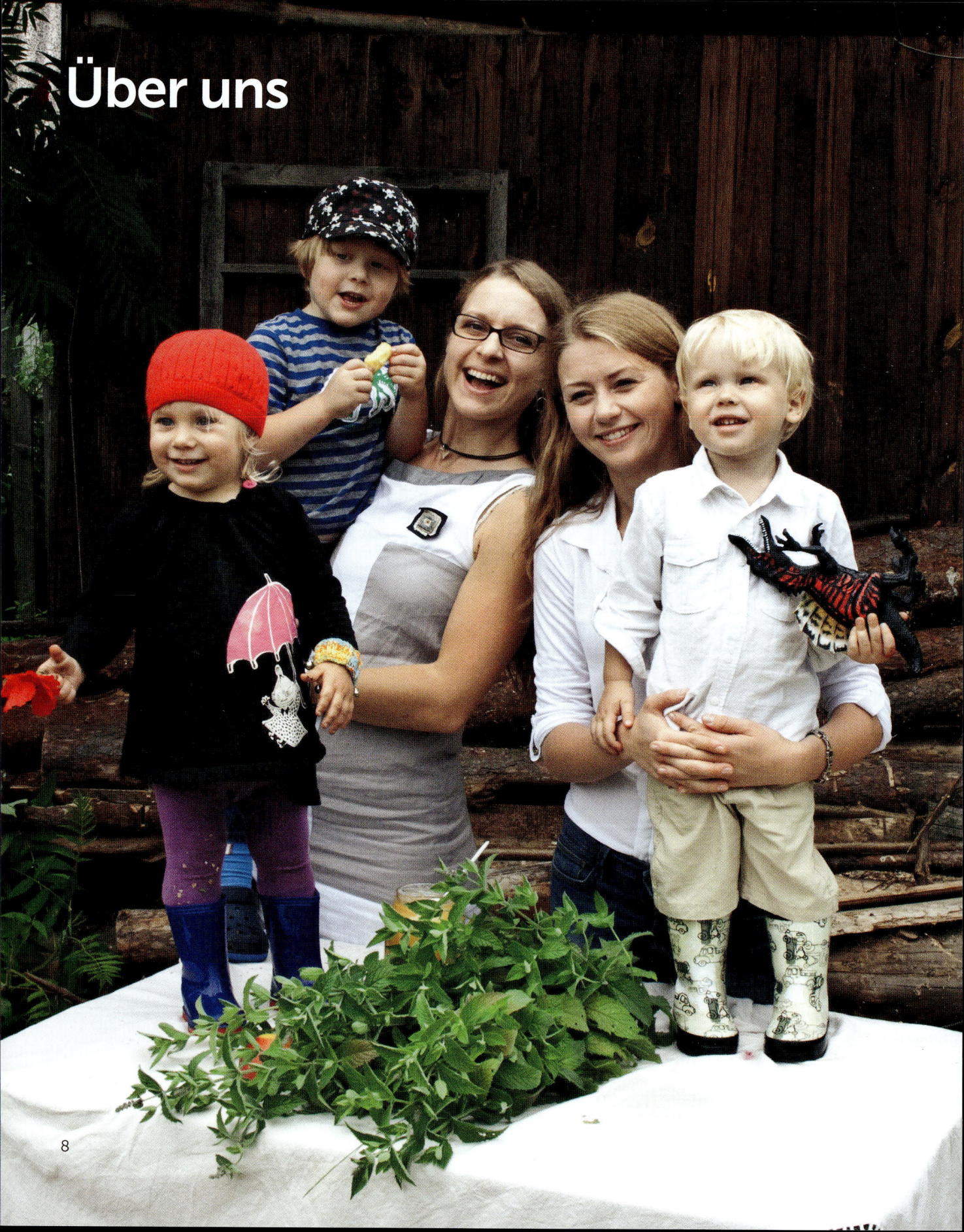

Die Autorinnen

Lena Sokolovska

Den ersten Kosmetikunterricht erhielt ich in meiner Kindheit, und zwar von den Frauen meiner Familie. Mutter wusch mir oft die Haare mit Kamillentee, damit sie hell leuchtend und wie „von der Sonne geküsst" aussahen, und sie rieb Rizinusöl in meine Nägel, um sie zu stärken. Während meine Mutter Naturprodukte zur Reinigung und Schönheitspflege benutzte, setzte meine Großmutter sie als Heilmittel ein. Sie wusste sehr viel über Kräuter: Wann man welche sammeln konnte, wie man sie am besten lagert und wie sich ihre Heilkräfte einsetzen lassen. Während ich sie als Kind in der Küche herumwerkeln und allerhand Kräutermixturen herstellen sah, stelle ich mir vor, selber eine Waldelfe zu sein und Zaubertränke anzumischen ... Manchmal fühle ich mich immer noch so. Diese mädchenhafte Vorliebe für Naturkosmetik ist allerdings inzwischen zu etwas ganz anderem geworden. Ich interessierte mich mit der Zeit nicht mehr nur dafür, was wir zu Hause herstellten, sondern auch für die kosmetischen Angebote in den Geschäften. Dabei stellte ich fest, dass viele der komplexen Inhaltsstoffe auf den Produktetiketten das Schönsein gar nicht fördern. Im Gegenteil, sie stellen oft sogar eine Gefahr für das Aussehen eines Menschen, seine Gesundheit und seine Umgebung dar. Für meine Freundin Jovita und mich war klar, dass wir solche Kosmetika weder für uns noch für unsere Ehemänner und Kinder haben wollten. So begannen wir, in unseren Küchen herumzuexperimentieren, und suchten sehr bald auch nach Möglichkeiten, unser Wissen und unser Können zu erweitern. Wir nahmen dann in Großbritannien an einigen Seminaren teil und lernten, wie man das richtige Öl für einen speziellen Hauttyp auswählt, wie man die unterschiedlichen Wirkstoffe einzelner Kräuter extrahiert, Pflanzendüfte mischt und natürliche Mineralien verwendet, um Kosmetik zu färben. Unsere Neugier war geweckt und ist bis heute nicht gewichen! Mehr noch, sie hat uns dazu gebracht, unsere bisherigen Berufe aufzugeben, und unsere Lebensstile radikal verändert. Heute beginnen und enden unsere Tage mit Naturkosmetik. Wir benutzen sie nicht nur selbst, sondern kreieren und verbessern auch ständig die Rezepte unserer Kosmetiklinie „Uoga Uoga"

– unlängst für dieses Buch. Wir stellen Ihnen darin eine Auswahl verschiedener natürlicher Zutaten und Mixturen vor, mit denen Sie unsere Produkte leicht zu Hause selber herstellen und bestenfalls all Ihre bisher im Laden gekaufte Kosmetik ersetzen können. Wir hoffen, dass dieses Buch nicht nur Ihr Wissen über die Schätze, die die Natur für uns bereithält, erweitert und Sie zum Experimentieren animiert, sondern auch dazu ermutigt, einen gesunden Lebensstil zu pflegen und im Einklang mit der Natur zu leben.

Jovita Vyšniauskienė

Wir lieben selbstgekochtes Essen, schätzen die von unseren Müttern gestrickten Pullover und sind immer sehr stolz, wenn wir ein Kleid selbst genäht oder ein Armband aus gebrauchten Perlen für eine Freundin eigenhändig geknüpft haben. Der Do-it-yourself-Trend nimmt aber nicht nur in unserer Freizeit, sondern auch in unserem Alltag zu. Für mich ist es immer wieder ein Glücksmoment zu entdecken, dass sich all diese wunderbaren, interessanten und nützlichen Dinge, die mir im Laden ins Auge fallen, einfach zu Hause herstellen lassen. Naturkosmetik – wie esoterisch die Rezepte und Zutaten auch erscheinen mögen – ist oftmals einfach und daher für viele von uns ein leichtes Unterfangen. Wir haben dieses Buch geschrieben, um unseren Lesern die Kernpunkte von Naturkosmetik nahezubringen und um zu zeigen, dass man allein mithilfe der Natur gut und effektiv auf die eigene Schönheit achten kann. Wir haben unser Bestes gegeben, um die Umsetzung dieser Rezepte so einfach wie möglich zu halten. Manches kommt Ihnen vielleicht bekannt vor oder gilt gar als Binsenweisheit. Aber es ist nun einmal so, dass wirklich Altbewährtes meistens auch gut ist. Dennoch gerät es in unserem hektischen Alltag rasch in Vergessenheit. Wenn Sie ein paar Grundregeln und Erklärungen mit viel Enthusiasmus und einem Hauch Kreativität „mischen", kann nach und nach natürliche, gesunde und frische Kosmetik all die teuren und oft nicht wirksamen Produkte in Ihrem Regal ersetzen.

*Jovita Vyšniauskienė (links) und Lena Sokolovska
mit ihren Kindern.*

Warum Naturkosmetik?

Es ist ein Mythos, dass kommerzielle Kosmetika hundertprozentig sicher in der Anwendung und ihre Inhaltsstoffe grundlegend erforscht sind. Forschungsinstitutionen, die sich mit gesundheitsschädigenden Umwelteinflüssen befassen, sprechen immer wieder Warnungen aus und bemängeln, dass der internationale Kosmetikmarkt nur wenigen Regularien unterworfen ist. Viele der in der Kosmetik enthaltenen chemischen Inhaltsstoffe sind nicht ausreichend erforscht, und einige der verwendeten Substanzen können Allergien hervorrufen, zu Entzündungen führen oder stehen im Verdacht, krebserregend zu wirken. Synthetische Kosmetik enthält viele unnatürliche Zusatzstoffe, um das Aroma zu verstärken, das Produkt ansehnlicher zu gestalten und – für den Verkäufer am wichtigsten – die Haltbarkeit zu verlängern.

Aber machen diese Zusatzstoffe, die ohne Frage das Produkt verschönern, auch Sie schöner? Wir glauben das nicht. Wahrscheinlicher ist das Gegenteil. Viele neue wie herkömmliche Zutaten, die in synthetischer Kosmetik Verwendung finden, wurden auf ihre Langzeitwirkungen hin nicht ausreichend untersucht. Wir wissen einfach nicht, ob diese Zusätze nicht Auslöser für eine zehn Jahre später auftretende Genmutation oder Krankheit sein könnten. Zwar sind auch natürliche Öle, Kräuter oder Honig nicht nur zuträglich, sondern können auch Allergien hervorrufen und weiteren Schaden anrichten. Aber sie stehen nicht im Verdacht, derart unvorhersehbare Auswirkungen auf den Körper zu haben.

Zutaten, die in der Herstellung von Naturkosmetik Verwendung finden:

1. Pflanzenöle dienen als Ersatz für Mineralöl (das als Nebenprodukt bei der Destillierung von Petroleum zu Benzin entsteht) und andere auf Mineralöl basierende Produkte. Pflanzenöle enthalten im Vergleich zu Mineralöl mehr verwertbare Aminosäuren und Vitamine. Menschen benutzen Pflanzenöle schon seit Jahrtausenden. Zudem stammen diese Öle aus nachwachsenden Ressourcen.

2. Natürliche ätherische Öle und Extrakte (als Ersatz für synthetische Duftstoffe).

3. Organische Kräuter, frische Früchte und Beeren aufgrund ihres Heilungspotenzials und ihrer verwertbaren Säuren, Vitaminen und Mineralien.

4. Ausschließlich natürliche Konservierungsstoffe und nicht umweltschädliche waschaktive Substanzen, deren Sicherheit von Organisationen, die die Produktion von Naturkosmetik überwachen, geprüft wurde.

Vergessen Sie nicht einen weiteren Vorteil hausgemachter Kosmetik – Sie wissen immer ganz genau, was darin enthalten ist. Die Haltbarkeit solcher Produkte ist zwar kürzer, dafür sind sie immer frisch zubereitet und frei von unnötigen Zusätzen. Mit ein wenig Übung und Erfahrung lernen Sie schnell, die für Sie passende Menge herzustellen, sodass Sie Ihr Produkt ganz aufbrauchen können, bevor es schlecht wird.

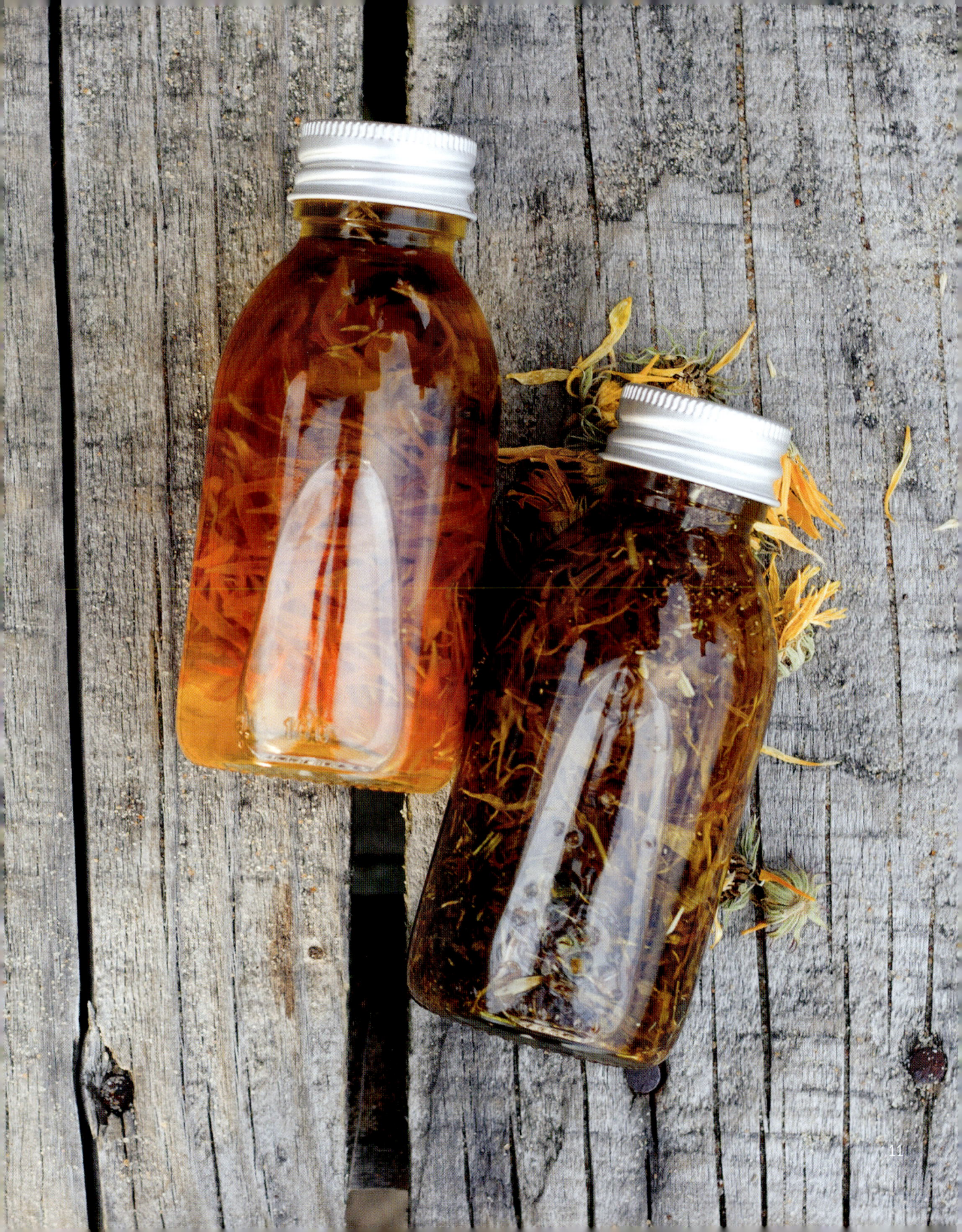

Zutaten

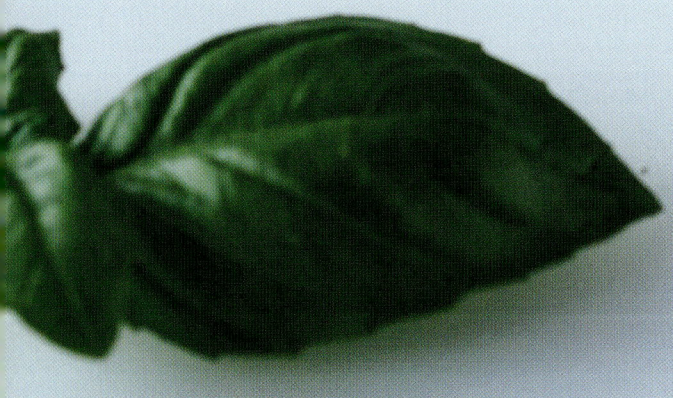
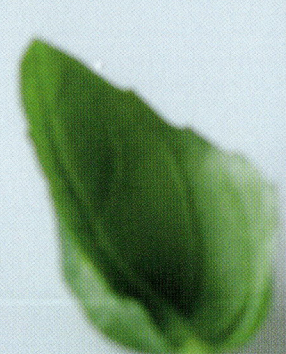

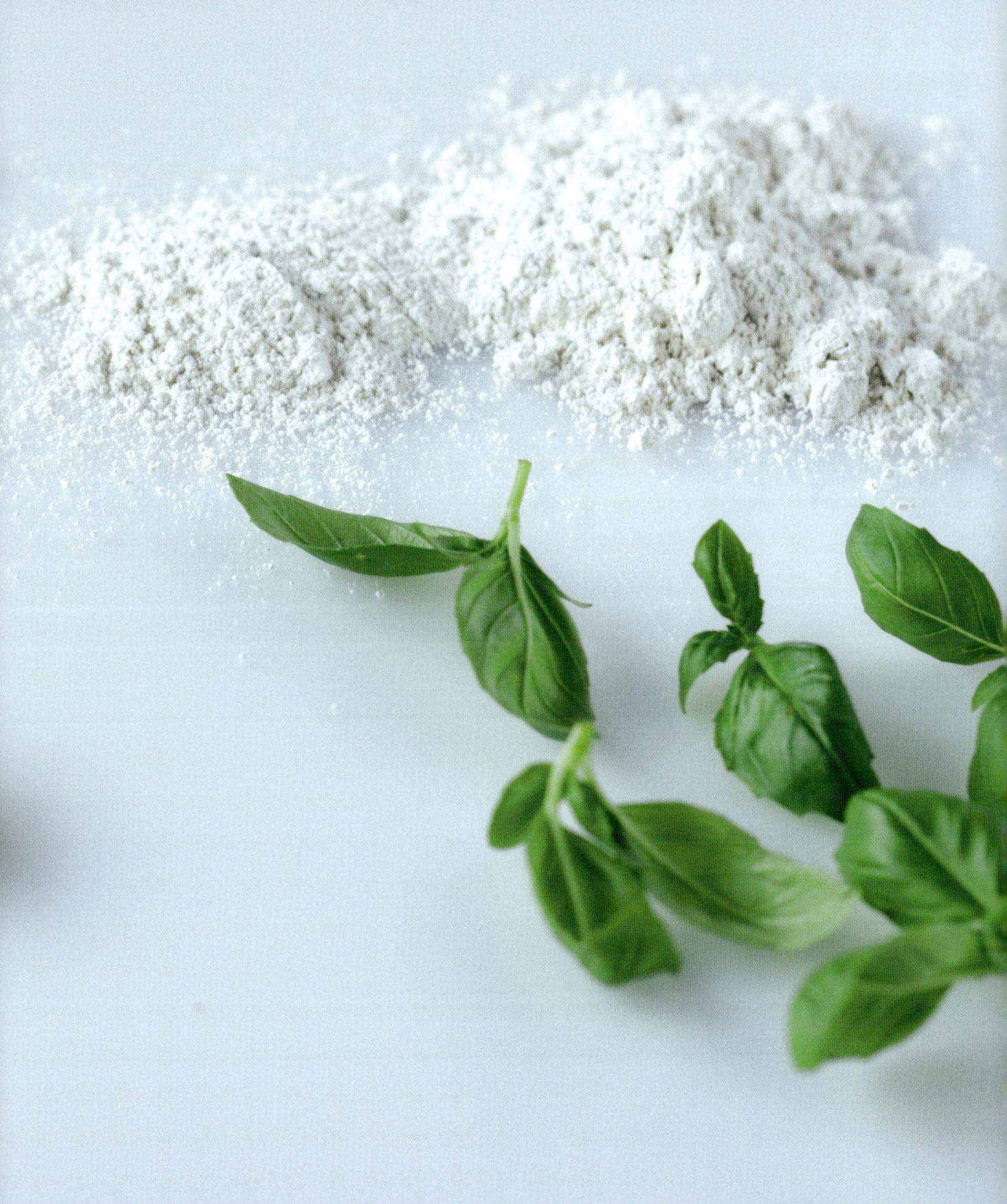

Kosmetische Tonerden

Lavaerde (Rhassoul oder Ghassoul, auch Wascherde genannt) – mineralstoffreiche Tonerde und ein absoluter Allrounder für alle Hauttypen. Lavaerde kann nicht nur fürs Gesicht, sondern auch für den Körper und sogar bei der Haarwäsche verwendet werden. Sie entfernt effektiv Toxine, reguliert die Talgproduktion und wirkt antibakteriell.

Bleicherde (engl. Fuller's Earth) – besonders tiefenreinigend mit einem milden Aufhellungseffekt.

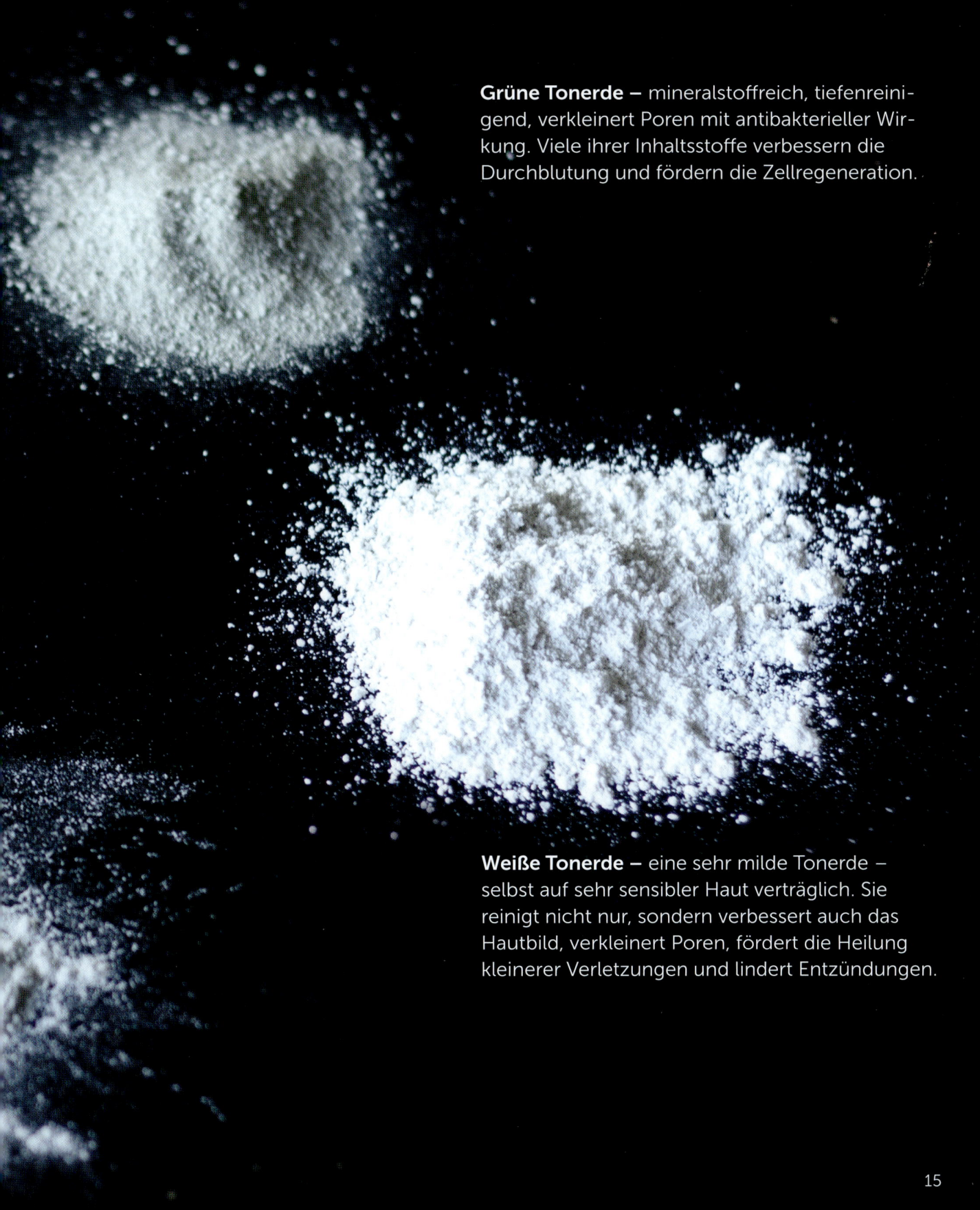

Grüne Tonerde – mineralstoffreich, tiefenreinigend, verkleinert Poren mit antibakterieller Wirkung. Viele ihrer Inhaltsstoffe verbessern die Durchblutung und fördern die Zellregeneration.

Weiße Tonerde – eine sehr milde Tonerde – selbst auf sehr sensibler Haut verträglich. Sie reinigt nicht nur, sondern verbessert auch das Hautbild, verkleinert Poren, fördert die Heilung kleinerer Verletzungen und lindert Entzündungen.

Öle und Butter

Die besten Öle für die Haut- und Haarpflege sind unraffinierte, kaltgepresste Öle. Neben vielen weiteren positiven Eigenschaften enthalten sie noch einen Großteil ihrer Vitamine.

Mangokernöl – ein ausgesprochen reichhaltiges, bei Zimmertemperatur festes Öl mit einem wärmenden Effekt. Es macht Ihre Haut weich und verleiht ihr Elastizität.

Kakaobutter – hat eine sehr feste Konsistenz und einen angenehm schokoladigen Duft. Sie macht Ihre Haut weich, verleiht ihr Elastizität und schützt sie effektiv vor schädlichen Umwelteinflüssen wie Wind, Kälte oder starken Temperaturschwankungen.

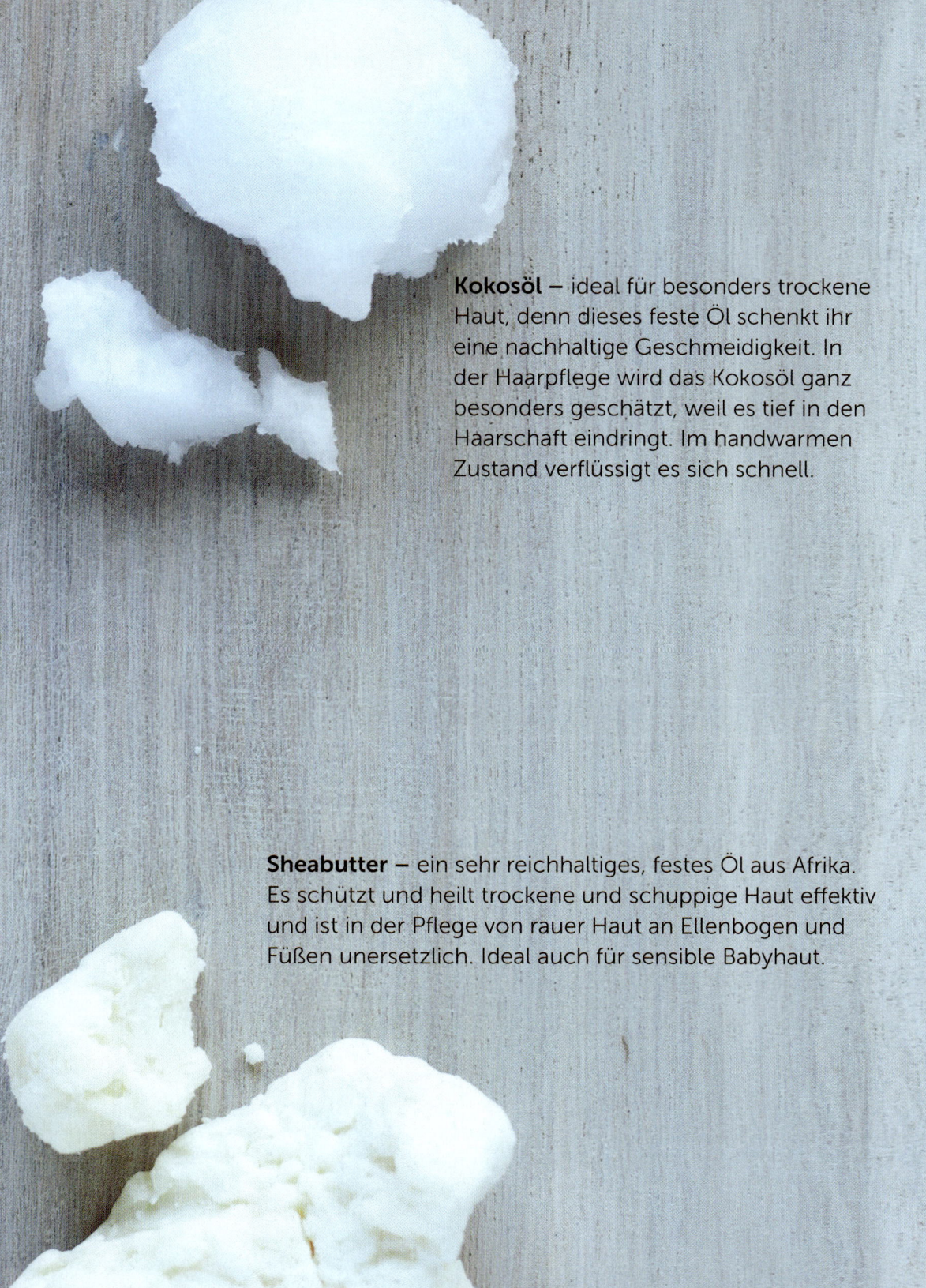

Kokosöl – ideal für besonders trockene Haut, denn dieses feste Öl schenkt ihr eine nachhaltige Geschmeidigkeit. In der Haarpflege wird das Kokosöl ganz besonders geschätzt, weil es tief in den Haarschaft eindringt. Im handwarmen Zustand verflüssigt es sich schnell.

Sheabutter – ein sehr reichhaltiges, festes Öl aus Afrika. Es schützt und heilt trockene und schuppige Haut effektiv und ist in der Pflege von rauer Haut an Ellenbogen und Füßen unersetzlich. Ideal auch für sensible Babyhaut.

17

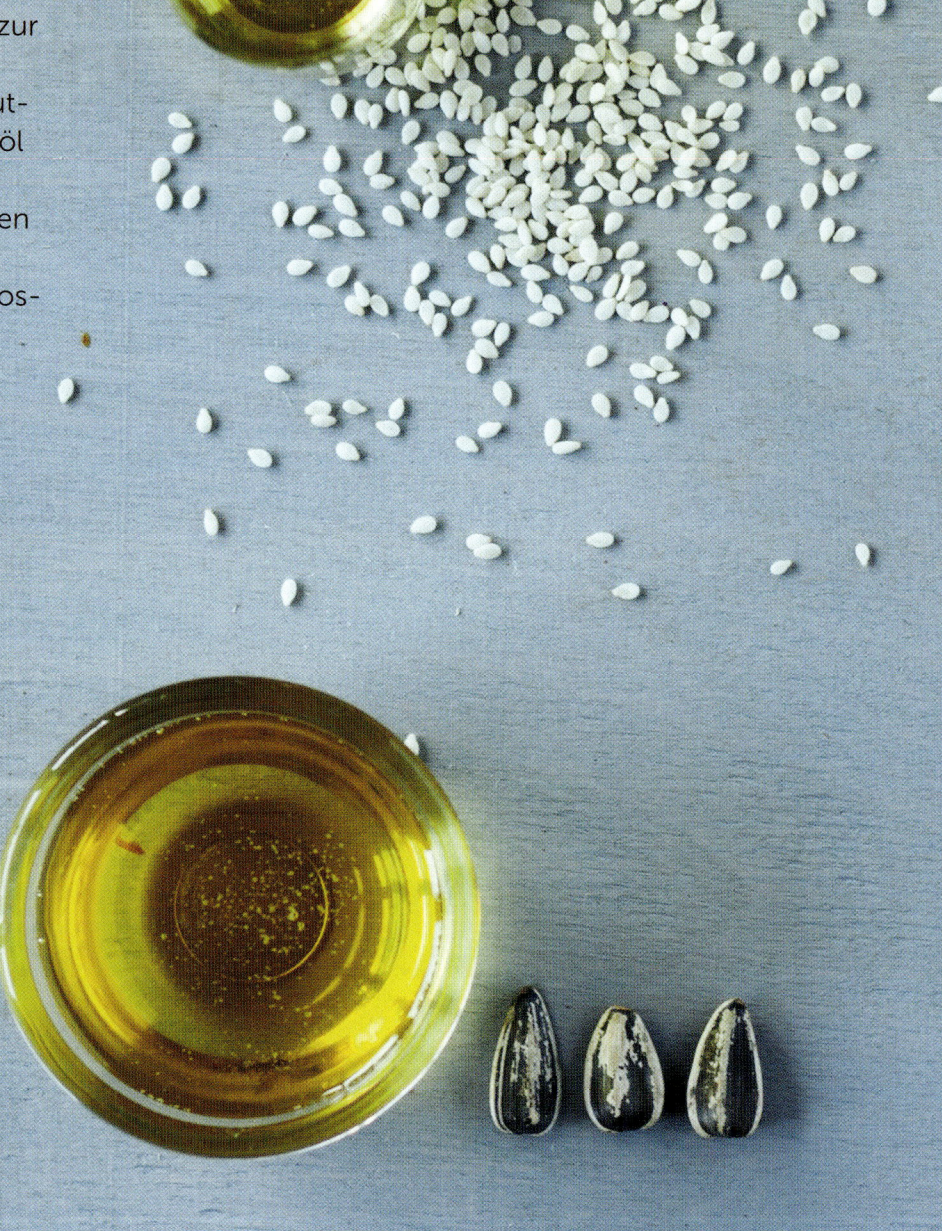

Sesamöl – ein halbfettes Öl, das schnell, tief und effizient einzieht und dabei Ihre Haut schön weich macht und mit Omega-3-Fettsäuren versorgt. Dank seiner antibakteriellen Eigenschaften kann Sesamöl auch zur Gesichtsreinigung verwendet werden. Geeignet für alle Hauttypen, auch Babyhaut. Sesamöl wird leicht mit geröstetem Sesamöl verwechselt, das einen starken Eigengeruch aufweist und für die Herstellung von Kosmetik nicht geeignet ist.

Sonnenblumenöl – zieht schnell ein und kann für trockene, aber auch fettige Haut verwendet werden. Sein großer Anteil an Omega-3-Fettsäuren stimuliert den effektiven Wiederaufbau der natürlichen Hautbarriere.

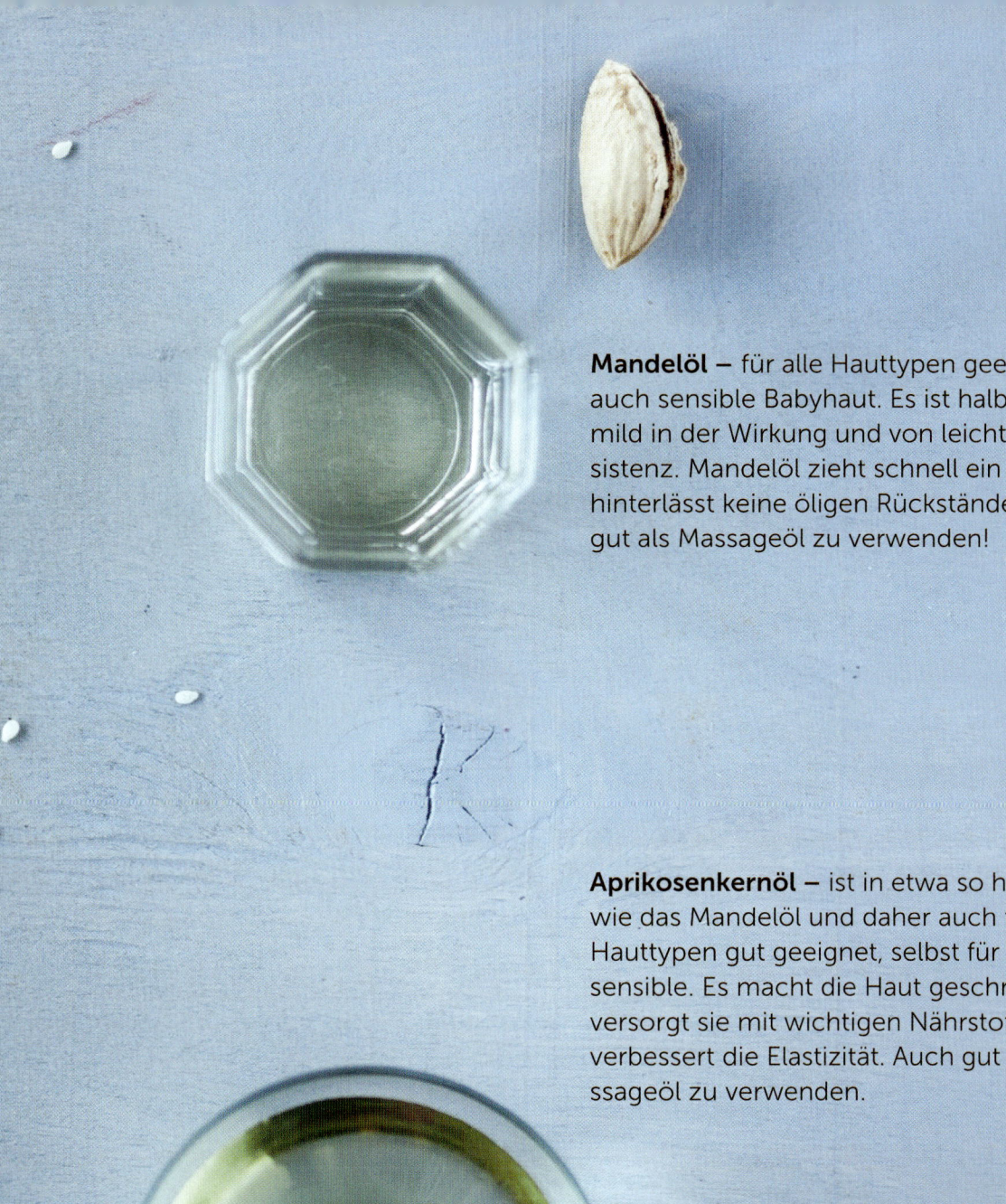

Mandelöl – für alle Hauttypen geeignet, auch sensible Babyhaut. Es ist halbfett, mild in der Wirkung und von leichter Konsistenz. Mandelöl zieht schnell ein und hinterlässt keine öligen Rückstände. Auch gut als Massageöl zu verwenden!

Aprikosenkernöl – ist in etwa so halbfett wie das Mandelöl und daher auch für alle Hauttypen gut geeignet, selbst für sehr sensible. Es macht die Haut geschmeidig, versorgt sie mit wichtigen Nährstoffen und verbessert die Elastizität. Auch gut als Massageöl zu verwenden.

Haselnussöl — zieht leicht ein, ist halbfett und besonders geeignet für fettige Problemhaut und Babyhaut. Es macht die Haut schön weich, strafft sie, stimuliert die Durchblutung und verkleinert Poren. Gut für Massagen.

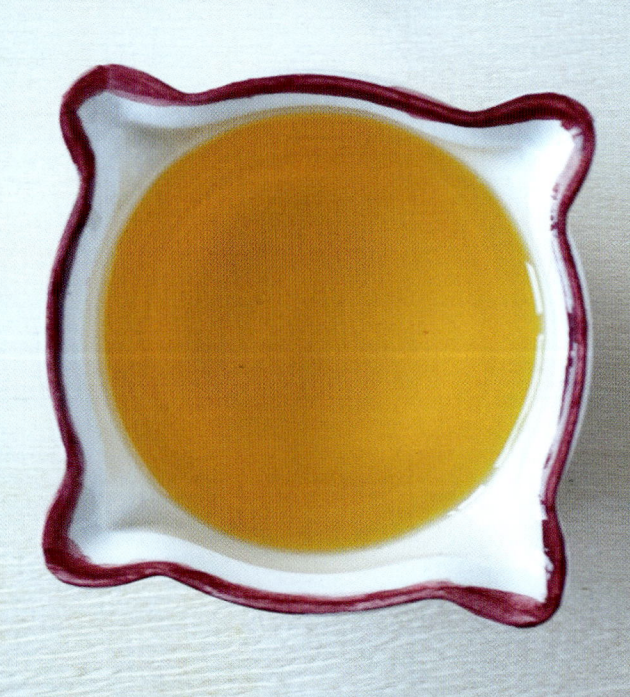

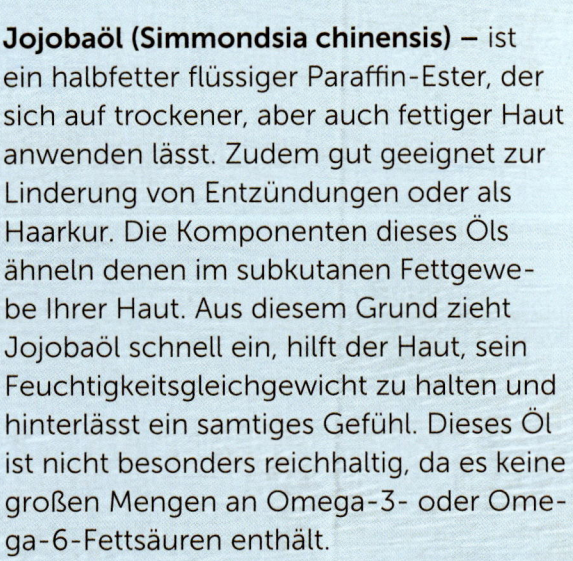

Jojobaöl (Simmondsia chinensis) — ist ein halbfetter flüssiger Paraffin-Ester, der sich auf trockener, aber auch fettiger Haut anwenden lässt. Zudem gut geeignet zur Linderung von Entzündungen oder als Haarkur. Die Komponenten dieses Öls ähneln denen im subkutanen Fettgewebe Ihrer Haut. Aus diesem Grund zieht Jojobaöl schnell ein, hilft der Haut, sein Feuchtigkeitsgleichgewicht zu halten und hinterlässt ein samtiges Gefühl. Dieses Öl ist nicht besonders reichhaltig, da es keine großen Mengen an Omega-3- oder Omega-6-Fettsäuren enthält.

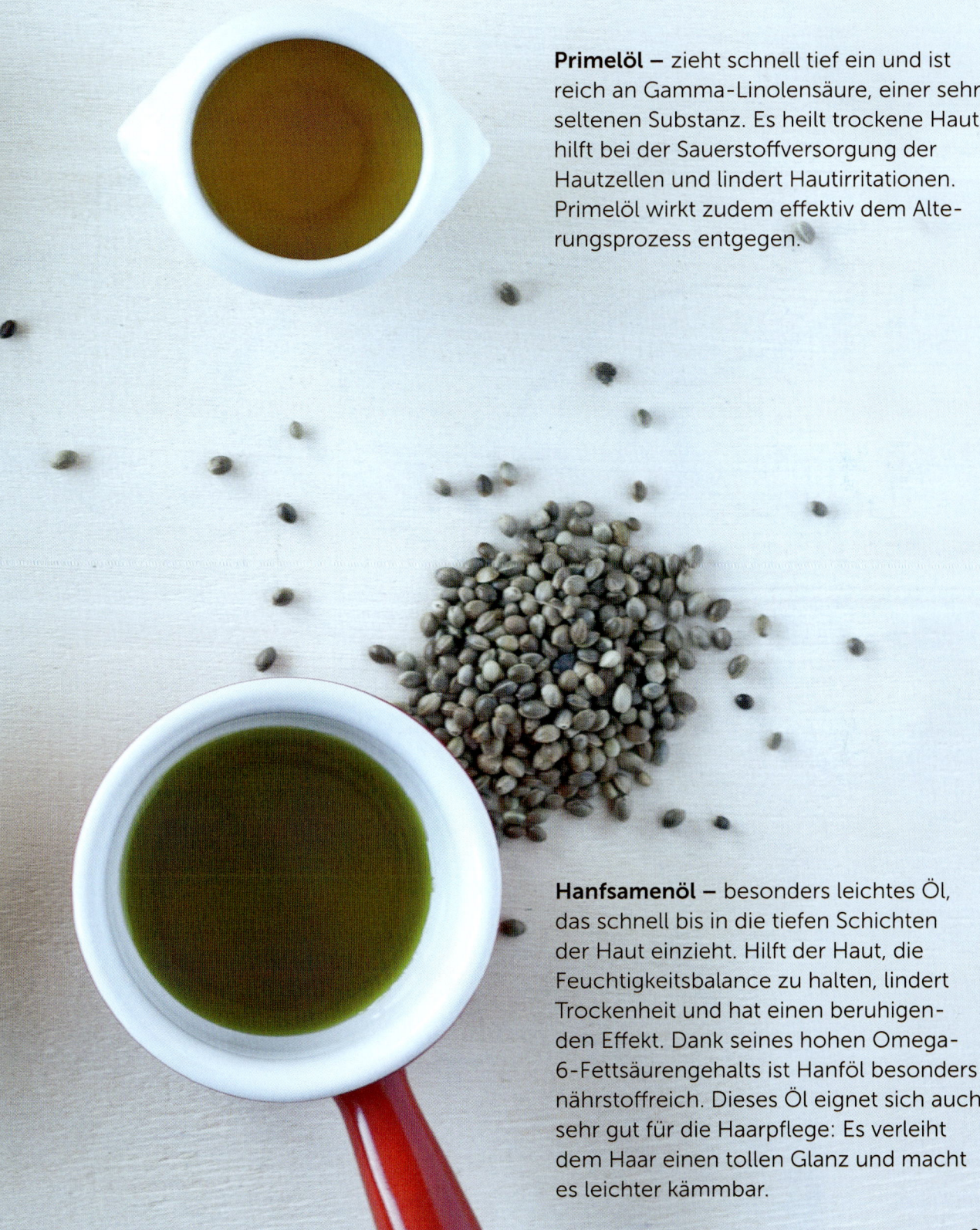

Primelöl – zieht schnell tief ein und ist reich an Gamma-Linolensäure, einer sehr seltenen Substanz. Es heilt trockene Haut, hilft bei der Sauerstoffversorgung der Hautzellen und lindert Hautirritationen. Primelöl wirkt zudem effektiv dem Alterungsprozess entgegen.

Hanfsamenöl – besonders leichtes Öl, das schnell bis in die tiefen Schichten der Haut einzieht. Hilft der Haut, die Feuchtigkeitsbalance zu halten, lindert Trockenheit und hat einen beruhigenden Effekt. Dank seines hohen Omega-6-Fettsäurengehalts ist Hanföl besonders nährstoffreich. Dieses Öl eignet sich auch sehr gut für die Haarpflege: Es verleiht dem Haar einen tollen Glanz und macht es leichter kämmbar.

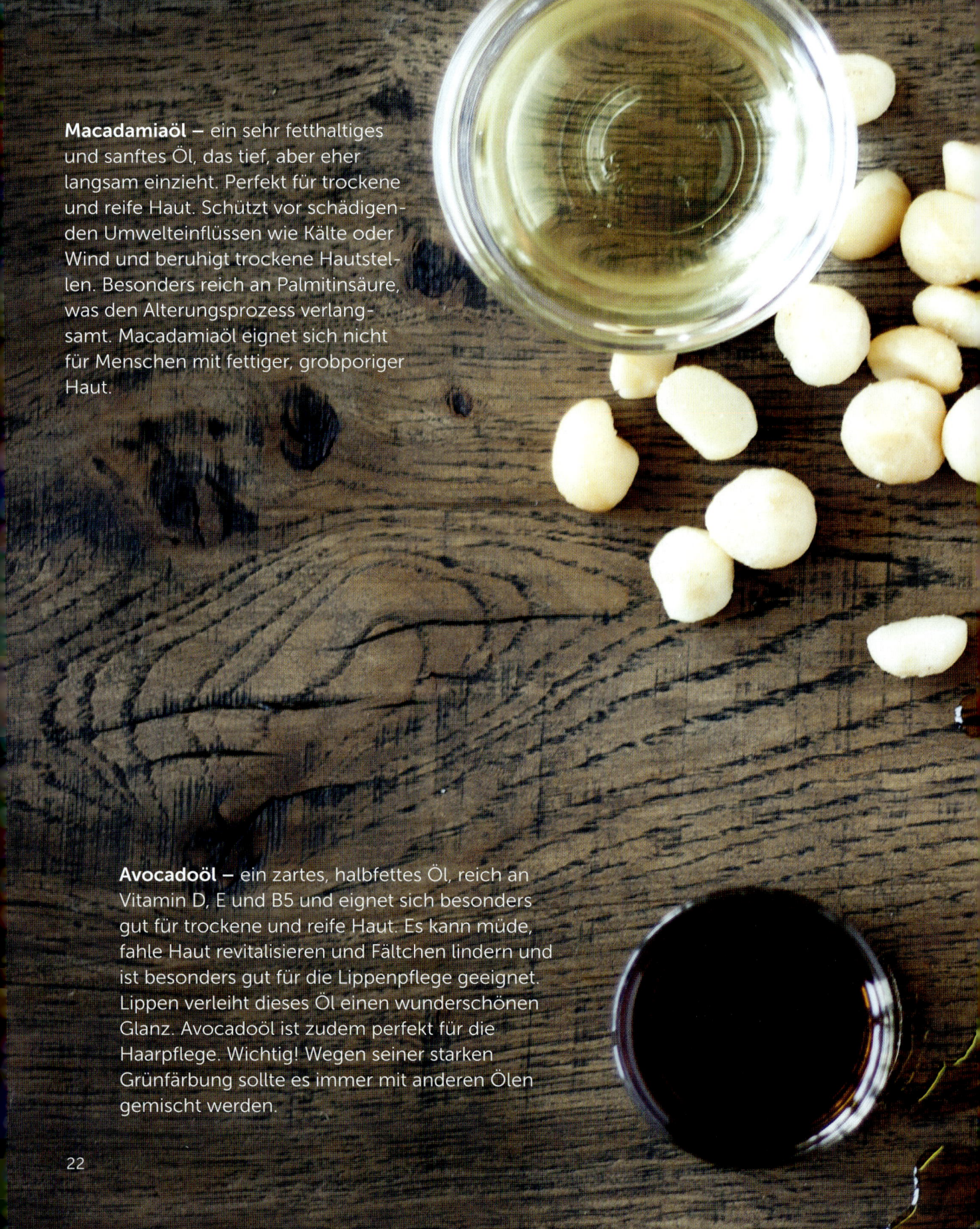

Macadamiaöl – ein sehr fetthaltiges und sanftes Öl, das tief, aber eher langsam einzieht. Perfekt für trockene und reife Haut. Schützt vor schädigenden Umwelteinflüssen wie Kälte oder Wind und beruhigt trockene Hautstellen. Besonders reich an Palmitinsäure, was den Alterungsprozess verlangsamt. Macadamiaöl eignet sich nicht für Menschen mit fettiger, grobporiger Haut.

Avocadoöl – ein zartes, halbfettes Öl, reich an Vitamin D, E und B5 und eignet sich besonders gut für trockene und reife Haut. Es kann müde, fahle Haut revitalisieren und Fältchen lindern und ist besonders gut für die Lippenpflege geeignet. Lippen verleiht dieses Öl einen wunderschönen Glanz. Avocadoöl ist zudem perfekt für die Haarpflege. Wichtig! Wegen seiner starken Grünfärbung sollte es immer mit anderen Ölen gemischt werden.

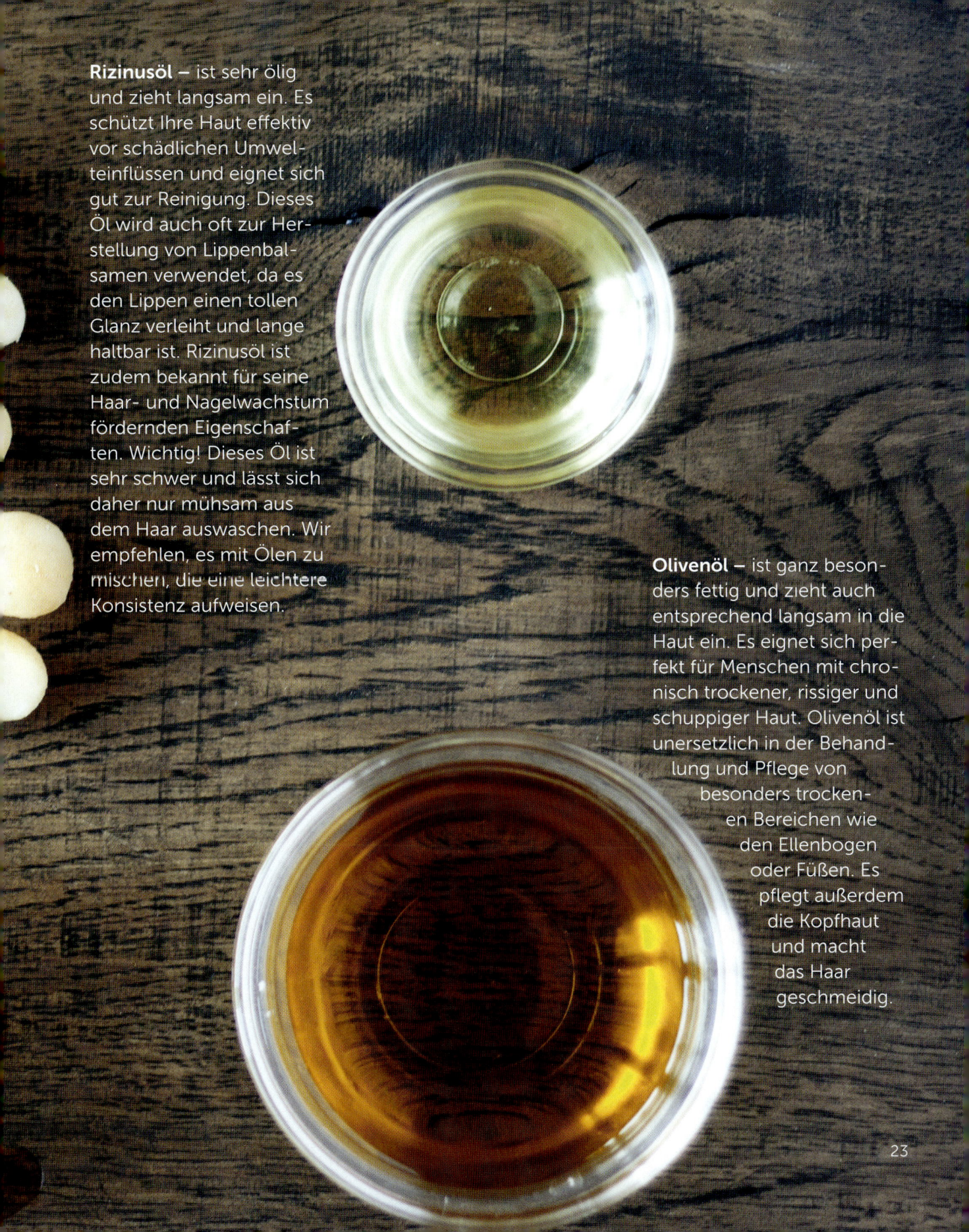

Rizinusöl – ist sehr ölig und zieht langsam ein. Es schützt Ihre Haut effektiv vor schädlichen Umwelteinflüssen und eignet sich gut zur Reinigung. Dieses Öl wird auch oft zur Herstellung von Lippenbalsamen verwendet, da es den Lippen einen tollen Glanz verleiht und lange haltbar ist. Rizinusöl ist zudem bekannt für seine Haar- und Nagelwachstum fördernden Eigenschaften. Wichtig! Dieses Öl ist sehr schwer und lässt sich daher nur mühsam aus dem Haar auswaschen. Wir empfehlen, es mit Ölen zu mischen, die eine leichtere Konsistenz aufweisen.

Olivenöl – ist ganz besonders fettig und zieht auch entsprechend langsam in die Haut ein. Es eignet sich perfekt für Menschen mit chronisch trockener, rissiger und schuppiger Haut. Olivenöl ist unersetzlich in der Behandlung und Pflege von besonders trockenen Bereichen wie den Ellenbogen oder Füßen. Es pflegt außerdem die Kopfhaut und macht das Haar geschmeidig.

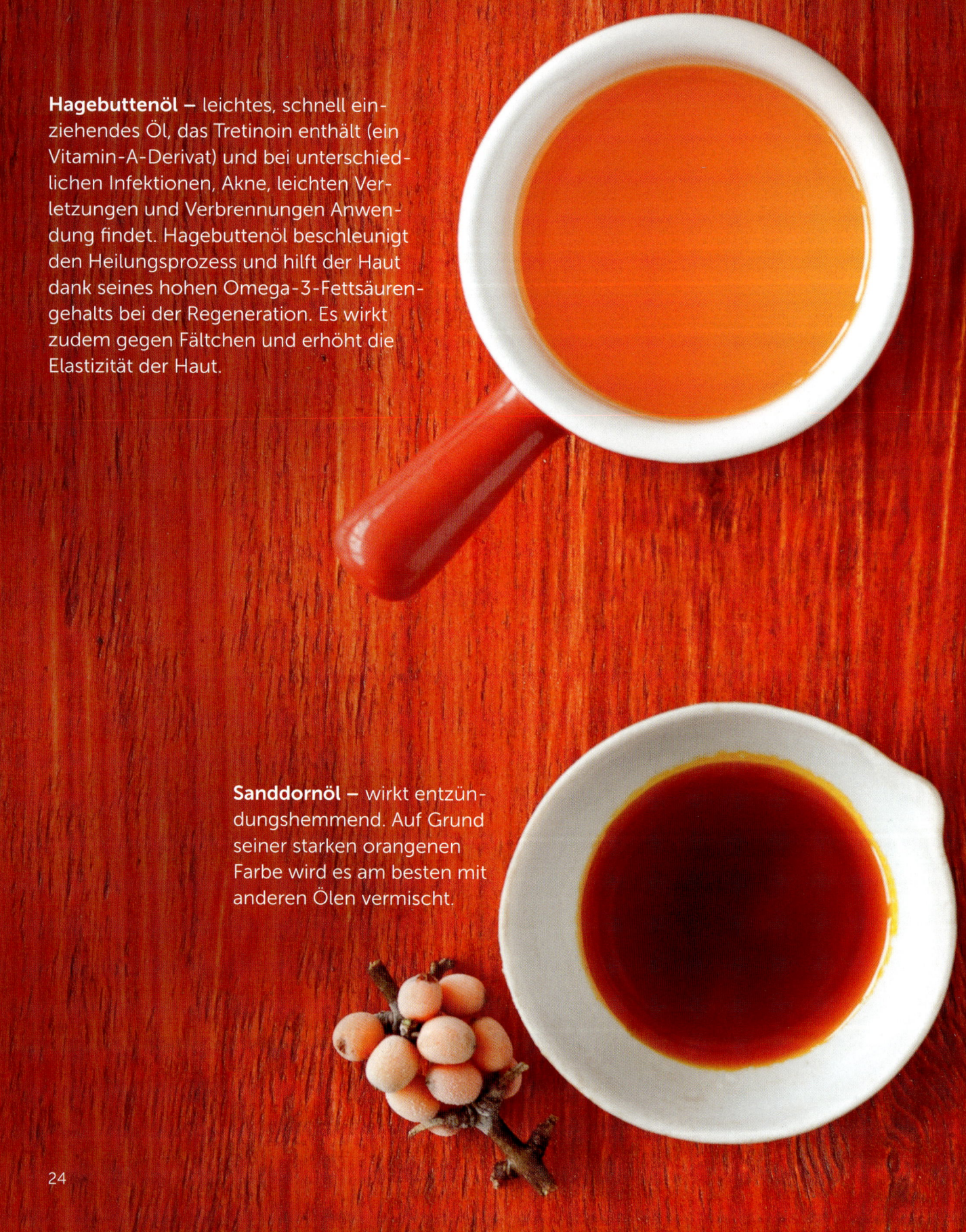

Hagebuttenöl – leichtes, schnell einziehendes Öl, das Tretinoin enthält (ein Vitamin-A-Derivat) und bei unterschiedlichen Infektionen, Akne, leichten Verletzungen und Verbrennungen Anwendung findet. Hagebuttenöl beschleunigt den Heilungsprozess und hilft der Haut dank seines hohen Omega-3-Fettsäurengehalts bei der Regeneration. Es wirkt zudem gegen Fältchen und erhöht die Elastizität der Haut.

Sanddornöl – wirkt entzündungshemmend. Auf Grund seiner starken orangenen Farbe wird es am besten mit anderen Ölen vermischt.

Niembaumöl – fettiges Öl mit einem strengen und sehr speziellen Eigengeruch, kann effektiv gegen Bakterien und Pilze eingesetzt werden. Zudem lassen sich damit Akne, brüchige Fingernägel und Schuppen behandeln.

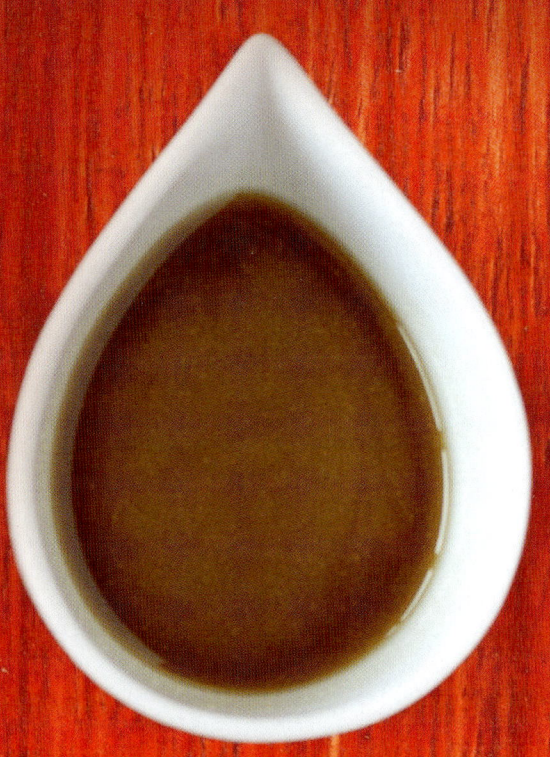

Tamanuöl – wirkt antibakteriell und entzündungshemmend. Es ist zudem reich an Omega-6-Fettsäuren, die die Regeneration der Haut und die Heilung kleinerer Verletzungen unterstützen. Perfekt geeignet für die Behandlung von Windelausschlag.

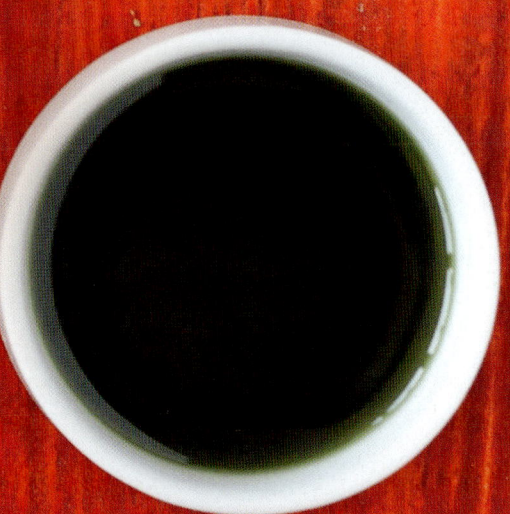

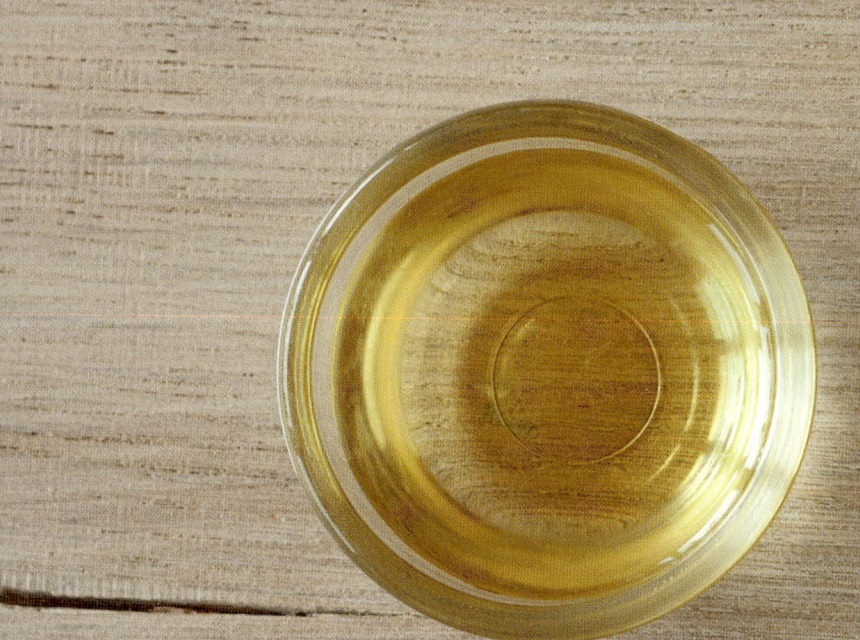

Arganöl – ein halbfettes Öl, das für alle Hauttypen geeignet ist, insbesondere für trockene, reife und rissige Haut. Reich an den Vitaminen A, B und E sowie an Omega-6-Fettsäuren, die die Haut schützen, regenerieren und geschmeidig machen. Arganöl wird auch für seine Haarstruktur kräftigenden Eigenschaften geschätzt.

Olivensqualan – leichtes, schnell einziehendes Öl – perfekt für reife, müde oder fahle Haut. Squalan versorgt die Haut effektiv mit Feuchtigkeit, erfrischt sie, wirkt vorzeitigem Altern entgegen und hilft bei der Zellregeneration.

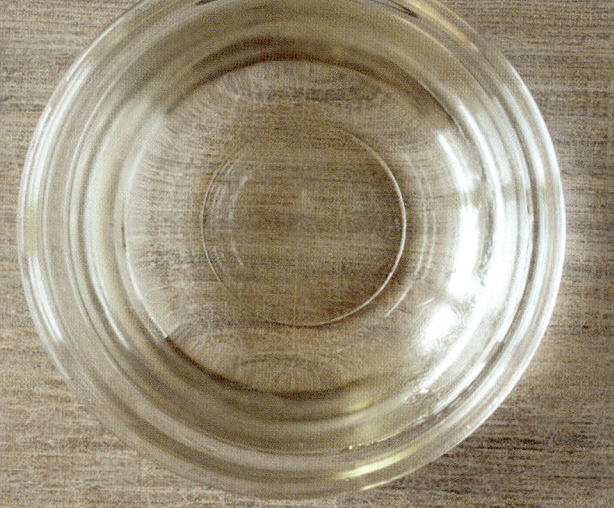

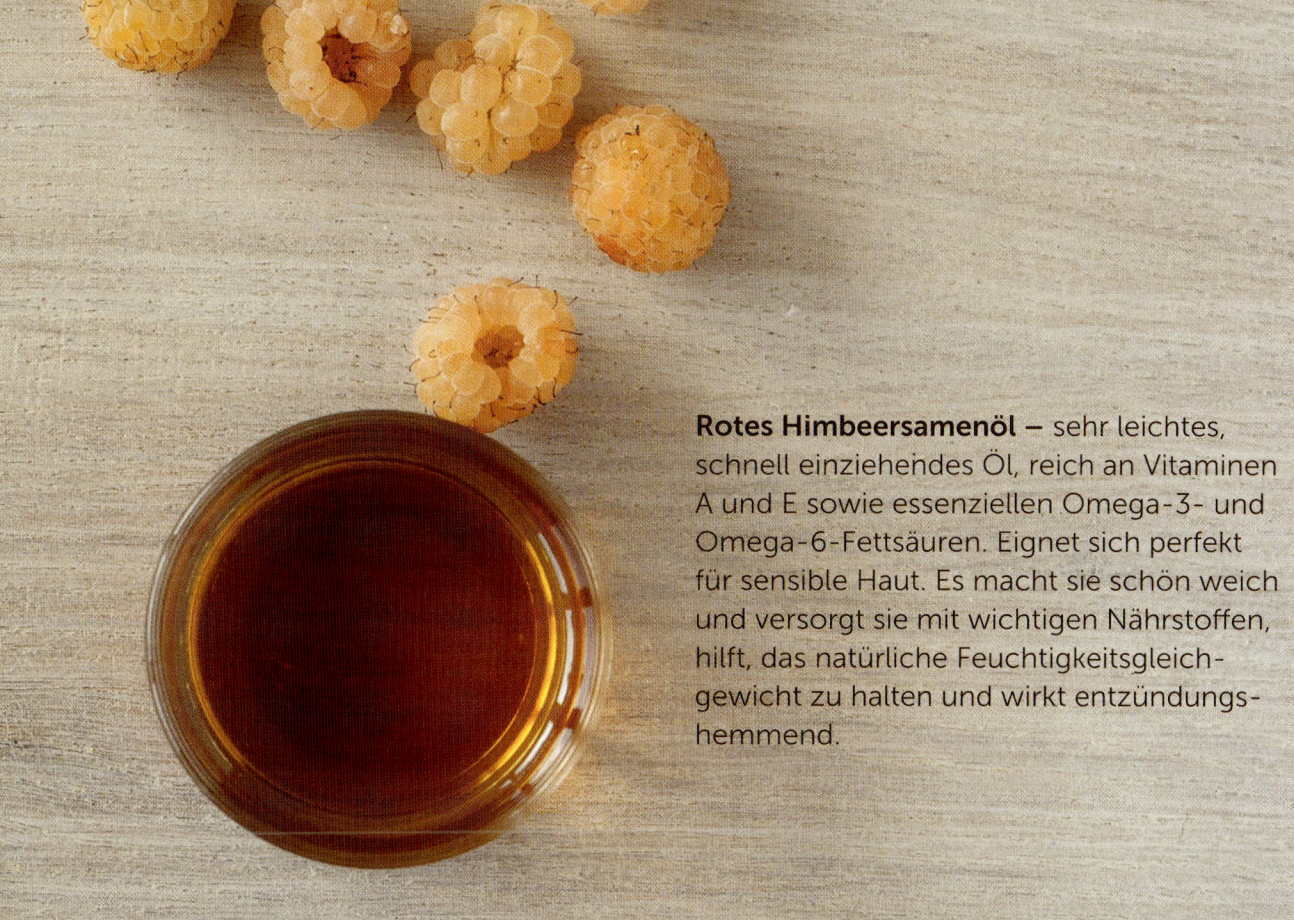

Rotes Himbeersamenöl – sehr leichtes, schnell einziehendes Öl, reich an Vitaminen A und E sowie essenziellen Omega-3- und Omega-6-Fettsäuren. Eignet sich perfekt für sensible Haut. Es macht sie schön weich und versorgt sie mit wichtigen Nährstoffen, hilft, das natürliche Feuchtigkeitsgleichgewicht zu halten und wirkt entzündungshemmend.

Moringaöl – ein sehr reichhaltiges Öl, geeignet für trockene und reife Haut. Es ist sehr nährstoffreich und macht die Haut weich. Die Inhaltsstoffe ähneln denen von Macadamia- und Olivenöl. In der Haarpflege sorgt Moringaöl für sehr schöne Glanzeffekte und ist auch für die Massage gut geeignet.

Ätherische Öle

Ätherische Öle sind konzentrierte Pflanzenextrakte. Daher sollten Sie vor der Verwendung immer sichergehen, dass sie nicht allergisch auf den Stoff reagieren. Machen Sie sich bewusst, dass die Verwendung der meisten ätherischen Öle für Kinder und Schwangere nicht empfohlen wird.

Lavendelöl – besitzt einen beruhigenden, entspannenden Duft, antiseptische Eigenschaften und kann dabei helfen, die natürliche Talgproduktion zu regulieren und Schuppenbildung zu lindern.

Rosenöl – birgt ein feminines Aroma, strafft die Haut und eignet sich besonders gut für trockene, sensible und reife Haut.

Jasminöl – trägt eine frische Sommerbrise in seinem Duft. Gut für trockene, sensible und reife Haut sowie für die Pflege von Haar und Kopfhaut.

Ylang-Ylang-Öl – besitzt einen stark blumigen Duft, reguliert die Talgproduktion der Haut und eignet sich daher gut für die Pflege von trockener, aber auch fettiger Haut sowie als Haaröl im trockenen Haar.

Pfefferminzöl – mit einem frischen Duft und kühlenden Effekt. Wirkt leicht antiseptisch.

Grünes Minzöl – hat einen frischen, süßlichen Duft und wirkt leicht antiseptisch.

Orangenöl – trägt ein leichtes sommerliches Aroma und eignet sich gut für fettige und Mischhaut.

Mandarinenöl – birgt ein süßes, zitroniges Aroma und tut trockener Haut gut. Dieses Öl wird oft in andere Öle gemischt, um Dehnungsstreifen vorzubeugen.

Grapefruitöl – besitzt einen straffenden Effekt und eignet sich gut für fettige, unreine Haut. Es kann auch der Entstehung von Orangenhaut (Cellulite) vorbeugen und hilft bei der Entschlackung.

Zitronenöl – mit einem frischen Aroma, das an Sauberkeit erinnert. Es hat porenverkleinernde und hautaufhellende Eigenschaften. Gut bei fettiger und unreiner Haut.

Nelkenöl – trägt ein weihnachtliches Aroma und wirkt als Antiseptikum, das in der Zahnpflege als Mundwasser oder in Zahnpasta regelmäßig Anwendung findet.
Wichtig! Wirkt hautreizend, seien Sie also vorsichtig bei der Anwendung.

Zimtöl – mit einem sanften, gemütlichen Aroma und wärmenden Effekt, der dieses Öl zu einem perfekten Zusatz in einem Massageöl macht.
Wichtig! Verwenden Sie es nur in sehr geringen Mengen, da eine Überdosis zu ernsthaften Hautreizungen führen kann.

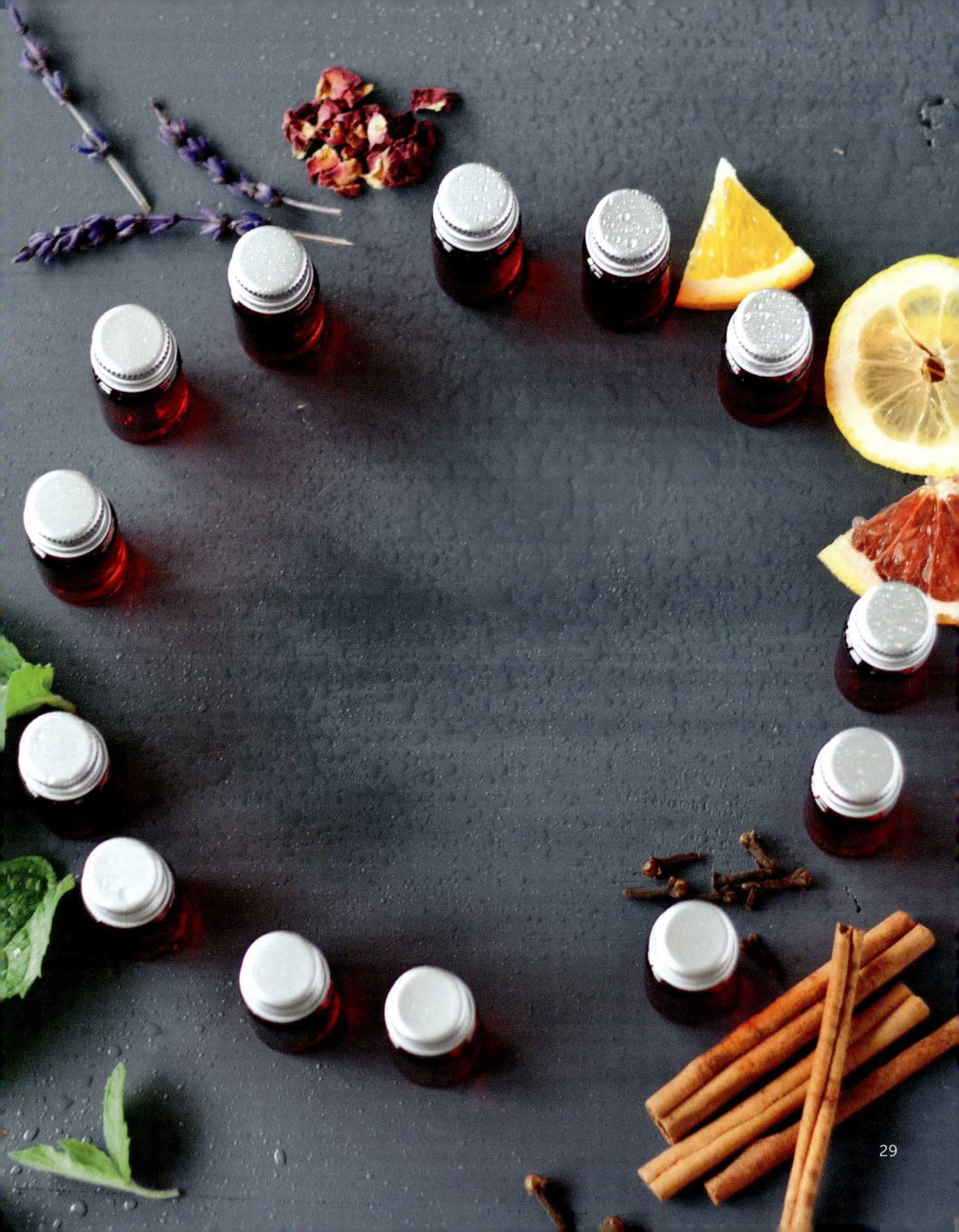

Kräuter

Kräuter enthalten zahlreiche Inhaltsstoffe, die im Zusammenspiel besondere heilende Eigenschaften aufweisen können.

Kamille – hat entzündungshemmende, entspannende und entgiftende Eigenschaften. Sie hilft bei der Behandlung von Verbrennungen, Insektenstichen und geschwollener Haut.

Johanniskraut – wirkt entzündungshemmend und entspannend. Es hilft auch bei der Behandlung von Schnittverletzungen, Verbrennungen und Hautreizungen. Wichtig! Wenn Sie Produkte benutzen, in denen Johanniskraut vorkommt, sollten Sie direktes Sonnenlicht vermeiden.

Ringelblume – beschleunigt die Heilung von Verbrennungen, Narben, Schnittverletzungen und anderen Hautläsionen. Sie hat auch entzündungshemmende Eigenschaften und regt die Hautregeneration an.

Schafgarbe – stoppt Blutungen, besitzt antiseptische und straffende Eigenschaften und wirkt sich positiv auf Akne, vergrößerte Poren und Schnittverletzungen aus.

Wegerich – wird in der Behandlung von Narben und durch Insektenstiche hervorgerufenen Juckreiz eingesetzt und lindert zudem Windelausschlag sowie verschiedene Verbrennungen wie beispielsweise Sonnenbrand.

Salbei – bekämpft Bakterien und Pilze, strafft und reinigt die Haut und verkleinert Poren.

Er ist besonders gut geeignet für Problemhaut. Zudem stärkt Salbei die Kopfhaut und regt das Haarwachstum an.

Thymian – birgt antiseptische Eigenschaften, hilft Schnittverletzungen zu heilen und bekämpft Schuppen.

Minze – hat einen kühlenden Effekt. Sie wirkt entzündungshemmend und antibakteriell, hilft bei der Behandlung rissiger Haut, lindert juckende Insektenstiche, strafft die Haut, verkleinert Poren und lindert Hautreizungen.

Zitronenmelisse – wirkt beruhigend. Sie ist ideal bei fettiger Haut und hilft, Poren zu reinigen und zu verkleinern. Zitronenmelisse ist besonders wertvoll, wenn sie ganz frisch ist!

Brennnesseln – straffen die Haut und desinfizieren Hautrisse und Verbrennungen. Brennnesseln lassen sich auch im Haar anwenden – sie kräftigen es, fördern das Wachstum, regulieren die Talgproduktion und bekämpfen Schuppen.

Rosmarin – hat einen stimulierenden und antibakteriellen Effekt. Er regt die Durchblutung an, stellt die Elastizität der Haut wieder her und stimuliert durch eine erhöhte Durchblutung der Kopfhaut das Haarwachstum.

Aloe Vera – wirkt hautberuhigend, desinfizierend und antientzündlich.

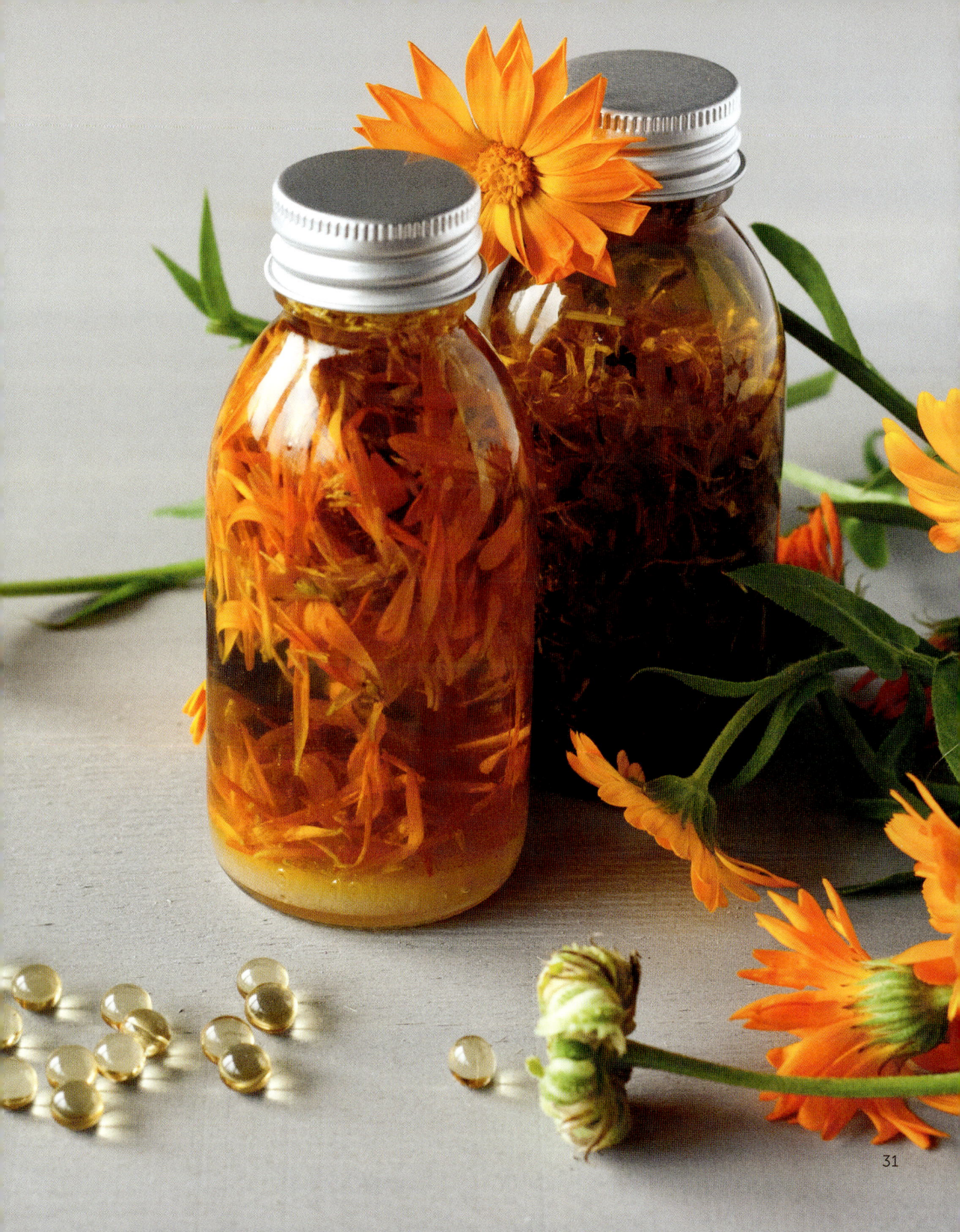

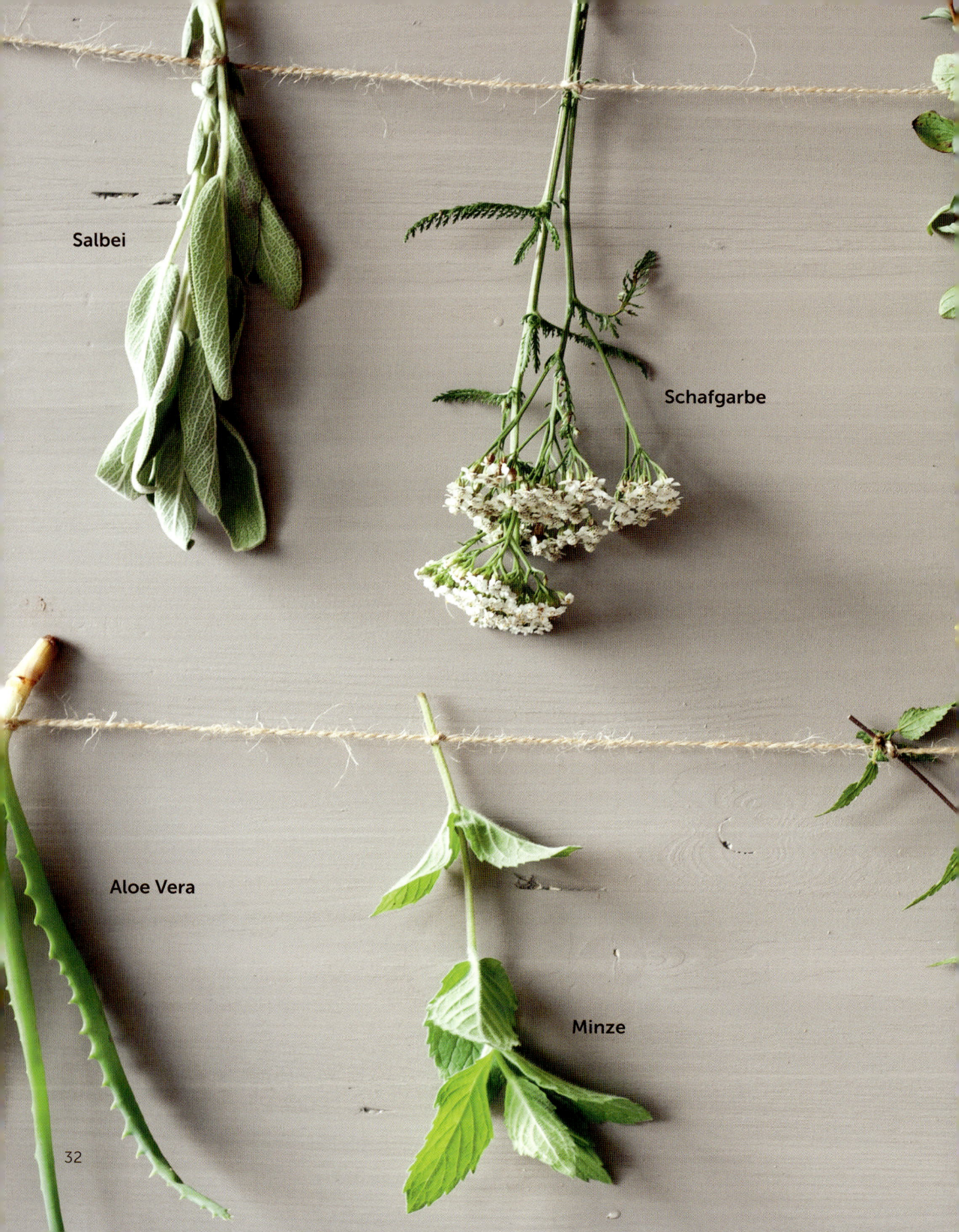

Salbei

Schafgarbe

Aloe Vera

Minze

32

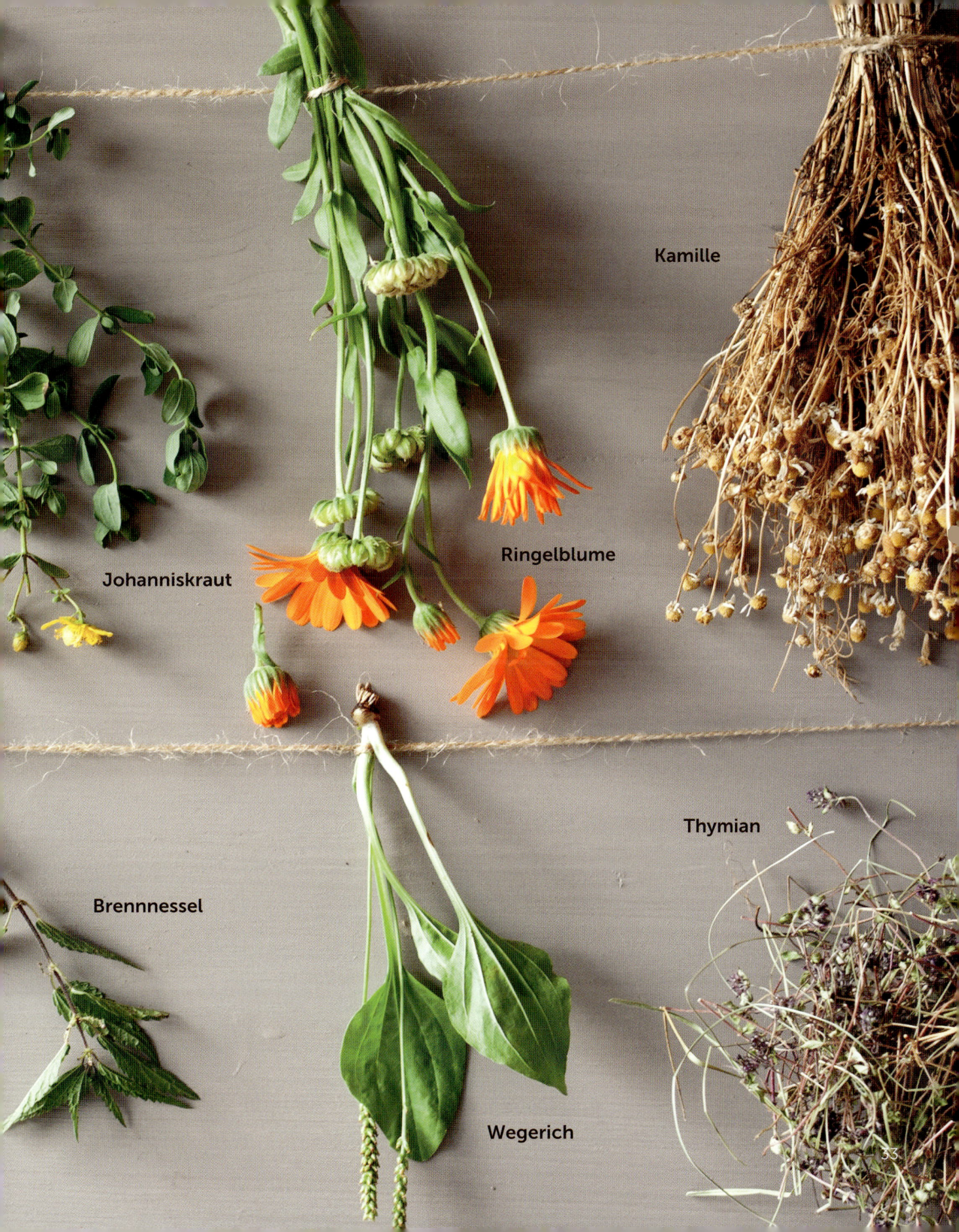

Kamille

Ringelblume

Johanniskraut

Thymian

Brennnessel

Wegerich

33

Früchte und Beeren

Früchte sind reich an:

- Fruchtsäuren, die sanft dabei helfen, die Haut von alten Hautzellen zu befreien und sie zu erneuern

- Antioxidantien, die freie Radikale abfangen

- zahlreichen Vitaminen, die der Haut Gutes tun

Bananen – beruhigen, pflegen reichhaltig und machen Haut und Haar geschmeidig.

Avocados – beruhigen und pflegen.

Cranberries – sind reich an Antioxidantien, Fruchtsäuren und Vitaminen.

Heidelbeeren – sind reich an Antioxidantien, Fruchtsäuren und Vitaminen.

Zitronen – hellen die Haut auf und straffen sie.

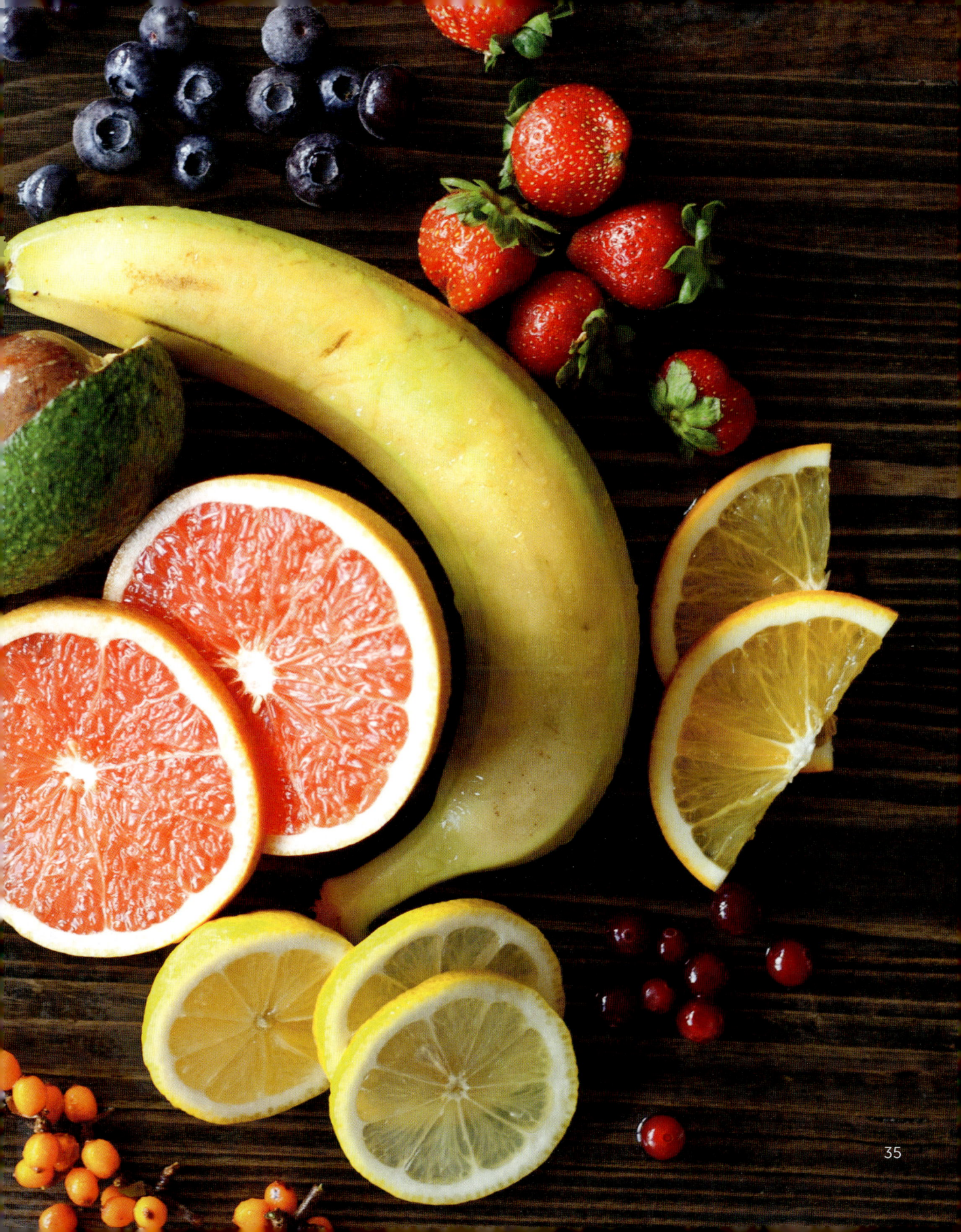

Weitere Zutaten

Joghurt – hilft bei der Erneuerung der Haut und hält sie feucht.

Meersalz – besitzt einen sanften Peelingeffekt.

Brauner Zucker – besitzt milde Peelingeigenschaften.

Haferflocken – machen die Haut schön weich und beruhigen sie.

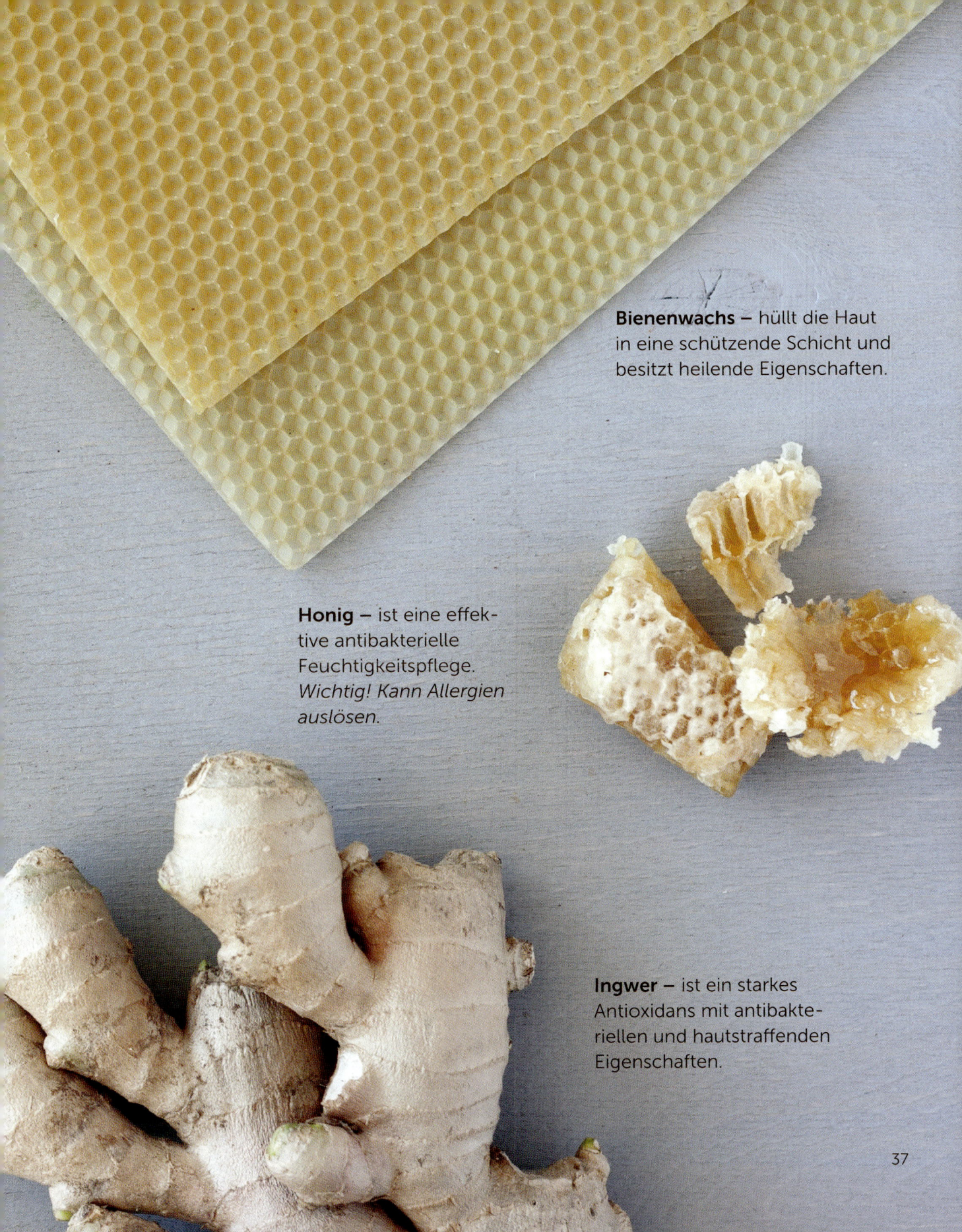

Bienenwachs – hüllt die Haut in eine schützende Schicht und besitzt heilende Eigenschaften.

Honig – ist eine effektive antibakterielle Feuchtigkeitspflege. *Wichtig! Kann Allergien auslösen.*

Ingwer – ist ein starkes Antioxidans mit antibakteriellen und hautstraffenden Eigenschaften.

Arbeitsgeräte und Utensilien

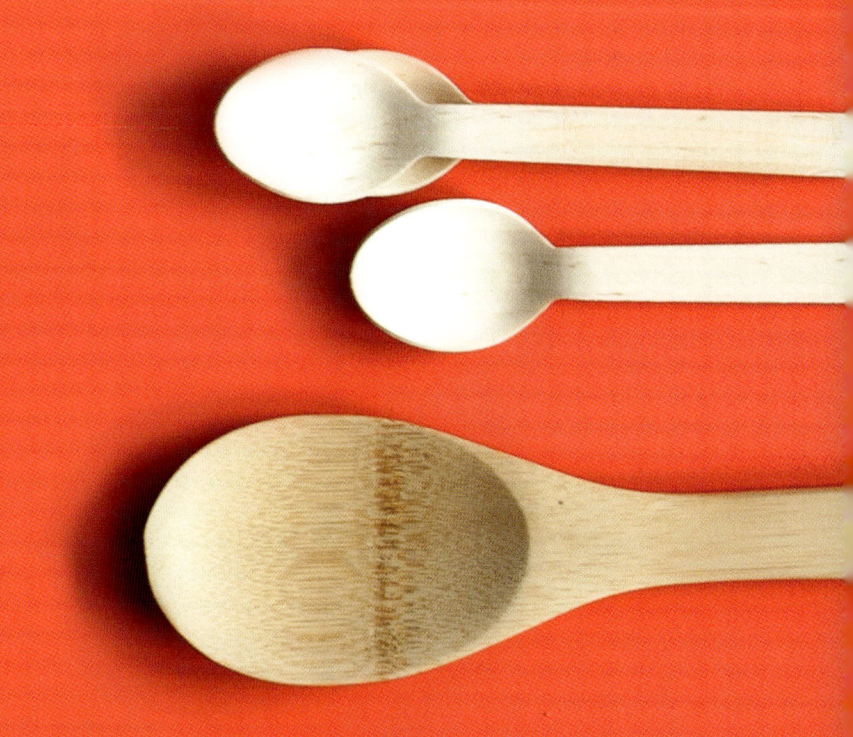

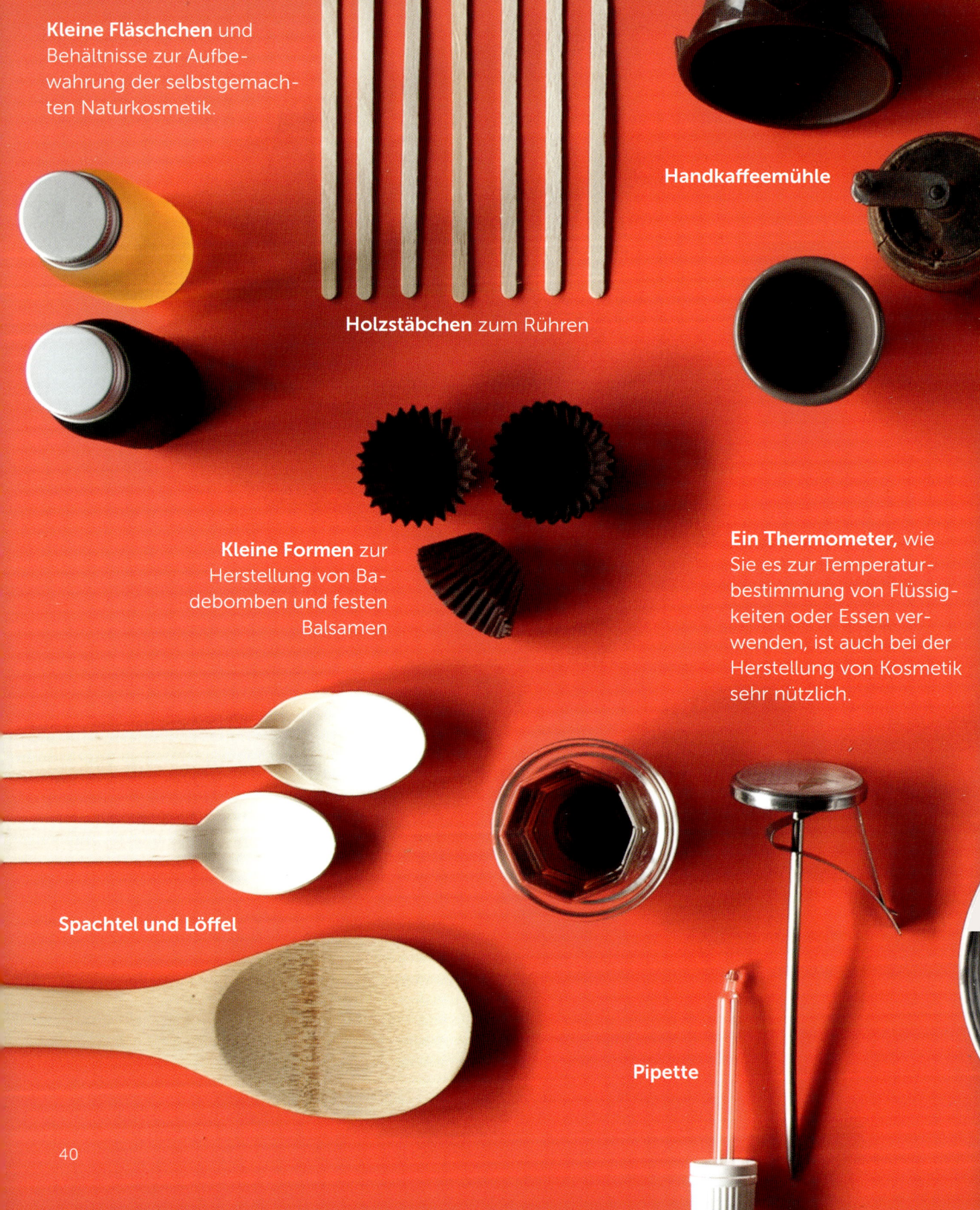

Kleine Fläschchen und Behältnisse zur Aufbewahrung der selbstgemachten Naturkosmetik.

Handkaffeemühle

Holzstäbchen zum Rühren

Kleine Formen zur Herstellung von Badebomben und festen Balsamen

Ein Thermometer, wie Sie es zur Temperaturbestimmung von Flüssigkeiten oder Essen verwenden, ist auch bei der Herstellung von Kosmetik sehr nützlich.

Spachtel und Löffel

Pipette

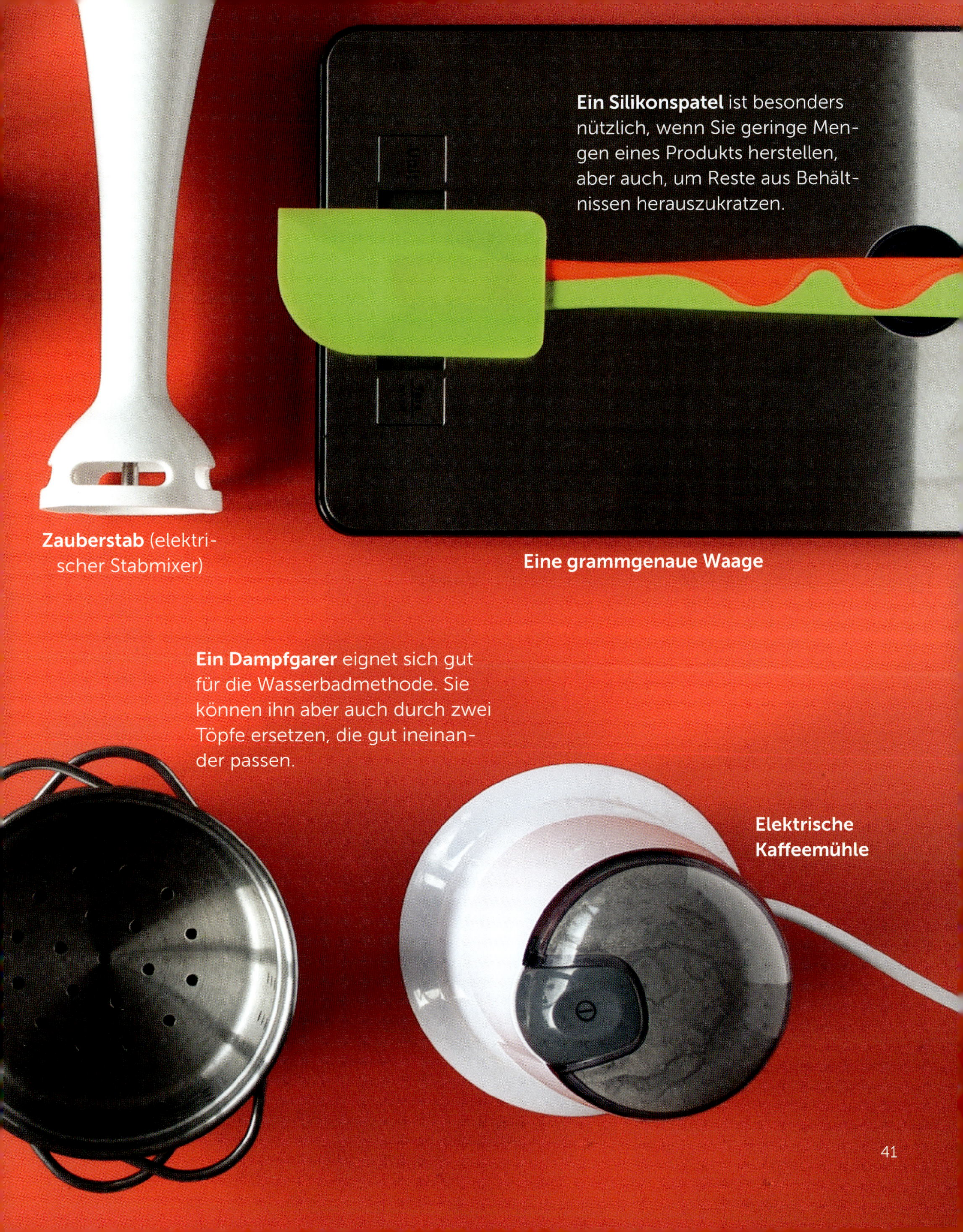

Ein Silikonspatel ist besonders nützlich, wenn Sie geringe Mengen eines Produkts herstellen, aber auch, um Reste aus Behältnissen herauszukratzen.

Zauberstab (elektrischer Stabmixer)

Eine grammgenaue Waage

Ein Dampfgarer eignet sich gut für die Wasserbadmethode. Sie können ihn aber auch durch zwei Töpfe ersetzen, die gut ineinander passen.

Elektrische Kaffeemühle

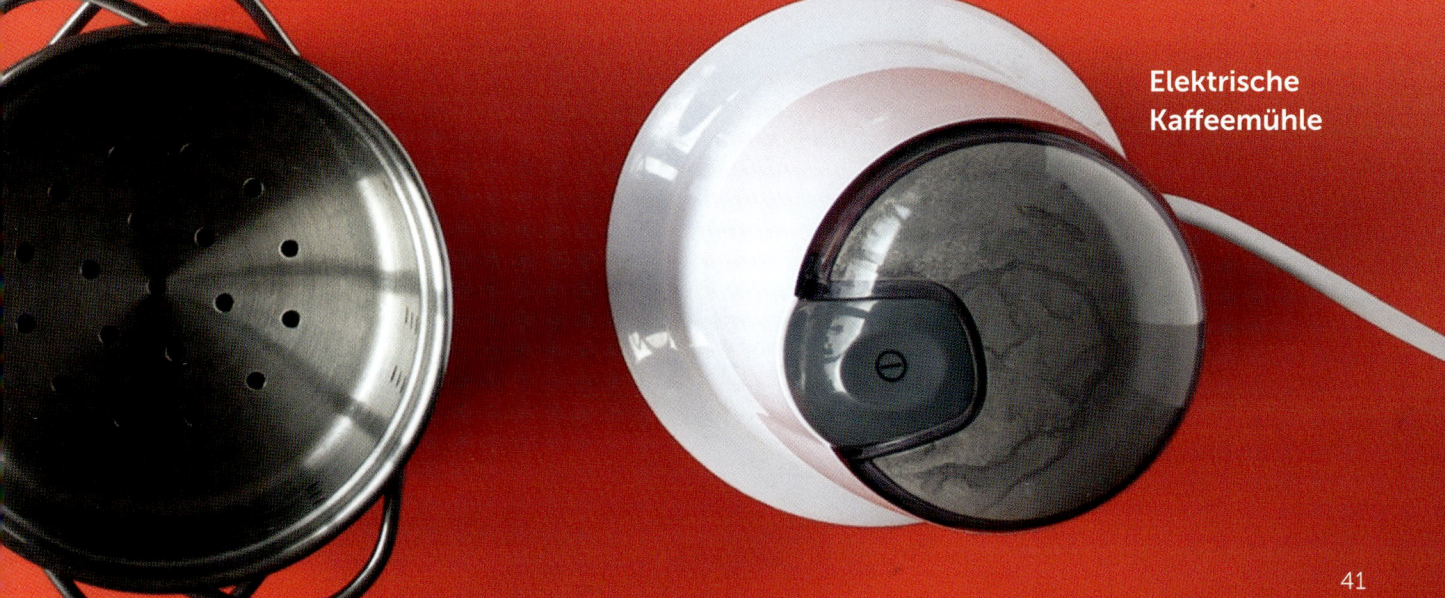

41

Zubereitungs-
verfahren

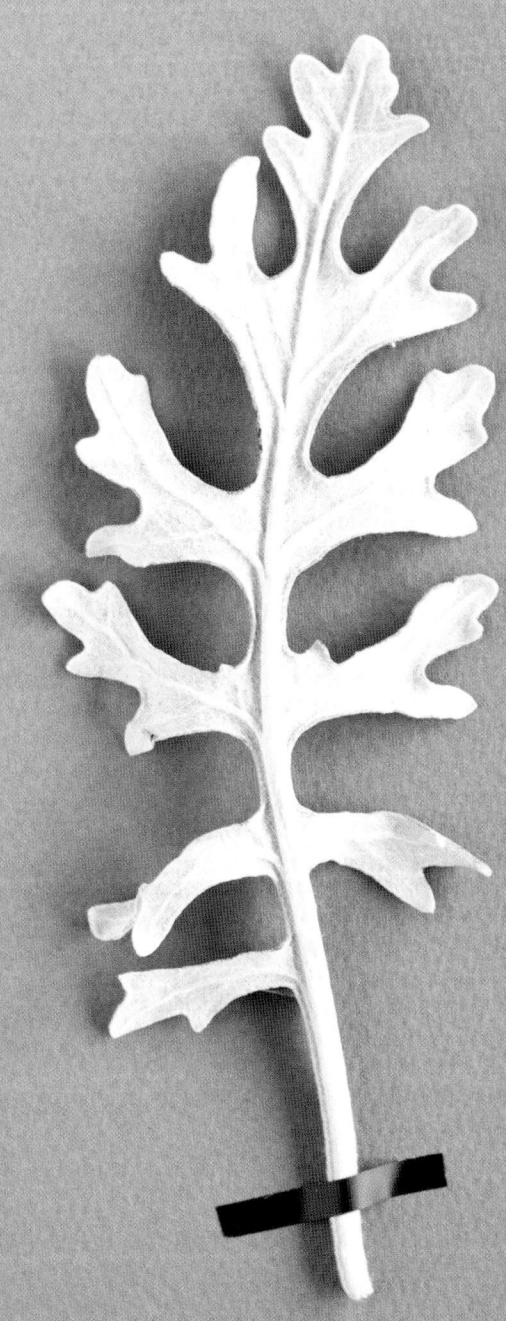

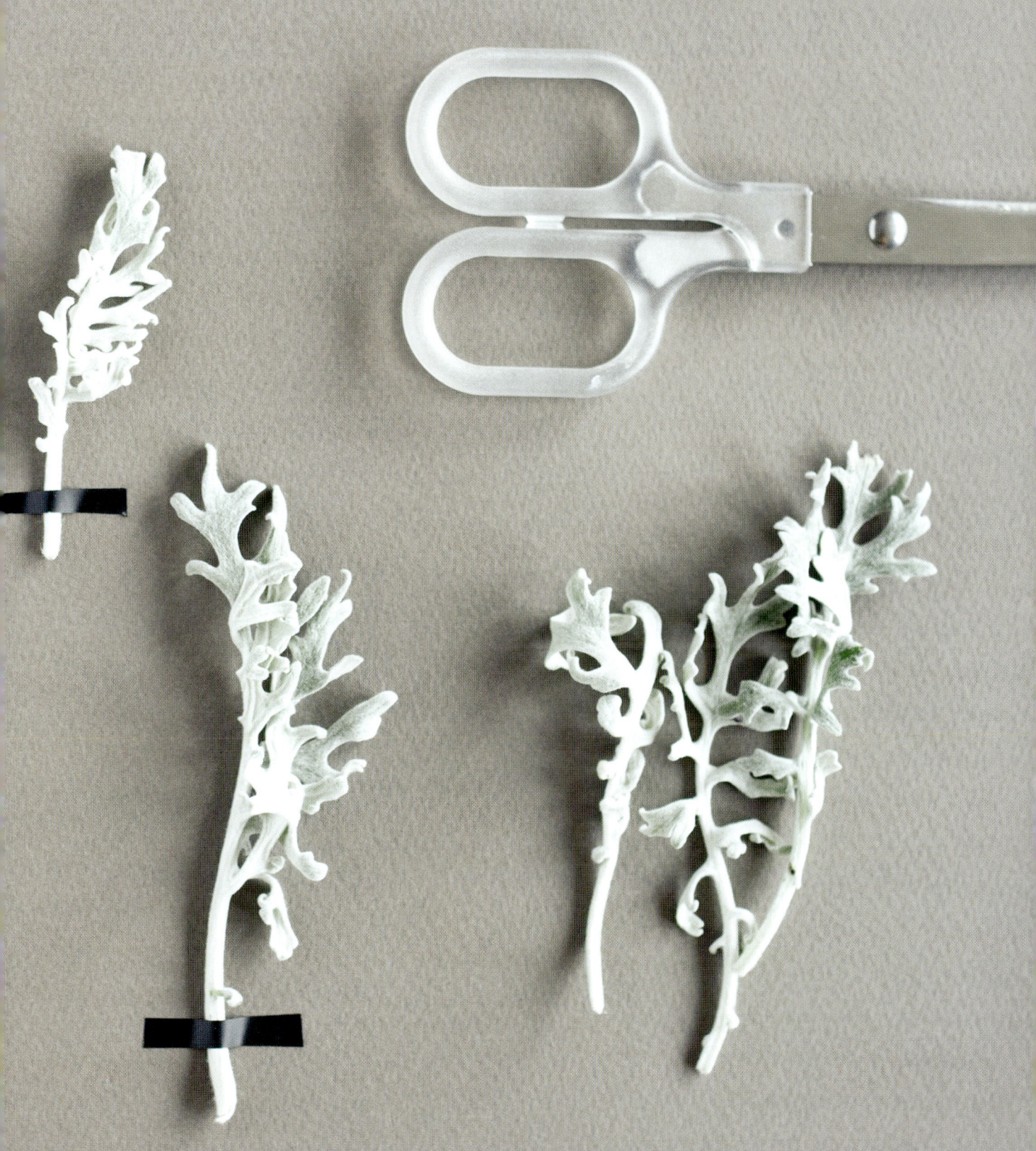

Wasserbadmethode

Die Herstellung von selbstgemachter Kosmetik erfordert oft ein Erwärmen verschiedener Zutaten. Dabei ist es wichtig, langsam und vorsichtig vorzugehen, damit die kostbaren Öle nicht verbrennen oder am Boden des Behältnisses festbacken. Hier hilft die Wasserbadmethode, die eines besonderen Equipments bedarf. Es ist aber nicht notwendig, extra einen Dampfgarer zu kaufen, denn dieser lässt sich leicht durch zwei gut ineinander passende Kochtöpfe ersetzen, die Sie wahrscheinlich bereits besitzen. Einer muss dabei kleiner sein als der andere.

Wenn Sie nur eine geringe Menge eines Produkts herstellen, ist es ratsam, ein Küchensieb zu benutzen. Hängt man es in den größeren Topf, fungiert es als doppelter Boden und kann das kleinere Behältnis halten. Füllen Sie etwas Wasser in den größeren Topf und erhitzen Sie es. Jetzt tauchen Sie den kleineren Topf zur Hälfte in das Wasser. Durch das heiße Wasser und den sich entwickelnden Wasserdampf wird der Inhalt des kleineren Topfs sanft erwärmt. Die Wasserbadmethode eignet sich hervorragend, um empfindliche Zutaten auf eine sichere und schonende Weise aufzuwärmen und zu schmelzen.

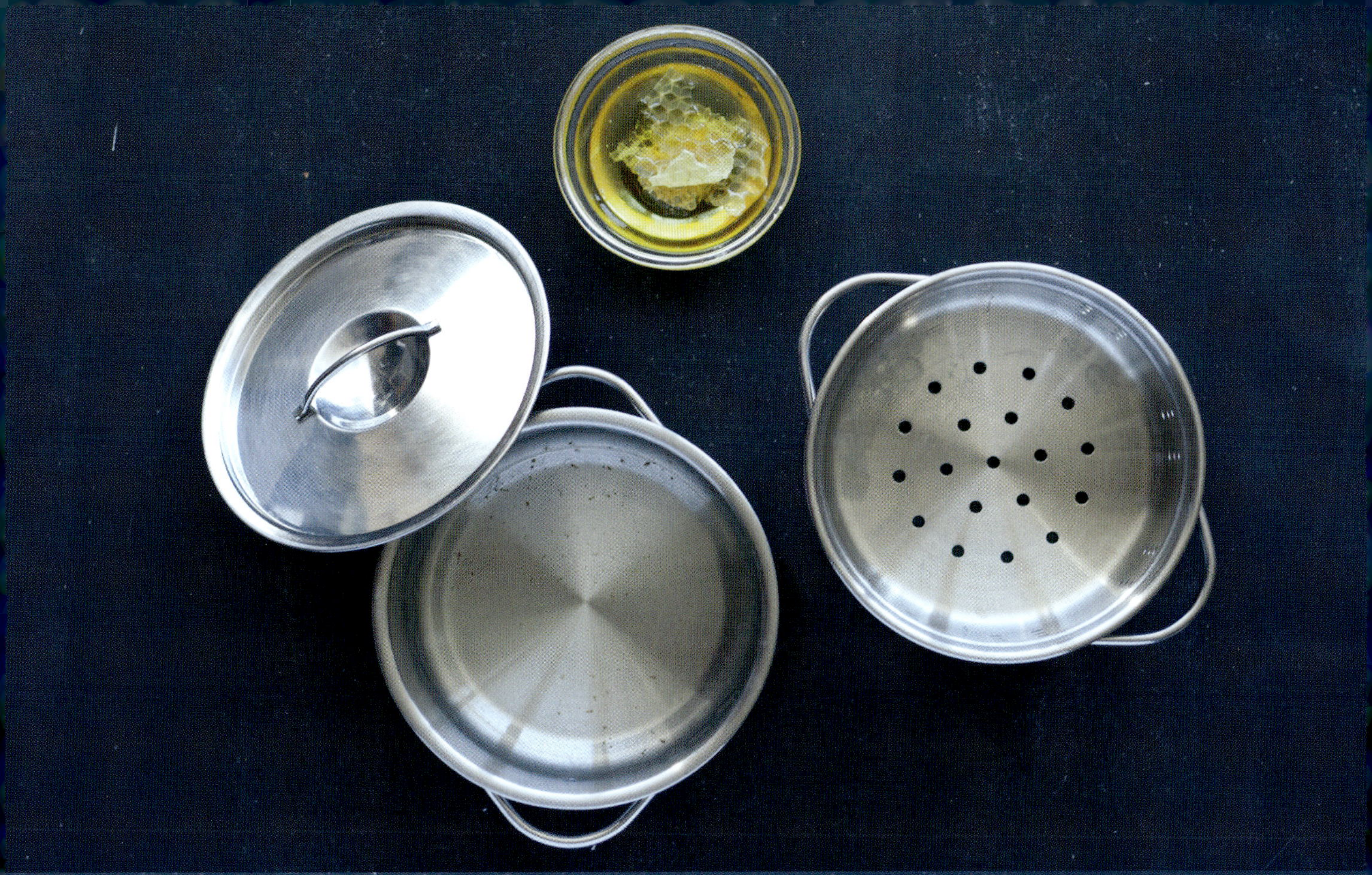

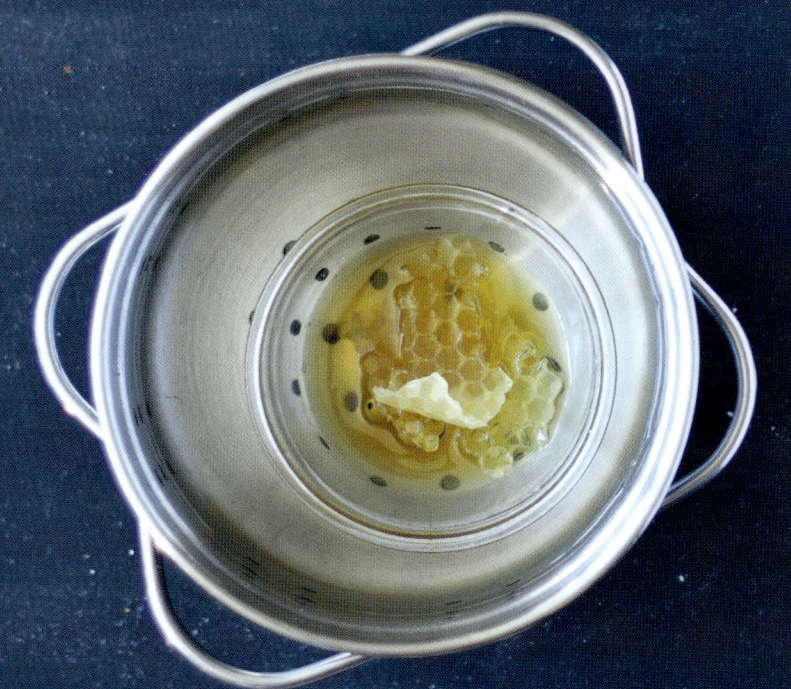

Herstellung von Körper- und Lippenbalsamen

Hier finden Sie die Grundschritte für die Herstellung von Körper- und Lippenbalsamen. In einigen Rezepten weiter hinten im Buch sind zusätzliche Kommentare und Ergänzungen zu dieser Anleitung enthalten, die sich auf bestimmte Zutaten beziehen.

1. Um einen Balsam herzustellen, nutzen wir die Wasserbadmethode. Erhitzen Sie Wasser im größeren Topf und setzen Sie den kleineren Topf in das kochende Wasser. Füllen Sie dann Bienenwachs, feste Butter und flüssige Öle (niemals ätherische Öle!) in den kleineren Topf.

2. Wenn die Zutaten geschmolzen sind, verrühren Sie sie, bis sie eine einheitliche Masse ergeben. Nehmen Sie den kleineren Topf heraus und rühren Sie weiter. Während die Mixtur abkühlt, wird sie immer undurchsichtiger, milchiger und fester. Rühren Sie stetig, damit das Wachs nicht klumpt, während es abkühlt.

3. Weist die Mixtur etwa 40 °C auf (nur einige Grad oberhalb der Körpertemperatur), ist der perfekte Zeitpunkt da, um einige Tropfen ätherisches Öl hinzuzufügen. Diese Zutat müssen Sie immer als letzte hinzugeben. Wenn Sie das ätherische Öl in die noch heiße Mixtur tröpfeln, würde es sofort verdampfen und der Balsam wäre am Ende weniger aromatisch. Das hinzugefügte Öl rühren Sie kräftig unter. Dann füllen Sie die fertige Mixtur in das vorgesehene Gefäß ab.

4. Bevor Sie Ihren Balsam benutzen, lassen Sie ihn komplett abkühlen und fest werden.

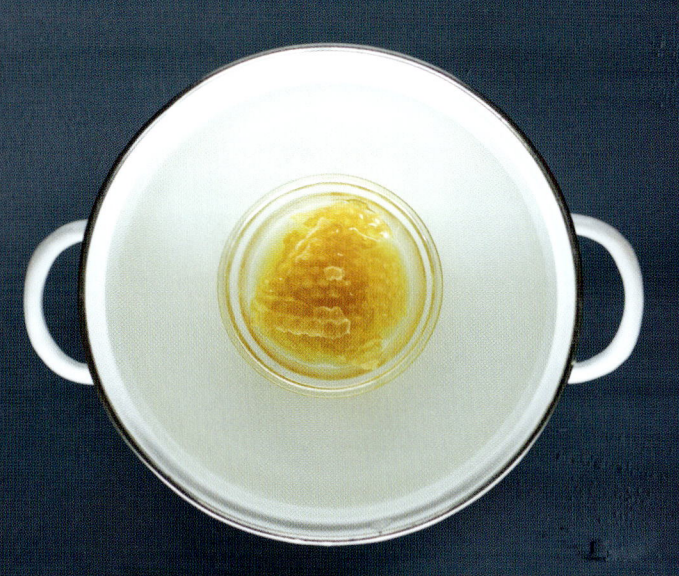
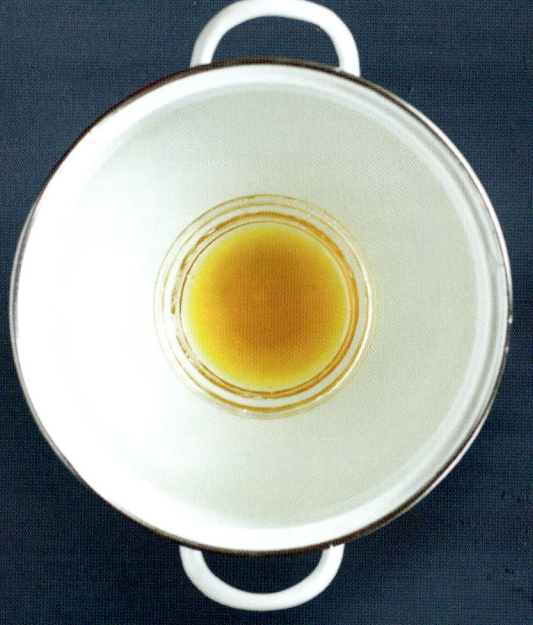
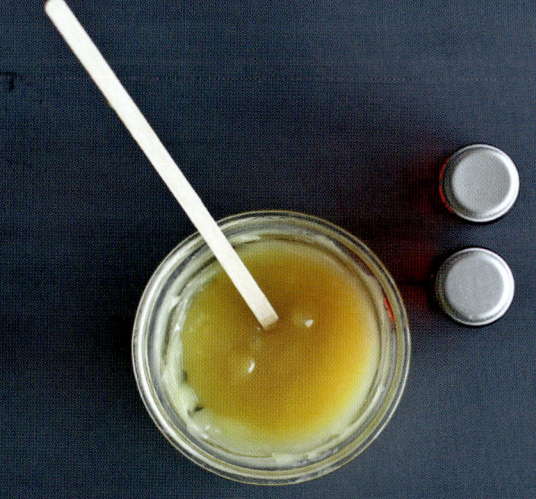
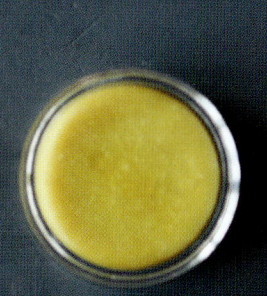

Herstellung von Cremes

Das in einer Creme enthaltene Wasser erfüllt mehrere wichtige Aufgaben – es hilft, die Haut mit Feuchtigkeit zu versorgen, erleichtert das Auftragen der Creme und lässt sie schnell einziehen. Zudem verleiht es ihr eine Konsistenz, die ihre Anwendung zu einem angenehmen Erlebnis macht. Aus diesem Grund sind Cremes eine beliebtere und effektivere Feuchtigkeitspflege als Ölmixturen.

Es ist allerdings nicht leicht, Öl und Wasser miteinander zu verbinden. Um die Hinzugabe von speziellen Emulgatoren zu vermeiden und das Öl möglichst lang im Wasser gelöst zu halten, gehen Sie bitte Sie nach den folgenden Schritten vor. Wir nutzen wieder die Wasserbadmethode, die einen großen und einen kleineren Topf und optional ein Sieb erfordert. Drei Arten von Zutaten sind für die Herstellung von Cremes erforderlich:

- **Öle** – Damit sind alle Basisöle gemeint, die für die ausgewählten Rezepte notwendig sind, sowie Butter und Wachs (s. S. 16–27).

- **Wasser** – destilliertes oder Blütenwasser, Sude, Aufgüsse und Säfte.

- **Weitere Zutaten** – Sie werden in die abgekühlte Creme hineingerührt. Beispiele sind ätherische Öle, Vitamin E oder Kräuteraufgüsse.

1. Füllen Sie Wasser in den größeren Topf und erhitzen Sie es.

2. Geben Sie die öligen und die wässrigen Zutaten jeweils in einen kleineren Topf und setzen sie beide Töpfe in das Wasser des größeren, sodass Sie zwei getrennte Wasserbäder haben.

3. Nachdem das Wachs und die festen Öle komplett geschmolzen sind und der Inhalt der beiden kleinen Töpfe jeweils eine Temperatur von ungefähr 70 °C erreicht hat, nehmen Sie diese heraus. Gießen Sie die wässrigen Zutaten langsam in den Behälter mit dem erhitzten Öl. Rühren Sie dabei stetig mit einem Spatel oder dem Handrührgerät.

4. Rühren Sie weiter, bis die Mischung auf ca. 40 °C abgekühlt ist. Erst dann geben Sie unter ständigem Rühren all die anderen Zutaten wie ätherische Öle oder Vitamin E hinzu. Wenn alle Zutaten gut vermischt sind, füllen Sie die Mixtur in ein Behältnis und lassen es stehen, bis der Inhalt komplett abgekühlt ist.

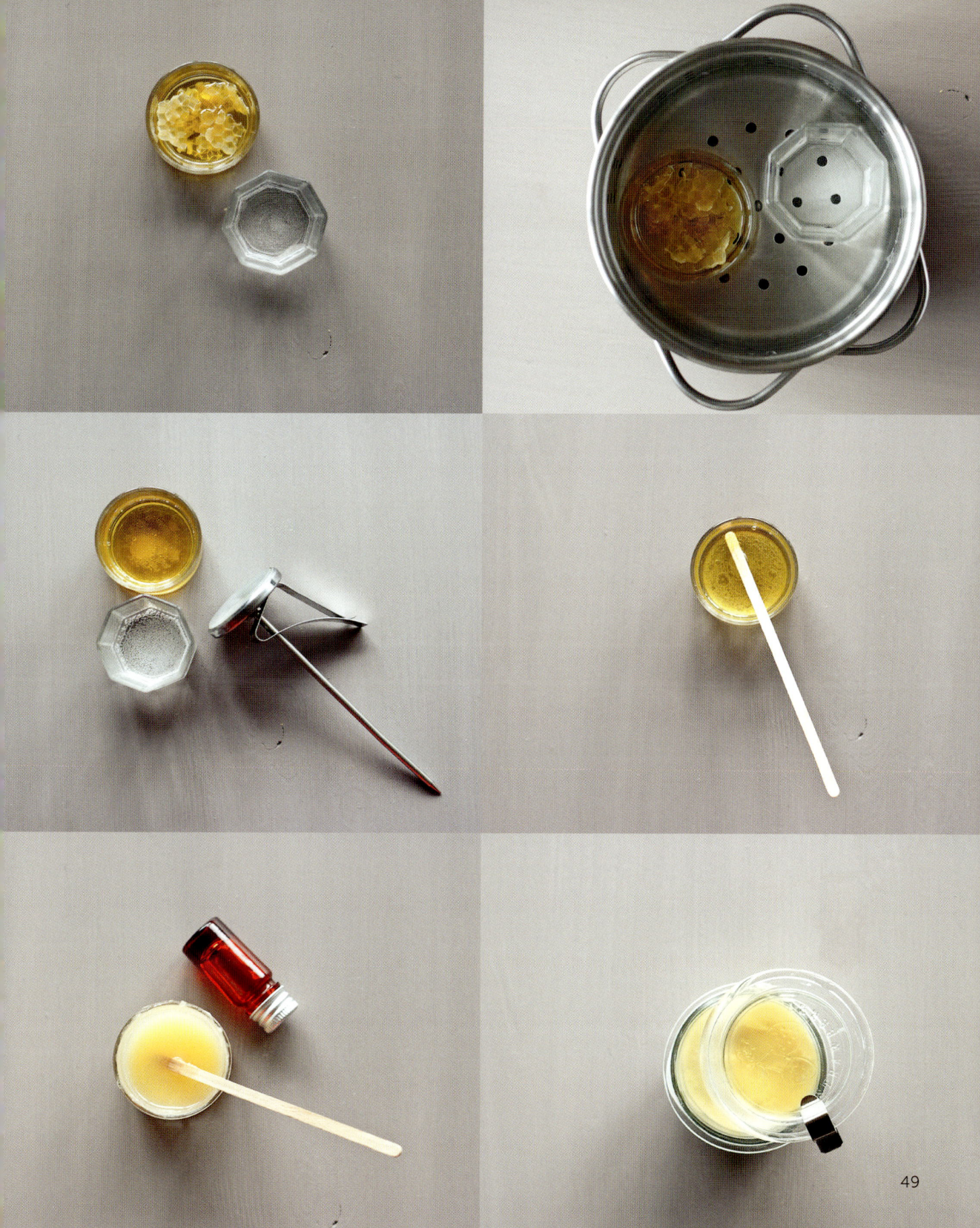

Gesichtspflege

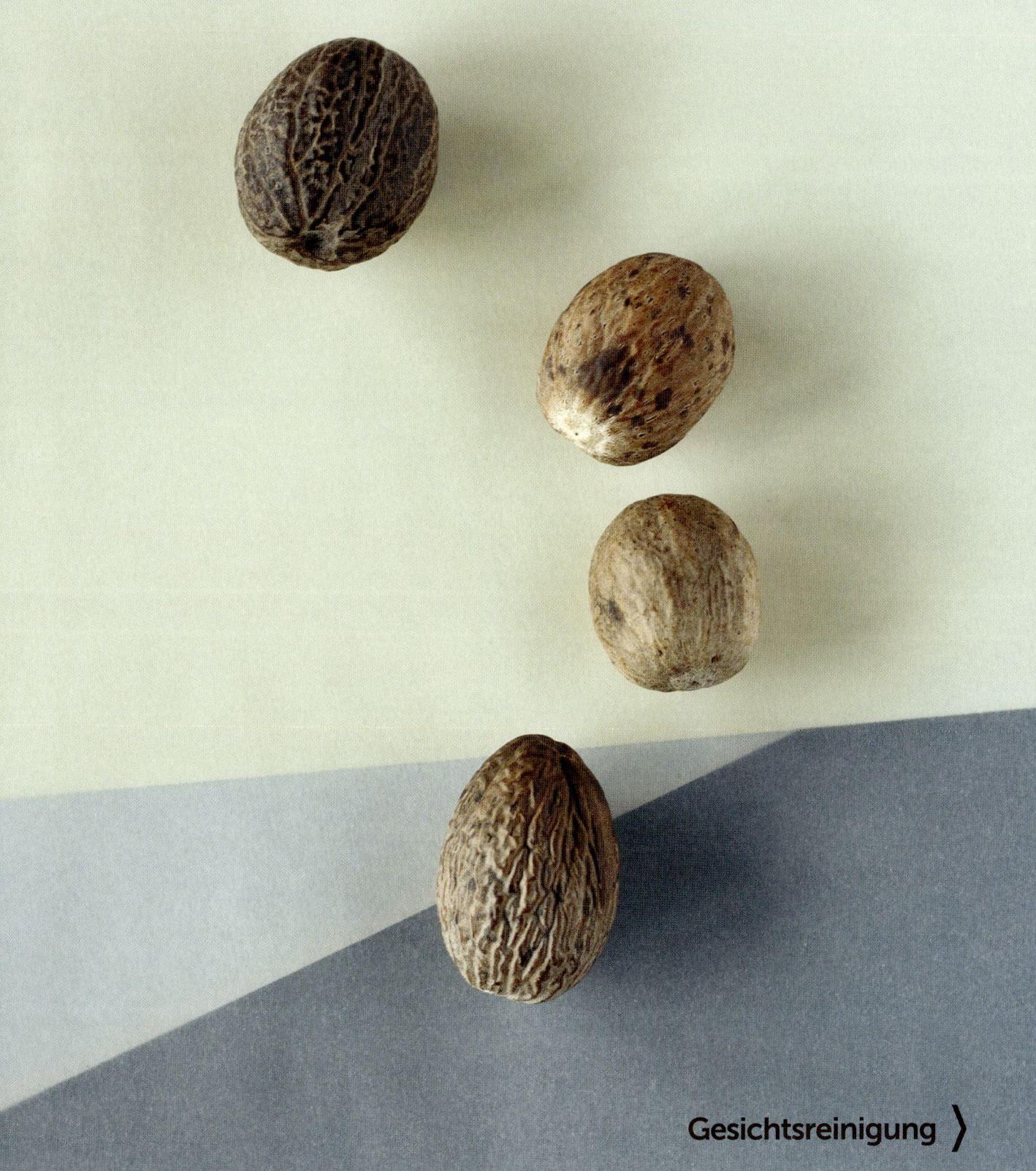

Gesichtsreinigung 〉

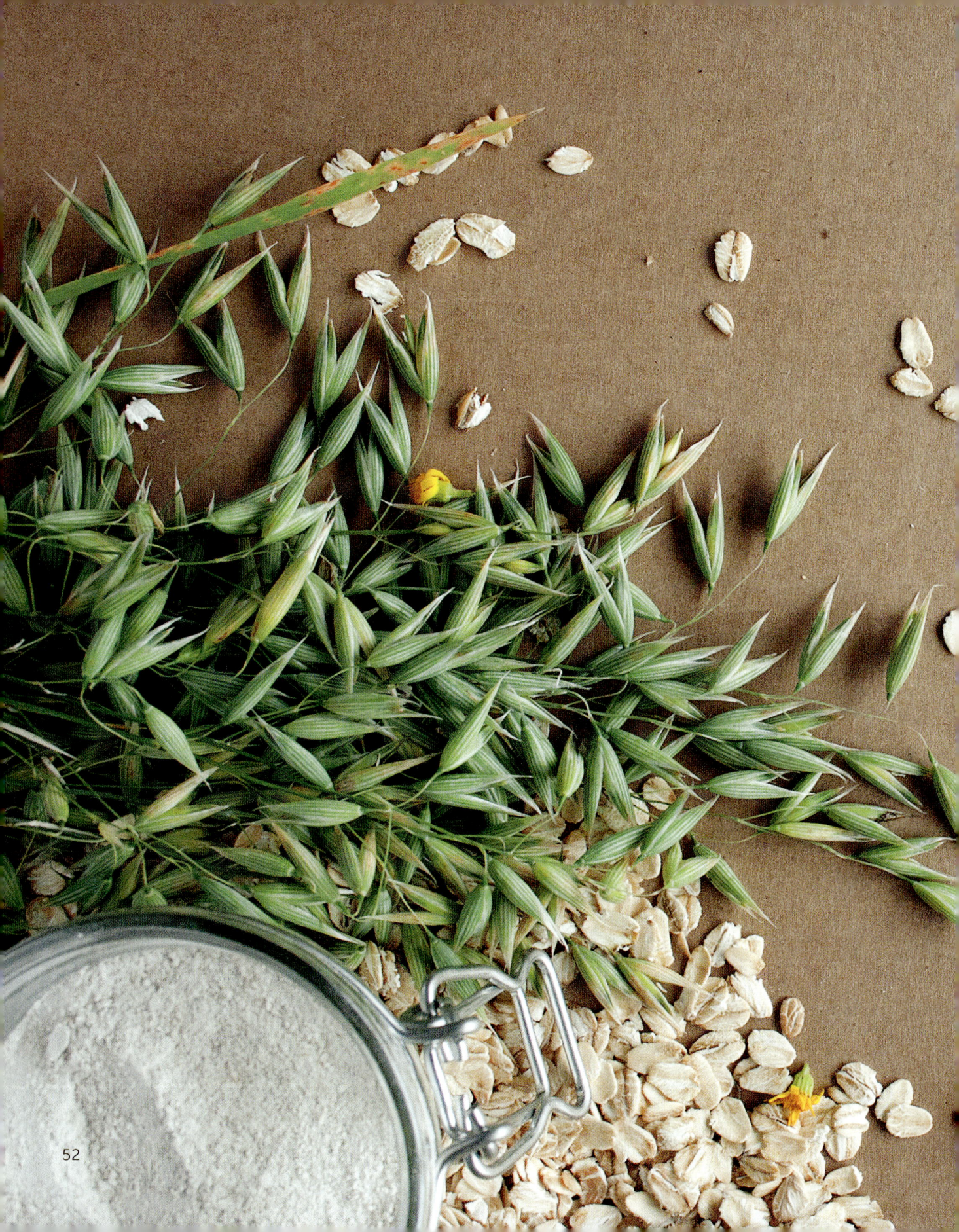

Sanfte Gesichtsreinigung mit Kräutern und weißer Tonerde

Verwenden Sie diese Waschemulsion morgens und abends, um Ihr Gesicht von Schmutz und überschüssigem Öl zu befreien. Die auf die hier beschriebene Weise zubereiteten Haferflocken und Kräuter beruhigen Ihre Haut. Bei besonders trockener Haut ersetzen Sie das Wasser einfach durch Milch. Dadurch erhält sie die Nährstoffe, die sie braucht.

Zutaten

2 EL weiße Tonerde

2 EL Haferflocken

½ TL getrocknetes Johanniskraut

½ TL getrocknete Kamillenblüten

½ TL getrocknete Zitronenmelisse

4 EL destilliertes Wasser, Rosenwasser oder Milch

Sie können eine größere Menge der weißen Tonerde, der getrockneten Pflanzenteile und Haferflocken vorbereiten und dadurch die künftige Zubereitungszeit verkürzen. Bei trockener Lagerung hält sich eine solche vorbereitete Mischung etwa ein Jahr. Wenn Sie dann ein Peeling oder eine Maske herstellen wollen, brauchen Sie nur noch Wasser bzw. Milch in folgendem Verhältnis hinzugeben: 1 EL Wasser bzw. Milch auf 1 EL der trockenen Zutaten.

Zubereitung

- Zerkleinern Sie die getrockneten Kräuter in einer elektrischen Kaffeemühle.

- Geben Sie die Blütenmischung gemeinsam mit den Haferflocken und der weißen Tonerde in eine Schale.

- Fügen Sie dann wie gewünscht Wasser oder Milch hinzu und rühren Sie gut, bis Sie eine homogene Masse erhalten.

- Massieren Sie die Reinigungsmilch sanft in Ihre Gesichtshaut und spülen Sie sie danach gründlich mit lauwarmem Wasser ab. Denken Sie daran, Ihre Haut nach der Reinigung mit genügend Feuchtigkeit zu versorgen.

- Diese Reinigungsmilch eignet sich auch hervorragend als Gesichtsmaske, wenn Sie sie 10–15 Minuten lang einwirken lassen und erst dann abnehmen.

 Für alle Hauttypen geeignet, auch für empfindliche Haut

 5 Minuten

 Täglich

 Jedes Mal frisch zuzubereiten. Bei trockener Lagerung ist die Trockenmasse der Mixtur etwa 1 Jahr haltbar

Sanfte Gesichtsreinigung mit Blüten und Lavaerde

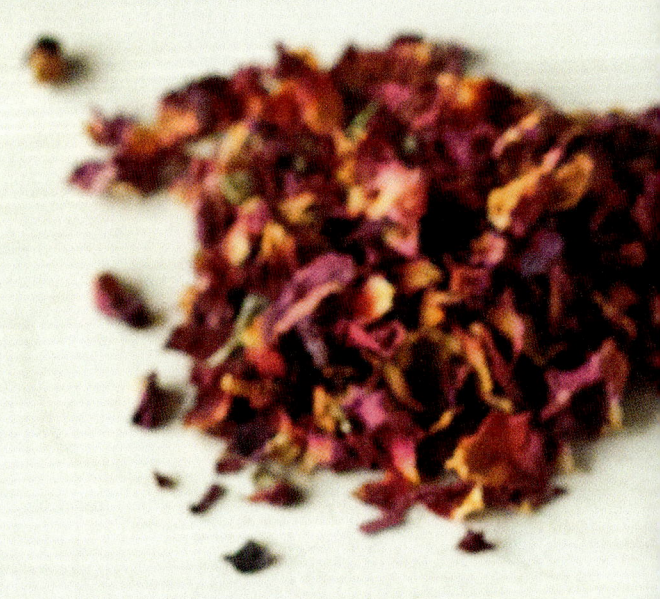

Zutaten

2 EL Lavaerde

½ TL getrocknete Rosenblüten

½ TL getrocknete Lavendelblüten

½ TL getrocknete Ringelblumenblüten

⅓ TL Mandelöl

4 EL Rosenwasser oder destilliertes Wasser

3 Trpf. ätherisches Lavendelöl

Zubereitung

- Zerkleinern Sie die trockenen Zutaten in einer elektrischen Kaffeemühle und vermengen Sie sie in einer Schale mit der Lavaerde.

- Fügen Sie das Mandelöl und das Rosenwasser bzw. destilliertes Wasser hinzu und rühren Sie, bis sich alles gut vermischt hat.

- Geben Sie unter Rühren das ätherische Öl hinzu.

- Massieren Sie Ihr Gesicht sanft mit der Reinigungsmilch und waschen Sie sie danach mit reichlich warmem Wasser gründlich ab. Denken Sie daran, Ihre Haut nach der Reinigung mit genügend Feuchtigkeit zu versorgen. Verwenden Sie dafür eine Gesichtscreme oder ein Gesichtsöl.

- Dieses Reinigungsprodukt eignet sich auch hervorragend als Gesichtsmaske. Belassen Sie es 10–15 Minuten lang auf dem Gesicht und nehmen Sie es dann mit kaltem Wasser ab.

Marokkanische Lavaerde enthält große Mengen an hautbildverbessernden Mineralien und sorgt für eine sanfte und gründliche Reinigung. Die Blüten bewirken einen leichten Massageeffekt, während Rosenwasser und Lavendelöl alles um Sie herum in ein blumiges Aroma hüllen. Sie können diese Reinigungsmilch auch als Maske anwenden.

 Für alle Hauttypen geeignet, auch für empfindliche Haut

 5 Minuten

 Täglich

 Jedes Mal frisch zuzubereiten. Bei trockener Lagerung sind die trockenen Zutaten der Mixtur etwa 1 Jahr haltbar

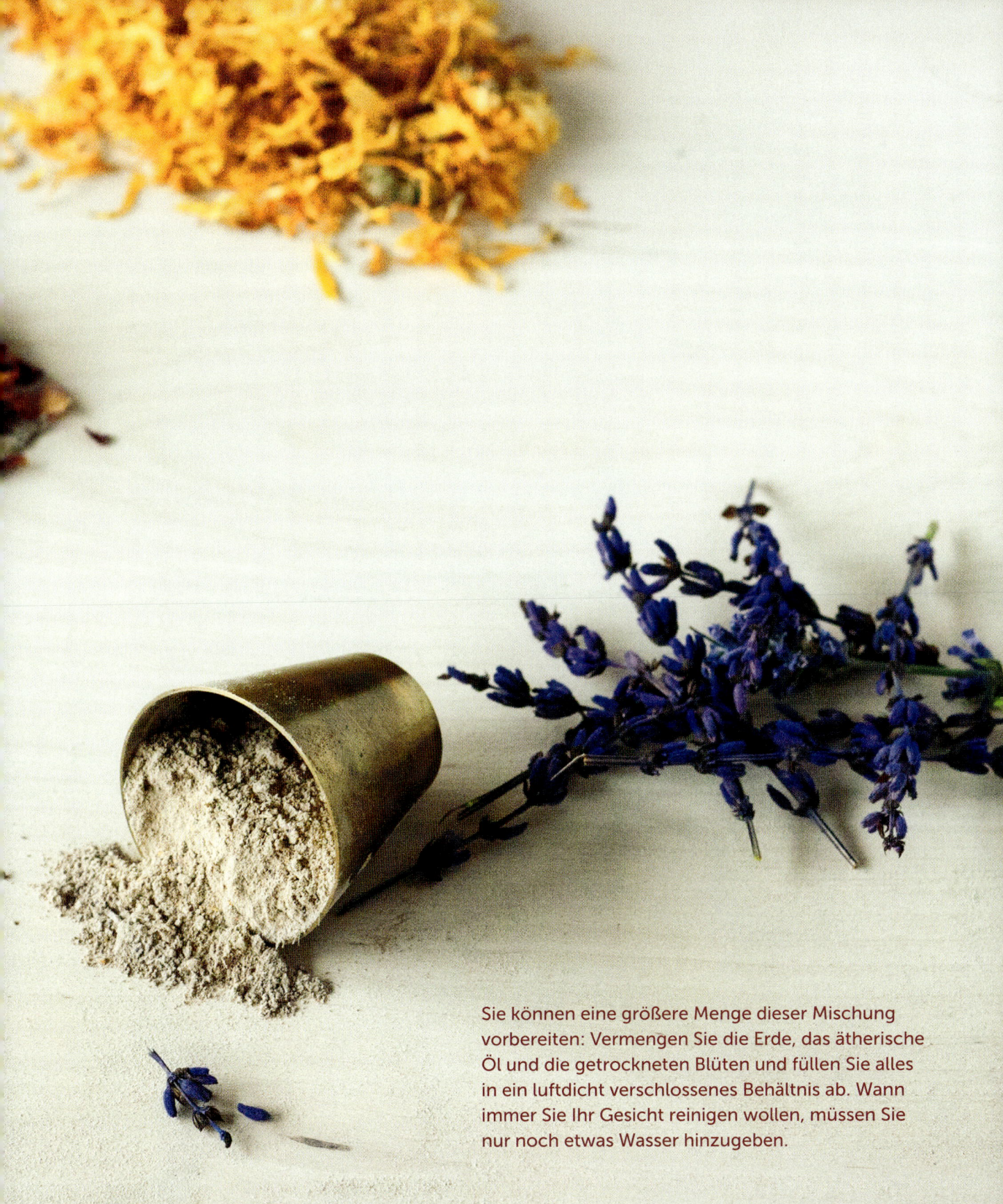

Sie können eine größere Menge dieser Mischung vorbereiten: Vermengen Sie die Erde, das ätherische Öl und die getrockneten Blüten und füllen Sie alles in ein luftdicht verschlossenes Behältnis ab. Wann immer Sie Ihr Gesicht reinigen wollen, müssen Sie nur noch etwas Wasser hinzugeben.

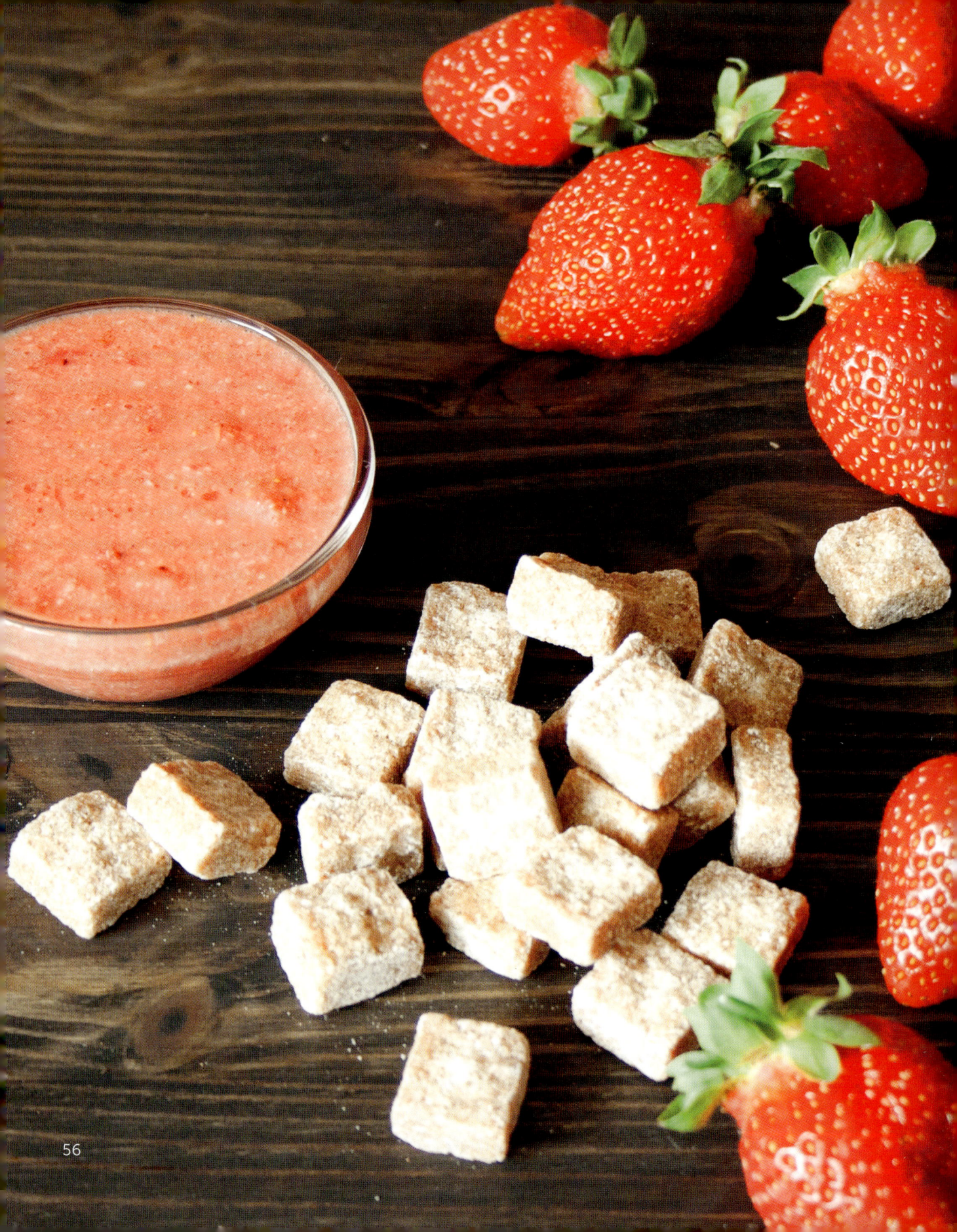

Gesichtspeeling mit Erdbeeren und braunem Zucker

Erdbeeren sind reich an Fruchtsäuren, die eine natürliche Reinigungsfunktion haben. Zudem besitzen sie natürliche Exfolianten, die dabei helfen, abgestorbene Hautschüppchen zu entfernen und die Haut zu erneuern. Der braune Zucker verstärkt den Peelingeffekt, während Haferflocken und Öl die Haut beruhigen und einem Austrocknen vorbeugen.

 Für alle Hauttypen geeignet, aber nicht auf verletzter oder sehr empfindlicher Haut anzuwenden

 5 Minuten

 2–3-mal pro Woche

 Jedes Mal frisch zuzubereiten

Zutaten

1 große Erdbeere

1 EL brauner Zucker

1 EL Haferflocken

¼ TL Mandelöl, Aprikosenkernöl oder Sesamöl

Zubereitung

- Mahlen Sie den braunen Zucker zusammen mit den Haferflocken in der elektrischen Kaffeemühle.

- Pürieren Sie die Erdbeere mit einer Gabel und mischen Sie sie unter den Zucker und die Haferflocken.

- Geben Sie das Öl hinzu und rühren Sie gut um.

- Massieren Sie Ihr Gesicht sanft mit dem Peeling und nehmen Sie es danach mit warmem Wasser ab.

- Denken Sie daran, Ihre Haut nach der Reinigung mit genügend Feuchtigkeit zu versorgen. Verwenden Sie dafür eine Gesichtscreme oder ein Gesichtsöl.

Sie können die Erdbeeren auch mit einem elektrischen Mixer pürieren. Das lohnt sich aber nur, wenn Sie größere Mengen des Peelings herstellen wollen. Es funktioniert nicht, alle Zutaten auf einmal miteinander zu vermengen – dadurch entsteht eher ein köstlicher Brei anstelle eines Peelings.

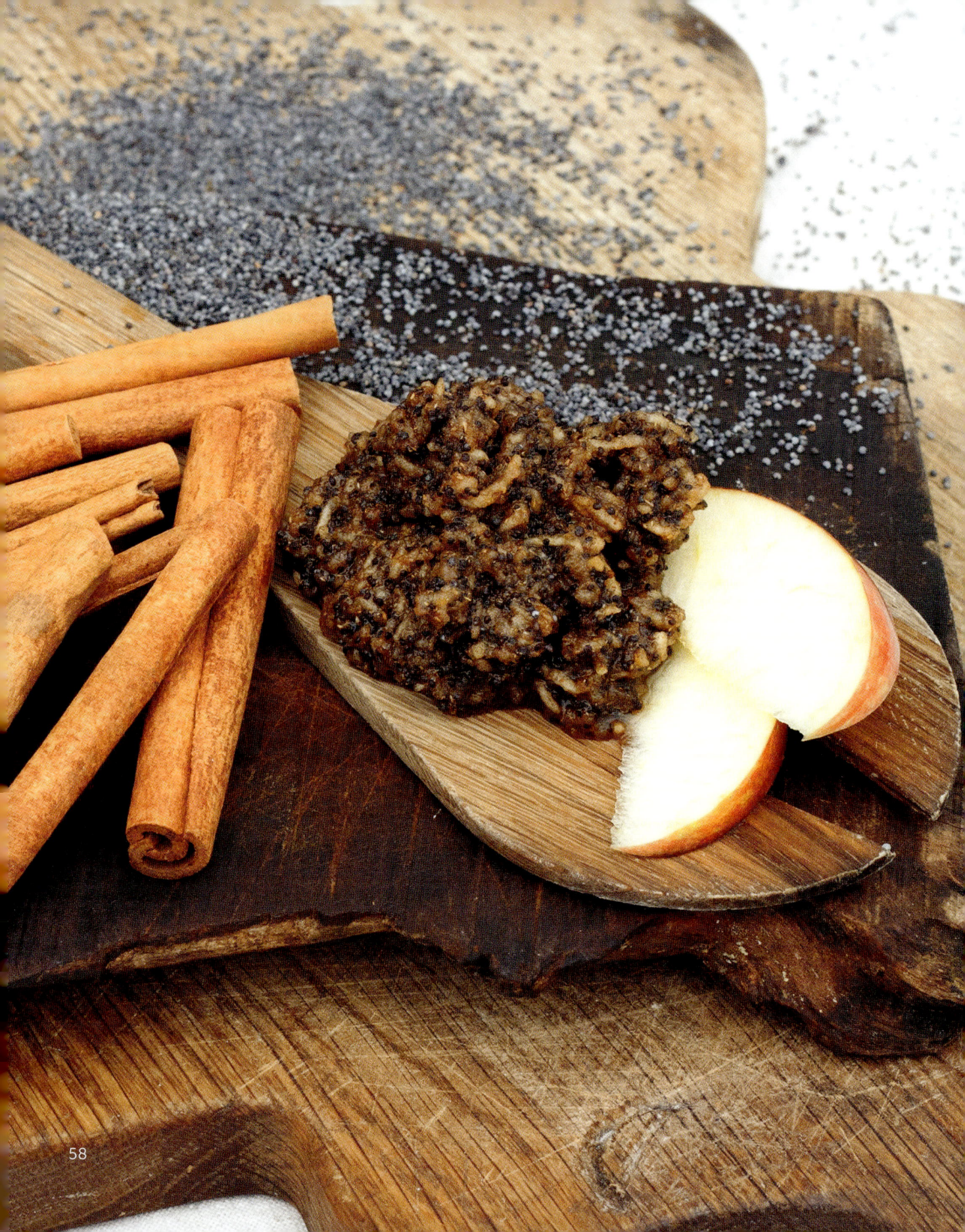

Gesichtspeeling mit Apfel und Honig

Äpfel und Honig sind perfekte Partner, nicht nur für Ihren Gaumen, sondern auch für Ihre Haut. Zusammen angewendet helfen Sie Ihrer Haut dabei, alte Hautschüppchen und abgestorbene Zellen loszuwerden, und bringen ihren Glanz zurück. Honig ist ein toller Feuchtigkeitsspender. Beachten Sie jedoch, dass er zuweilen allergische Reaktionen hervorrufen kann. Mohnsamen massieren Ihre Haut und Zimt regt ihre Durchblutung an.

Zutaten

¼ Apfel

1 TL Honig

½ TL Mohnsamen

1 Prise gemahlener Zimt

Zubereitung

- Reiben Sie den Apfel.

- Vermischen Sie den geriebenen Apfel mit Honig, Mohn und Zimt.

- Massieren Sie Ihre Haut sanft mit dem Peeling und nehmen Sie danach alles gründlich mit warmem Wasser ab.

- Verwöhnen Sie Ihre Haut anschließend mit einer Gesichtscreme oder einem Öl.

 Für alle Hauttypen geeignet, aber nicht auf verletzter oder sehr empfindlicher Haut anzuwenden

 5 Minuten

 2–3-mal pro Woche

 Jedes Mal frisch zuzubereiten und sofort zu verwenden

Bereiten Sie doch einmal eine größere Menge dieses Peelings zu, es lässt sich nämlich auch perfekt als Ganzkörperpeeling anwenden.

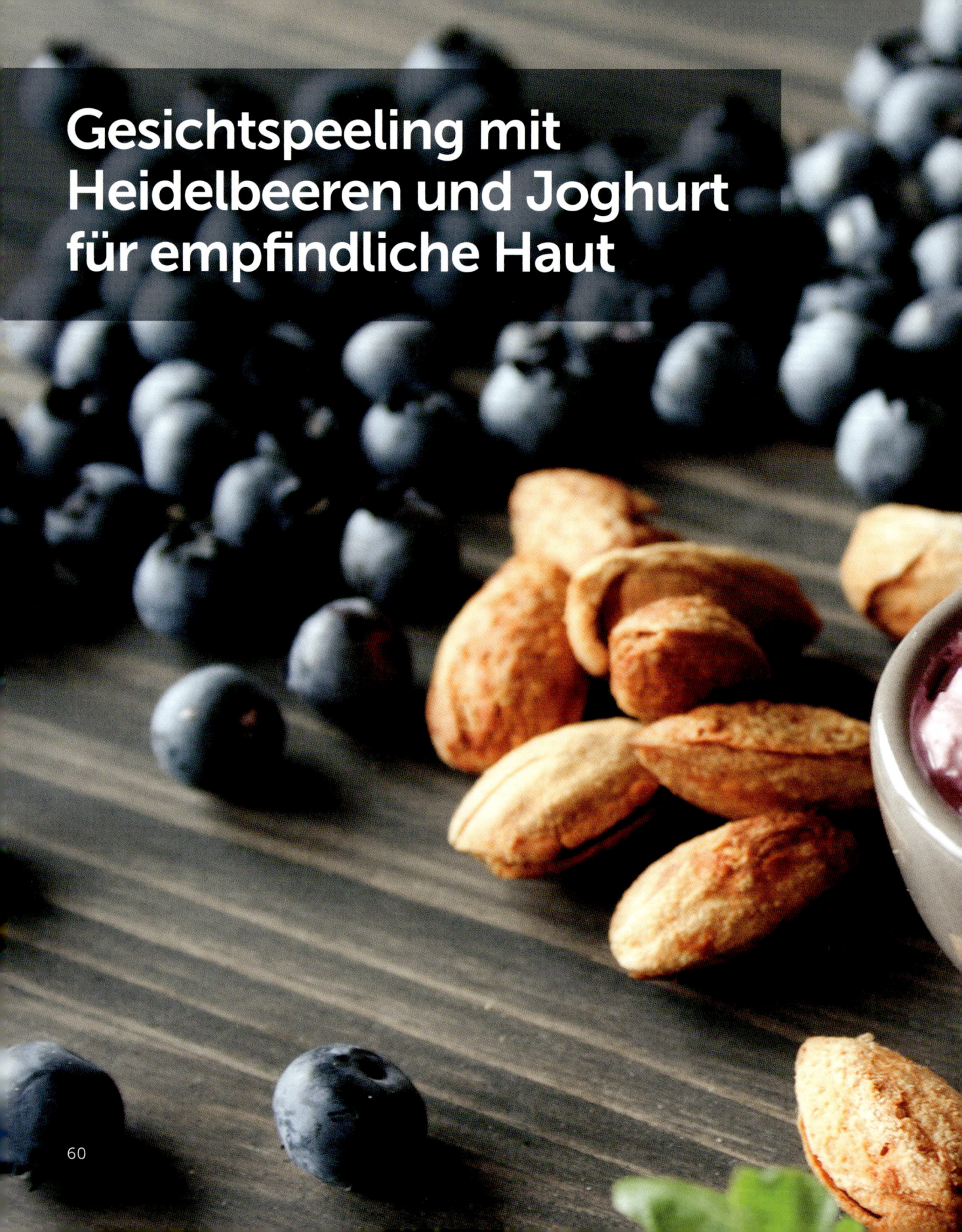

Gesichtspeeling mit Heidelbeeren und Joghurt für empfindliche Haut

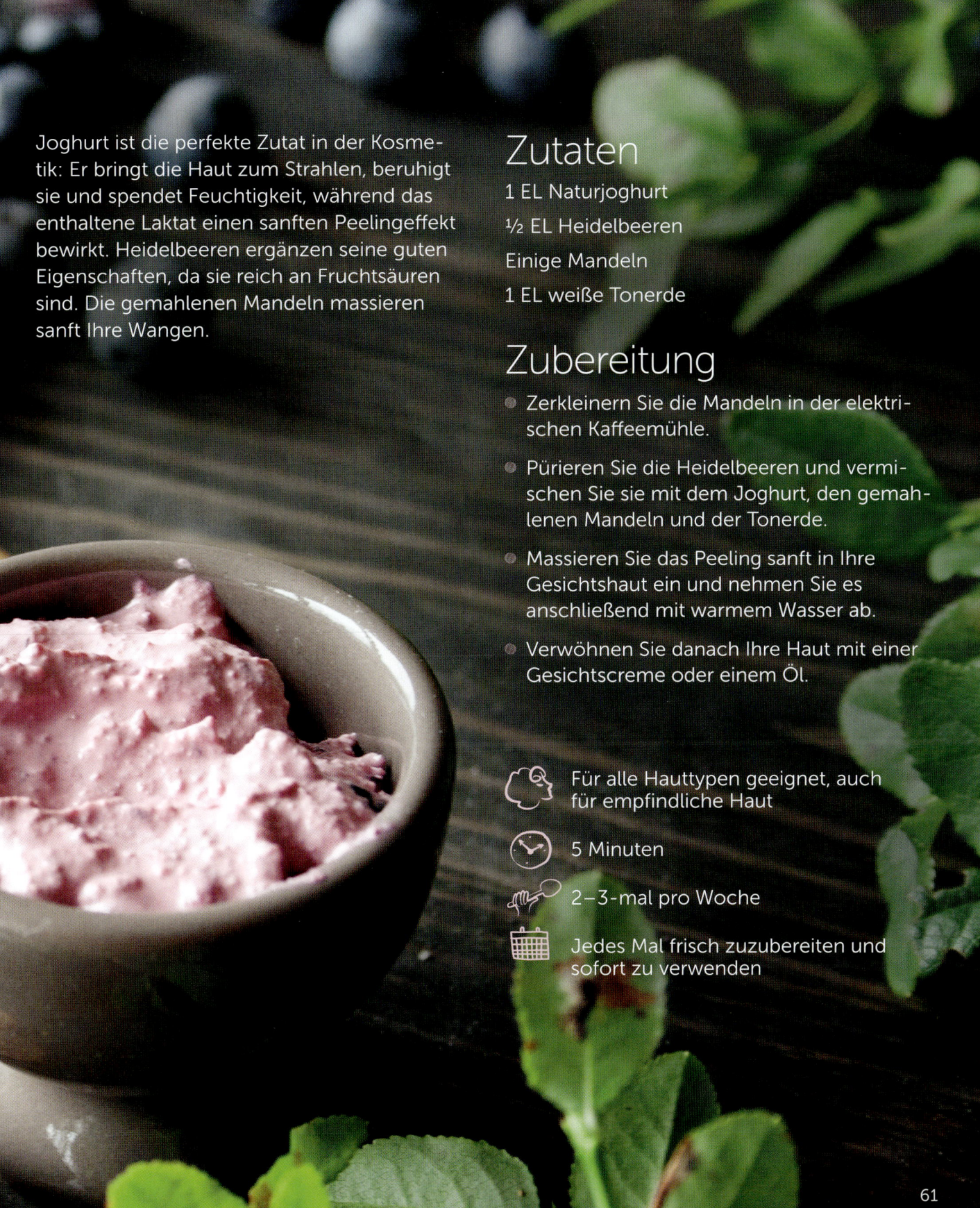

Joghurt ist die perfekte Zutat in der Kosmetik: Er bringt die Haut zum Strahlen, beruhigt sie und spendet Feuchtigkeit, während das enthaltene Laktat einen sanften Peelingeffekt bewirkt. Heidelbeeren ergänzen seine guten Eigenschaften, da sie reich an Fruchtsäuren sind. Die gemahlenen Mandeln massieren sanft Ihre Wangen.

Zutaten

1 EL Naturjoghurt

½ EL Heidelbeeren

Einige Mandeln

1 EL weiße Tonerde

Zubereitung

- Zerkleinern Sie die Mandeln in der elektrischen Kaffeemühle.

- Pürieren Sie die Heidelbeeren und vermischen Sie sie mit dem Joghurt, den gemahlenen Mandeln und der Tonerde.

- Massieren Sie das Peeling sanft in Ihre Gesichtshaut ein und nehmen Sie es anschließend mit warmem Wasser ab.

- Verwöhnen Sie danach Ihre Haut mit einer Gesichtscreme oder einem Öl.

Für alle Hauttypen geeignet, auch für empfindliche Haut

5 Minuten

2–3-mal pro Woche

Jedes Mal frisch zuzubereiten und sofort zu verwenden

Makeup-Entferner auf Ölbasis

Ein Großteil der dekorativen Kosmetik basiert auf Öl, daher eignet sich Öl auch am besten als Makeup-Entferner. Für dieses Rezept können Sie herkömmliches Öl aus Ihrer Küche verwenden. Dabei eignen sich kaltgepresste, unraffinierte Öle am besten. Das Verhältnis der verschiedenen in diesem Rezept verwendeten Öle ist Geschmackssache. Durch ein paar Tropfen ätherisches Öl geben Sie Ihrem Makeup-Entferner einen tollen Duft.

 Für alle Hauttypen geeignet

 5 Minuten

 Täglich

 Etwa 6 Monate haltbar

Zutaten

2 EL Olivenöl

2 EL Rizinusöl

2 EL Sesamöl

2 EL Sonnenblumenöl

3 Trpf. Ihres liebsten ätherischen Öls (z. B. Lavendel-, Orangen-, Zitronen-, Grapefruit- oder Rosmarinöl)

Zubereitung

- Mischen Sie die Öle und füllen Sie sie in eine Braunglasflasche mit Drehverschluss. Geben Sie ein paar Tropfen des ätherischen Öls hinzu und schütteln Sie alles gut.

- Bevor Sie die Mixtur auf einen Wattebausch geben, vergessen Sie nicht, diesen anzu- feuchten – denn so kann die Haut das Öl besser aufnehmen. Dieser Makeup-Entfer- ner beseitigt nicht nur Hautunreinheiten, sondern versorgt die Haut auch mit Nähr- stoffen. Vermeiden Sie Augenkontakt.

- Bewahren Sie das Öl an einem kühlen, dunklen Ort auf, da es schnell ranzig wird, wenn es direktem Sonnenlicht ausgesetzt ist.

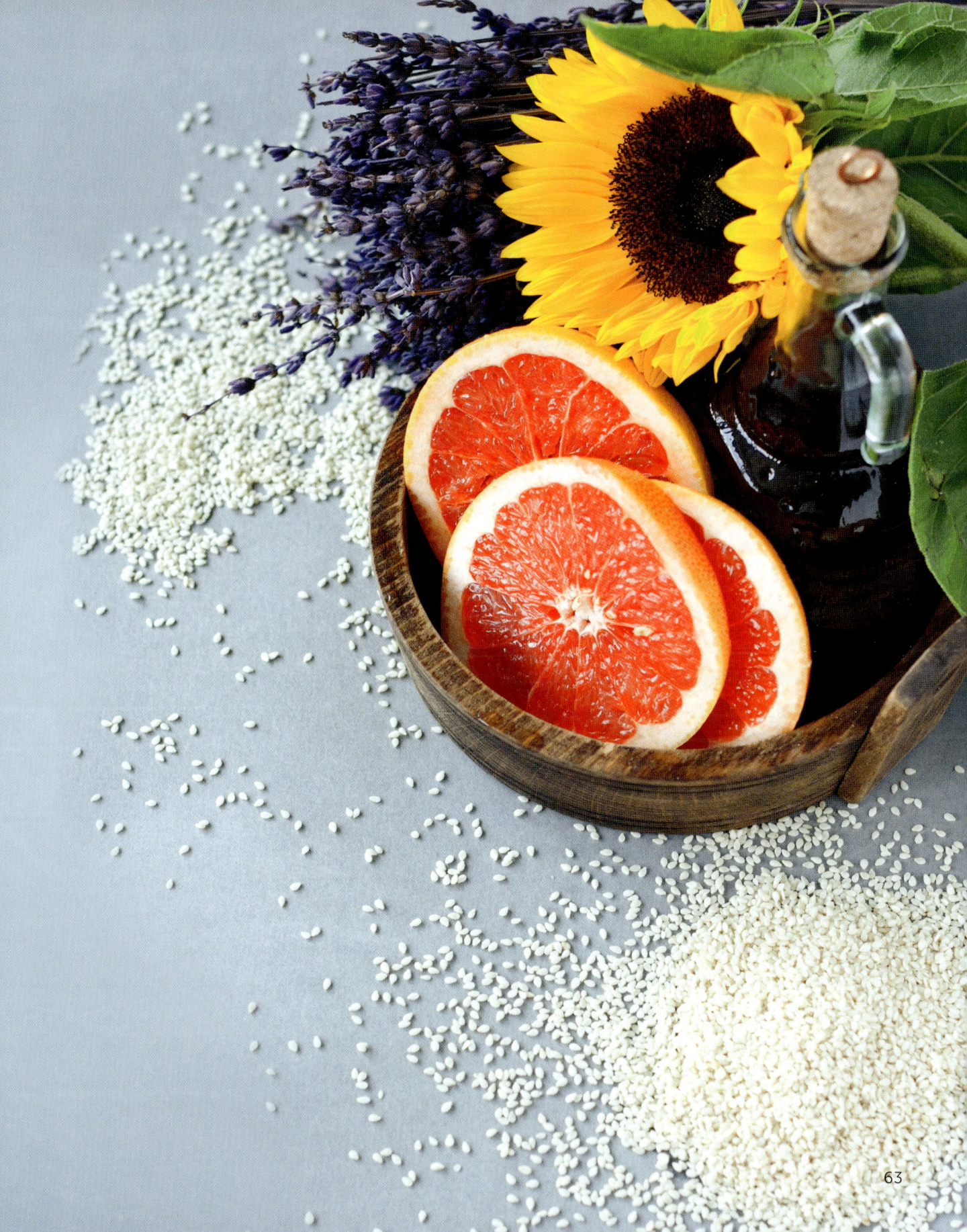

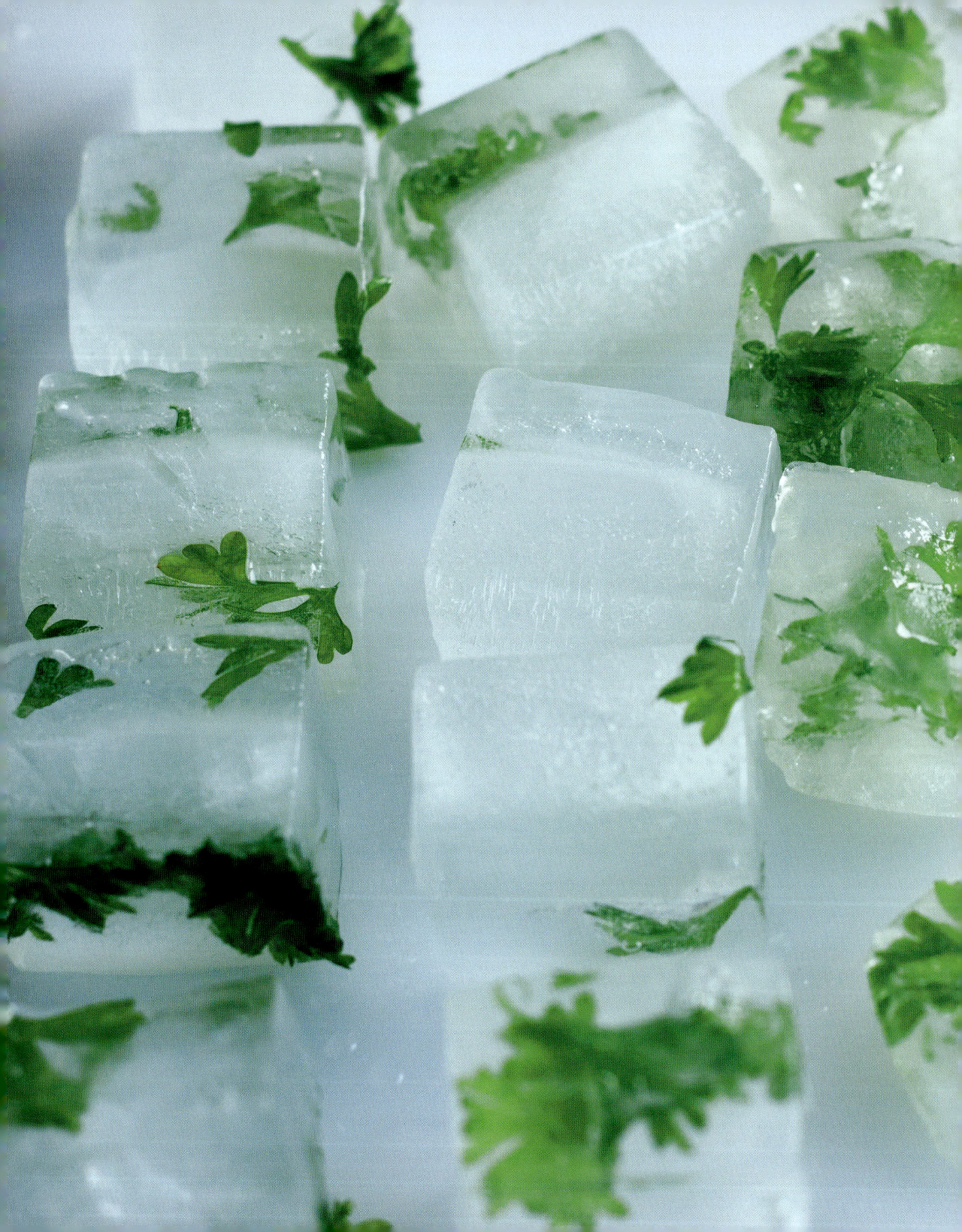

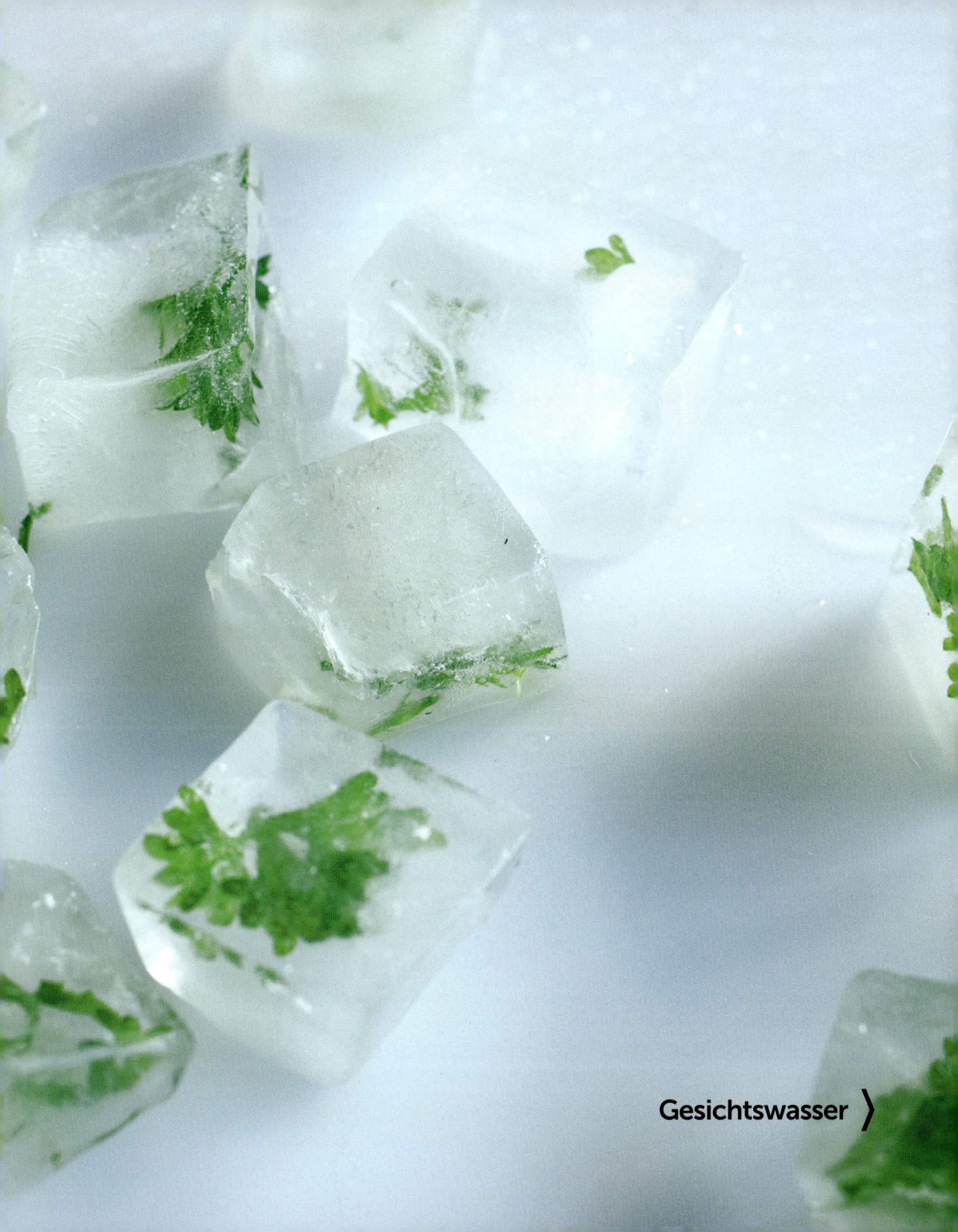

Gesichtswasser 〉

Gesichtswasser mit Kornblumen für die Augenpartie

Zutaten

6 Kornblumen
(oder ½ TL getrocknete Kornblumenblüten)

⅓ TL schwarzer Tee

6 Kamillenblüten
(oder ½ TL getrocknete Kamillenteeblätter)

125 ml Wasser

1 Gurke

Zubereitung

- Gießen Sie das kochende Wasser über den Tee, die Kornblumen und die Kamillenblüten.

- Während der Aufguss abkühlt, verarbeiten Sie die Gurke entweder in einem Entsafter oder durch Reiben zu Gurkensaft.

- Seihen Sie die festen Bestandteile des Tees ab und gießen Sie den Sud zu dem Gurkenextrakt.

- Geben Sie nun etwas Gesichtswasser auf Wattebäusche, legen Sie sie auf Ihre Lider und entspannen Sie 10–15 Minuten lang. Genießen Sie, wie die Schwellung Ihre Lider und Ihre Müdigkeit verschwinden.

Kornblumen sind reich an Tannin, einer straffenden und schützenden Substanz. Auf Grund dieser Eigenschaften finden ihre blauen Blüten schon lange Verwendung in Produkten, die die dünne Haut unter den Augen straffen sollen. Wenn wir schwarzen Tee, Kamille und Gurke hinzufügen, können wir Schwellungen und dunkle Augenringe lindern. Beachten Sie, dass Kamille zuweilen Allergien hervorrufen kann. Auf sie hier zu verzichten, würde die Wirksamkeit des Gesichtswassers nicht beeinträchtigen.

 Für alle Hauttypen geeignet

 15 Minuten

 Täglich

 Nach jeder frischen Zubereitung einige Tage im Kühlschrank haltbar

Juli – Blütezeit für Kornblumen und Kamille! Denken Sie daran, sie zu pflücken und für den Winter zu trocknen.

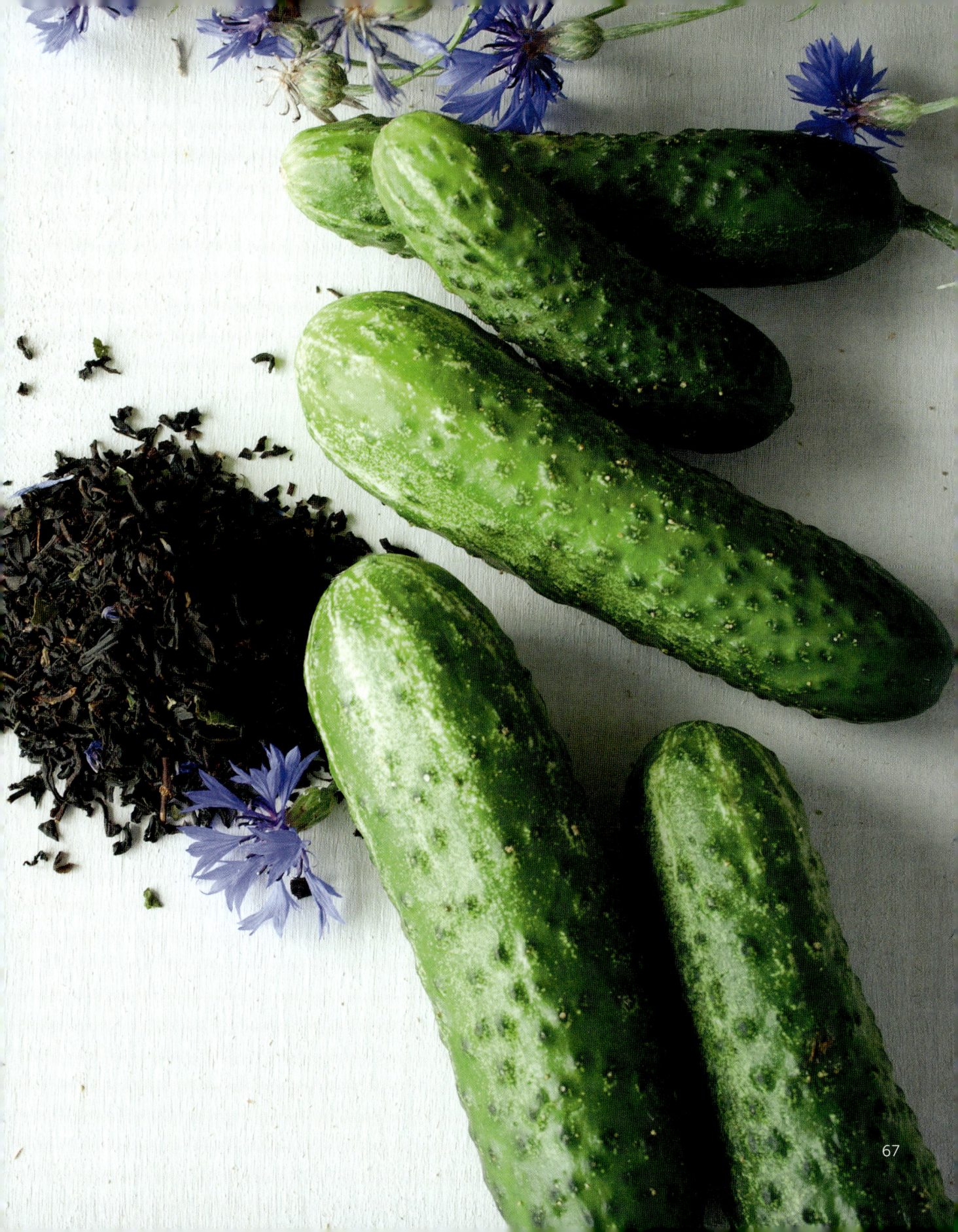

Straffendes, antiseptisches Gesichtswasser mit Tannennadeln

Dieses aromatische Gesichtswasser findet als Desinfektionsmittel, zur Hautstraffung oder auch als Aftershave Verwendung.

Zutaten

Einige Tannen- oder Kiefernnadeln

1 Rosmarinzweig

5–6 Wacholderbeeren

Frisch abgeriebene Schale einer halben Orange

5–6 Nelken

125 ml Wodka (40–45 % Vol.)

 Für normale, fettige und Mischhaut geeignet

 10 Minuten in der Vorbereitung, 2 Wochen Ziehzeit

 Täglich

 Etwa 6 Monate haltbar

Zubereitung

- Brechen Sie die Tannennadeln und den Rosmarinzweig in kleine Stücke und zerreiben Sie sie dann mit der Hand oder in einem Mörser. Geben Sie die Nadeln gemeinsam mit den Wacholderbeeren, der Orangenschale und den Nelken in eine Flasche mit Drehverschluss.

- Füllen Sie die Flasche mit Wodka an, sodass alle Zutaten komplett bedeckt sind.

- Bewahren Sie die Tinktur in einem luftdichten Behältnis an einem kühlen Ort auf und schütteln Sie sie einmal am Tag. Nach ein paar Wochen können Sie die festen Bestandteile abseihen. Jetzt ist das Gesichtswasser einsatzbereit.

- Tragen Sie das Gesichtswasser mit einem Wattebausch auf das gewaschene Gesicht auf. Verwöhnen Sie Ihre Haut danach mit einer Gesichtscreme oder einem Gesichtsöl.

- Vermeiden Sie Augenkontakt!

Dieses Gesichtswasser entwickelt sein wohltuendes Aroma erst nach einer Woche Ziehzeit. Tägliches Schütteln der Tinktur fördert das Aroma.

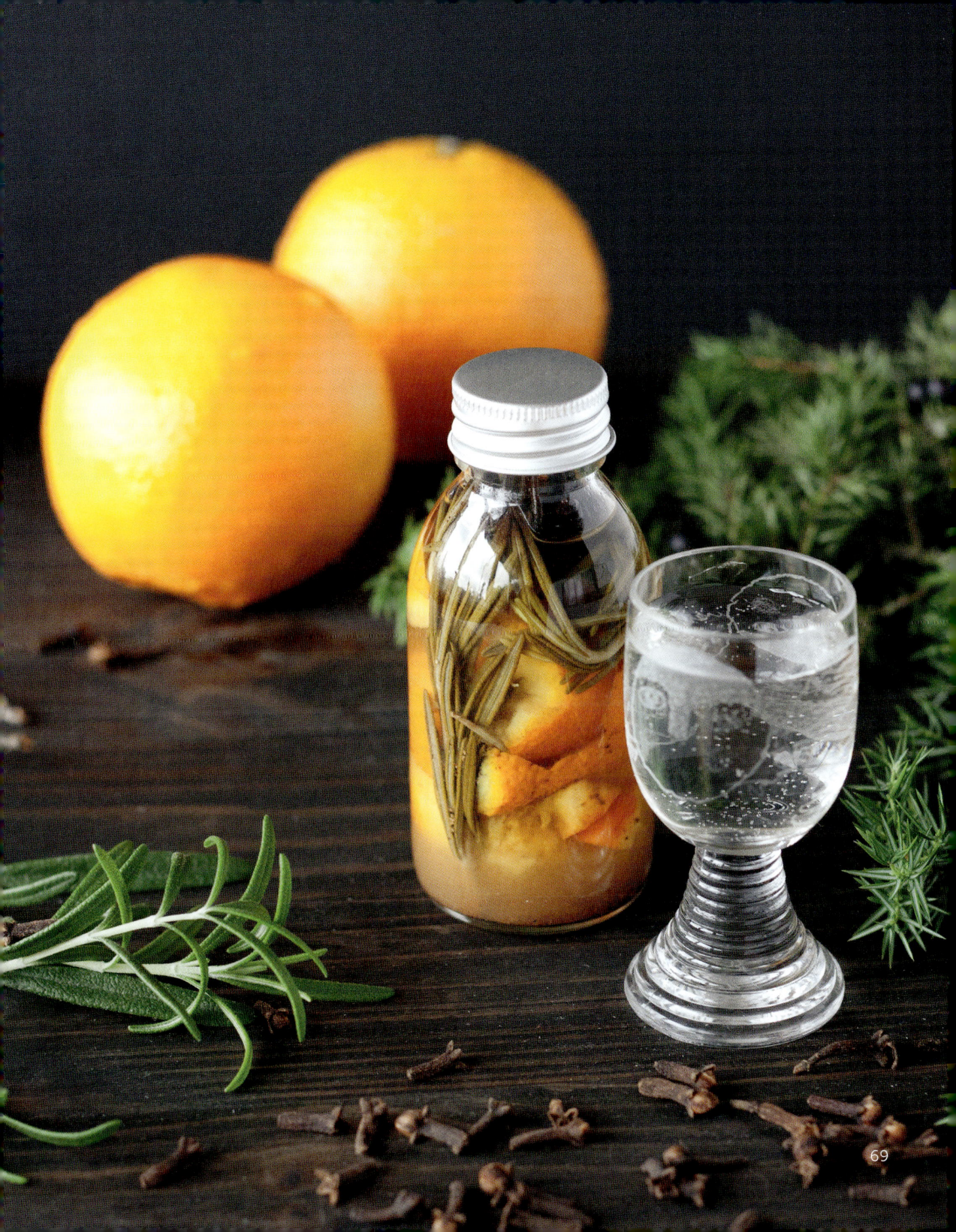

Beruhigendes Gesichtswasser mit Kräutern für Problemhaut

Zutaten

1 EL Zitronenmelisse

1 EL Ringelblumenblüten

1 EL Johanniskraut

500 ml Wasser

1 EL Saft aus einem großen Blatt der Aloe Vera

Zubereitung

⚜ Brühen Sie die Zitronenmelisse, die Ringelblumenblüten und das Johanniskraut zusammen auf und lassen Sie den Aufguss bedeckt 10–15 Minuten lang ziehen.

⚜ Seihen Sie die festen Bestandteile ab und füllen Sie die Flüssigkeit in eine Flasche.

⚜ Quetschen Sie den Saft aus dem Aloe-Vera-Blatt und geben Sie ihn zu dem inzwischen abgekühlten Kräuteraufguss. Bei kühler Lagerung hält sich dieses Gesichtswasser etwa eine Woche lang.

⚜ Befeuchten Sie einen Wattebausch mit dem Gesichtswasser und erfrischen Sie Ihre Haut damit täglich. Verwöhnen Sie Ihr Gesicht anschließend mit einer Gesichtscreme oder einem Gesichtsöl.

Medizinische Heilkräuter sind bei Problemhaut äußerst nützlich. Dabei ist es wichtig zu wissen, welche Kräuter sich wofür und auf welche Weise am besten eignen. Ringelblume und Johanniskraut beispielsweise wirken entzündungshemmend, Zitronenmelisse beruhigt die Haut und verfeinert Poren und der Saft der Aloe Vera kann kleinere Hautverletzungen lindern. Am besten verwenden Sie medizinische Heilkräuter frisch (das gilt insbesondere für Zitronenmelisse), aber auch getrocknet besitzen sie Wirkkraft.

Für fettige, normale, Misch- oder Problemhaut geeignet

20 Minuten

Täglich

Etwa 1 Woche im Kühlschrank haltbar

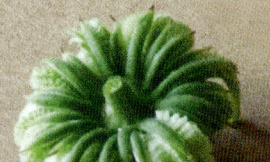
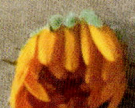

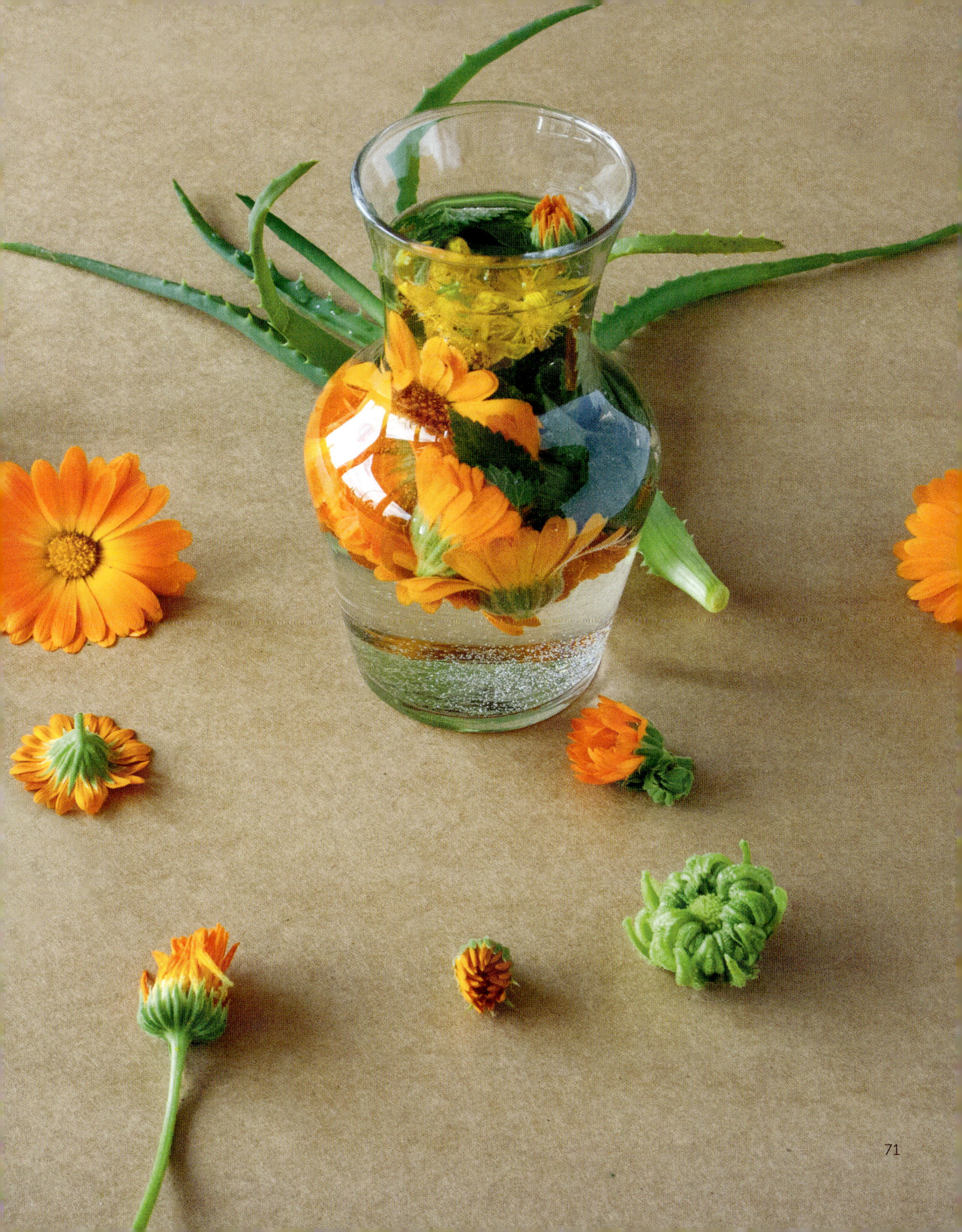

Gesichtswasser mit Minze und Lavendel für Problemhaut

Wenn Sie Ihre Haut ein wenig länger als sonst der Sonne ausgesetzt haben, versuchen Sie es doch einmal mit einem Produkt, das nicht nur kühlt, sondern Ihre Haut auch mit wohltuenden Nährstoffen versorgt. Dieses Gesichtswasser ist auch für gereizte oder Problemhaut geeignet. Sie können zwischen frischen und getrockneten Zutaten wählen.

Zutaten

1 EL Leinsamen

1 EL Minze

½ EL Wegerich

½ EL Lavendel

500 ml Wasser

2 Trpf. ätherisches Öl der Grünen oder Pfefferminze

Zubereitung

- Bedecken Sie die Leinsamen in einem Topf mit dem Wasser und kochen Sie sie auf.

- Geben Sie die Minze, den Wegerich und den Lavendel dazu und lassen Sie die Mischung 10 Minuten köcheln. Schalten Sie die Flamme aus und lassen Sie den Aufguss weitere 10–15 Minuten zugedeckt ziehen.

- Seihen Sie die festen Bestandteile ab und füllen Sie die Flüssigkeit in eine Flasche. Geben Sie jetzt ein paar Tropfen ätherisches Öl hinzu und schütteln Sie alles einmal gut durch. Im Kühlschrank hält sich das Gesichtswasser etwa eine Woche.

- Befeuchten Sie einen Wattebausch mit dem Gesichtswasser und erfrischen Sie Ihre Haut täglich damit. Verwöhnen Sie anschließend Ihre Haut mit einer Gesichtscreme oder einem Gesichtsöl.

 Für alle Hauttypen geeignet

 30 Minuten

 Täglich

 Im Kühlschrank etwa 1 Woche haltbar.

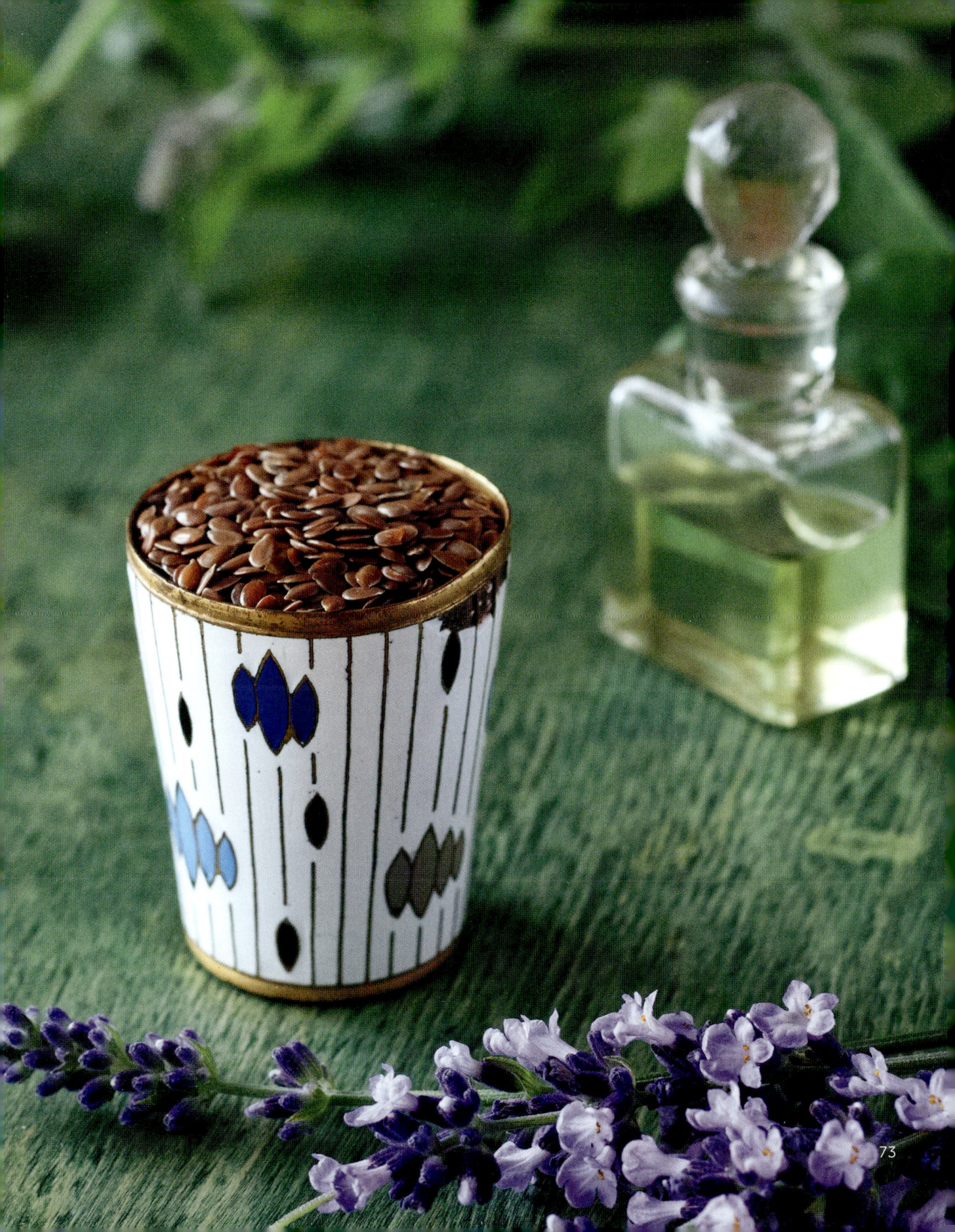

Üppig mit Blüten und Kräutern versetzter Essig zur Anwendung im Gesicht

Zutaten

250 ml Apfelessig

2 TL getrocknete Lavendelblüten

2 TL getrocknete Zitronenmelisse

1 TL getrocknete Kamillenblüten

1 TL getrocknete Ringelblumenblüten

1 TL getrocknete Rosenblüten

½ TL getrockneter Rosmarin

½ TL getrockneter Salbei

Schale vom Drittel einer Zitrone

250 ml Rosen- oder Lavendelwasser

2 Trpf. ätherisches Lavendelöl oder Rosen-blütenextrakt

 Für alle Hauttypen geeignet

 10 Minuten in der Vorbereitung, 2 Wochen Ziehzeit

 Täglich

 An einem kühlen Ort etwa 6 Monate haltbar

Wussten Sie, dass Apfelessig den pH-Wert Ihrer Haut regulieren kann? Und noch mehr, wird er mit reichlich Blüten und Kräutern versetzt, erhält man ein hautbildverbesserndes Gesichtswasser. Lassen Sie sich nicht vom strengen Duft des Essigs abschrecken, denn die weiteren Zutaten neutralisieren ihn weitestgehend. Wenn Sie trotzdem ein angenehmeres Aroma wünschen, verdünnen Sie den Essig einfach mit Rosen- oder Lavendelwasser, oder fügen Sie noch weitere Tropfen ätherisches Öl hinzu.

Zubereitung

- Geben Sie alle Blüten, Kräuter sowie die Zitronenschale in eine Flasche mit Drehverschluss. Füllen Sie den Apfelessig ein, sodass er die Zutaten komplett bedeckt. Verschließen Sie die Flasche gut und stellen Sie sie an einen gut sichtbaren Ort, denn Sie müssen sie täglich schütteln.

- Nach ein paar Wochen können Sie die festen Bestandteile abseihen und das Lavendel- oder Rosenwasser angießen.

- Geben Sie optional ein paar Tropfen ätherisches Öl hinzu.

- Nehmen Sie für die Gesichtsreinigung mit der Tinktur einen Wattebausch.

- Vermeiden Sie Augenkontakt!

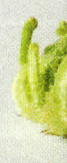

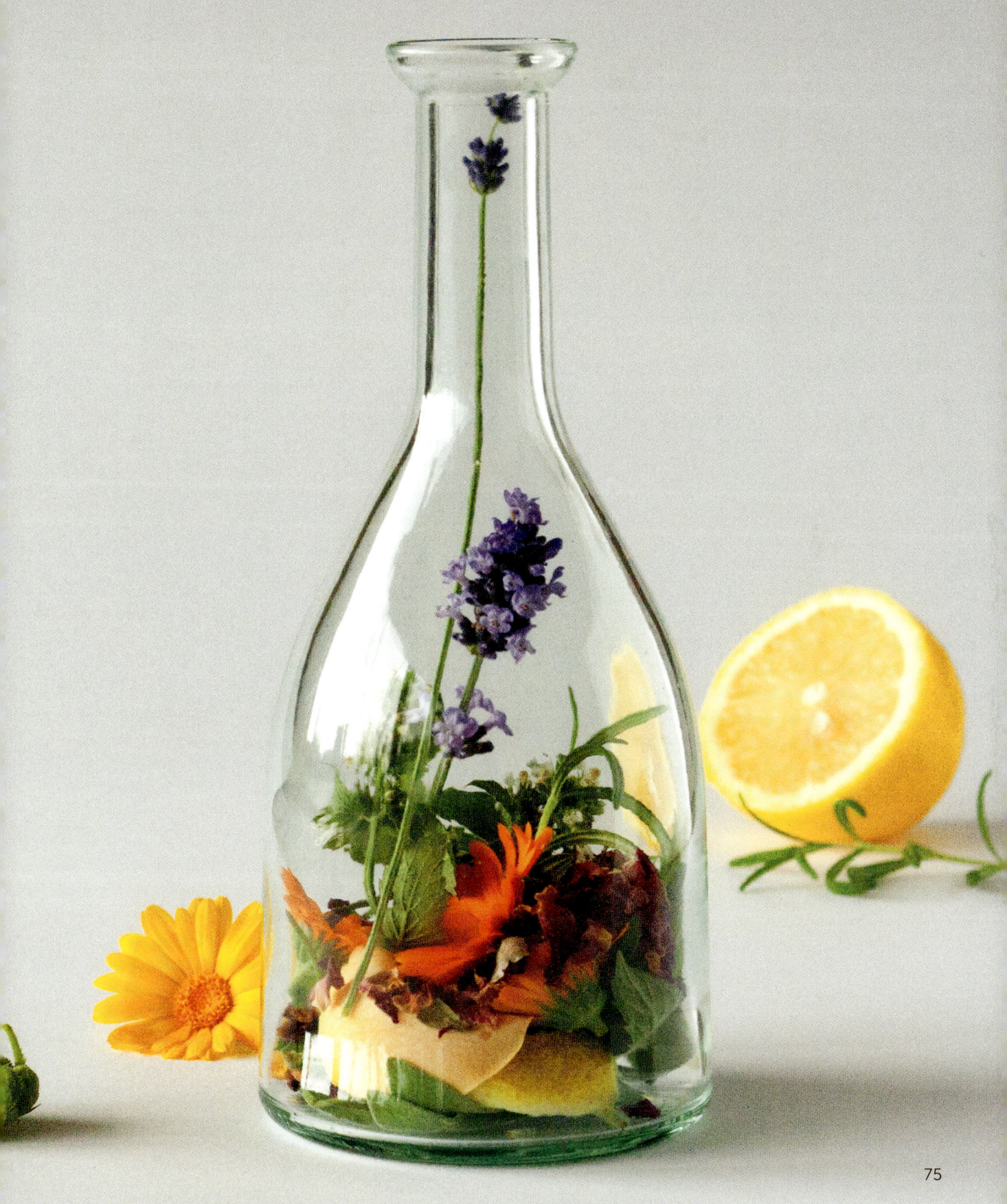

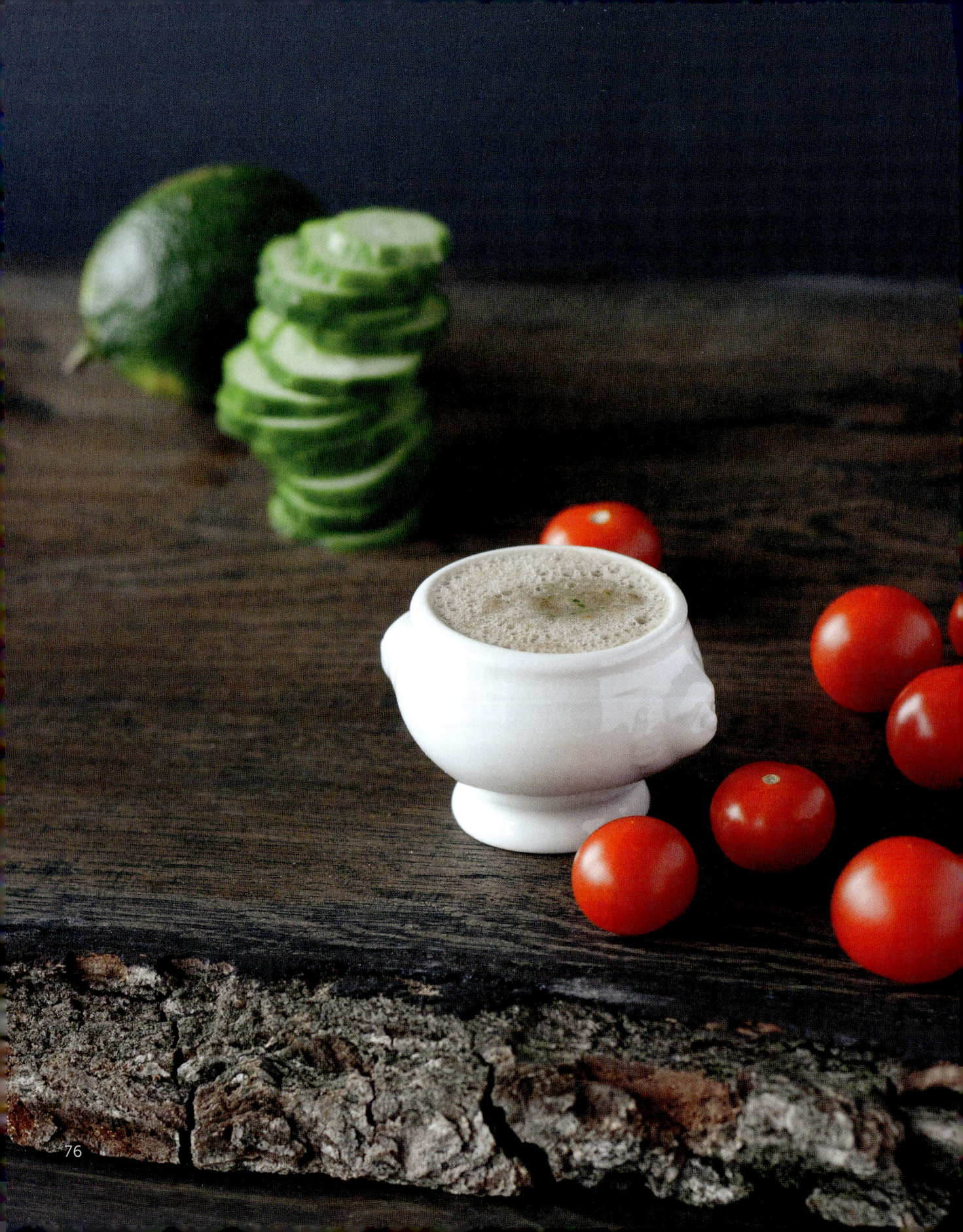

Gesichtswasser mit Gemüsesaft für Problemhaut

Dieses Gesichtswasser wirkt am besten, wenn Sie Gemüse verwenden, das natürlich und organisch gewachsen ist. Vielleicht können Sie selbst oder ein guter Freund es ja im Garten anbauen! Wenn Sie selbst keinen Garten haben, finden Sie frisches, vitaminreiches saisonales Gemüse jederzeit auf dem Wochenmarkt oder im nächsten Hofladen.

Zutaten

½ Gurke

1 Tomate

1 Zitrone

 Für fettige, Misch- und Problemhaut geeignet

 10 Minuten

 Täglich

 Bereiten Sie es jedes Mal frisch zu. Für einige Tage im Kühlschrank haltbar

Zubereitung

● Sie können den Gurken- und Tomatensaft im Entsafter zubereiten oder indem sie beide Zutaten fein reiben und danach durch ein Seihtuch streichen.

● Halbieren Sie die Zitrone und mixen Sie ihren Saft gut mit dem anderen Gemüsesaft. Verwenden Sie dieses Gesichtswasser, um Ihre Haut zu erfrischen.

● Probieren Sie es insbesondere aus, wenn Ihr Gesicht juckt oder spannt.

● Nehmen Sie Rückstände mit kaltem Wasser gründlich ab.

Stellen Sie eine größere Saftmenge her und verwenden Sie diese Vitaminbombe nicht nur auf Ihrer Haut, sondern auch innerlich. Ein Gesichtswasser und ein Cocktail – zwei in einem – das ist die perfekte Mischung für einen guten und gesunden Start in den Tag.

Gesichtswasser mit Kräutern und Alkohol für Problemhaut

Zutaten

1 EL getrockneter Wegerich

1 EL getrocknetes Johanniskraut

1 EL Salbei

1 EL Ringelblumenblüten

125 ml Wodka (40–45 % Vol.)

Dieser Kräuteraufguss ist perfekt für die Desinfektion geröteter, fleckiger oder leicht vernarbter Haut. Während der zwei Wochen Ziehzeit nimmt der Alkohol die heilenden Eigenschaften des Wegerichs, Johanniskrauts, Salbeis und der Ringelblumen auf und sorgt für einen antibakteriellen und entzündungshemmenden Effekt.

Zubereitung

- Geben Sie alle Kräuter in eine Flasche mit Drehverschluss und füllen Sie sie mit Wodka an, sodass alles gut bedeckt ist.

- Schütteln Sie die Flasche mehrere Wochen lang täglich gut durch, damit die Kräuter ihre Inhaltsstoffe leichter an die Flüssigkeit abgeben können. Nach ein paar Wochen können Sie die festen Bestandteile abseihen und das Gesichtswasser verwenden.

- Benetzen Sie einen Wattebausch mit dem Gesichtswasser und reinigen Sie Ihr gesamtes Gesicht, insbesondere die Problemzonen. Verwöhnen Sie Ihre Haut danach mit einer Feuchtigkeitscreme oder einem Gesichtsöl.

- Vermeiden Sie Augenkontakt!

 Für fettige, normale, Misch- und Problemhaut geeignet

 10 Minuten in der Vorbereitung, 2 Wochen Ziehzeit

 Täglich

 Etwa 6 Monate im Kühlschrank haltbar

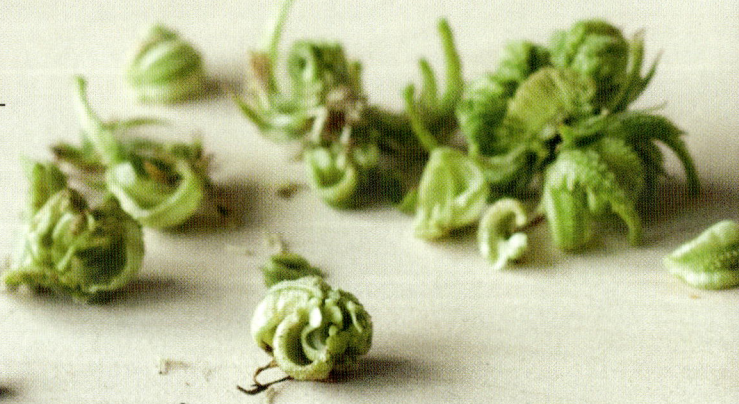

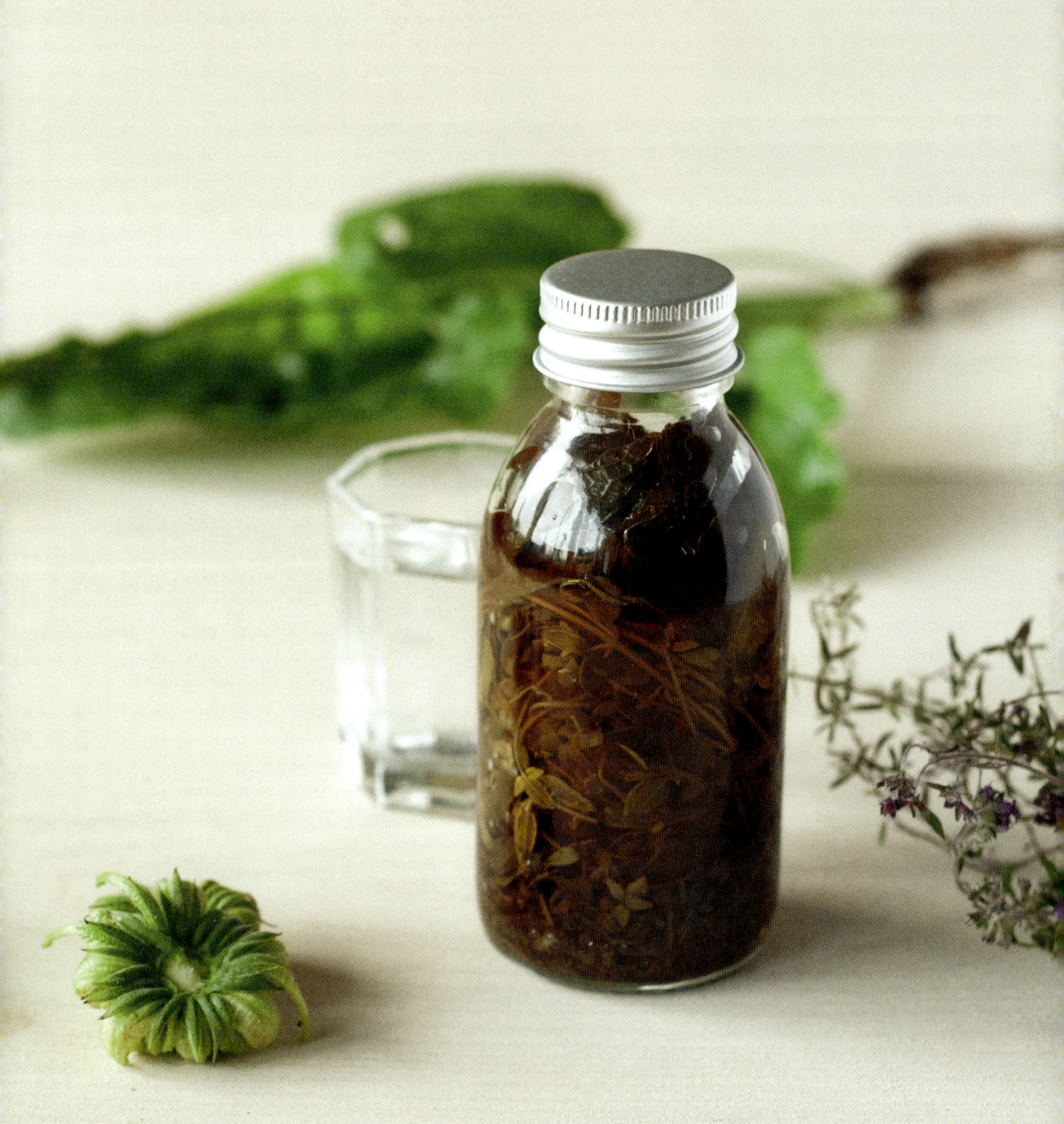

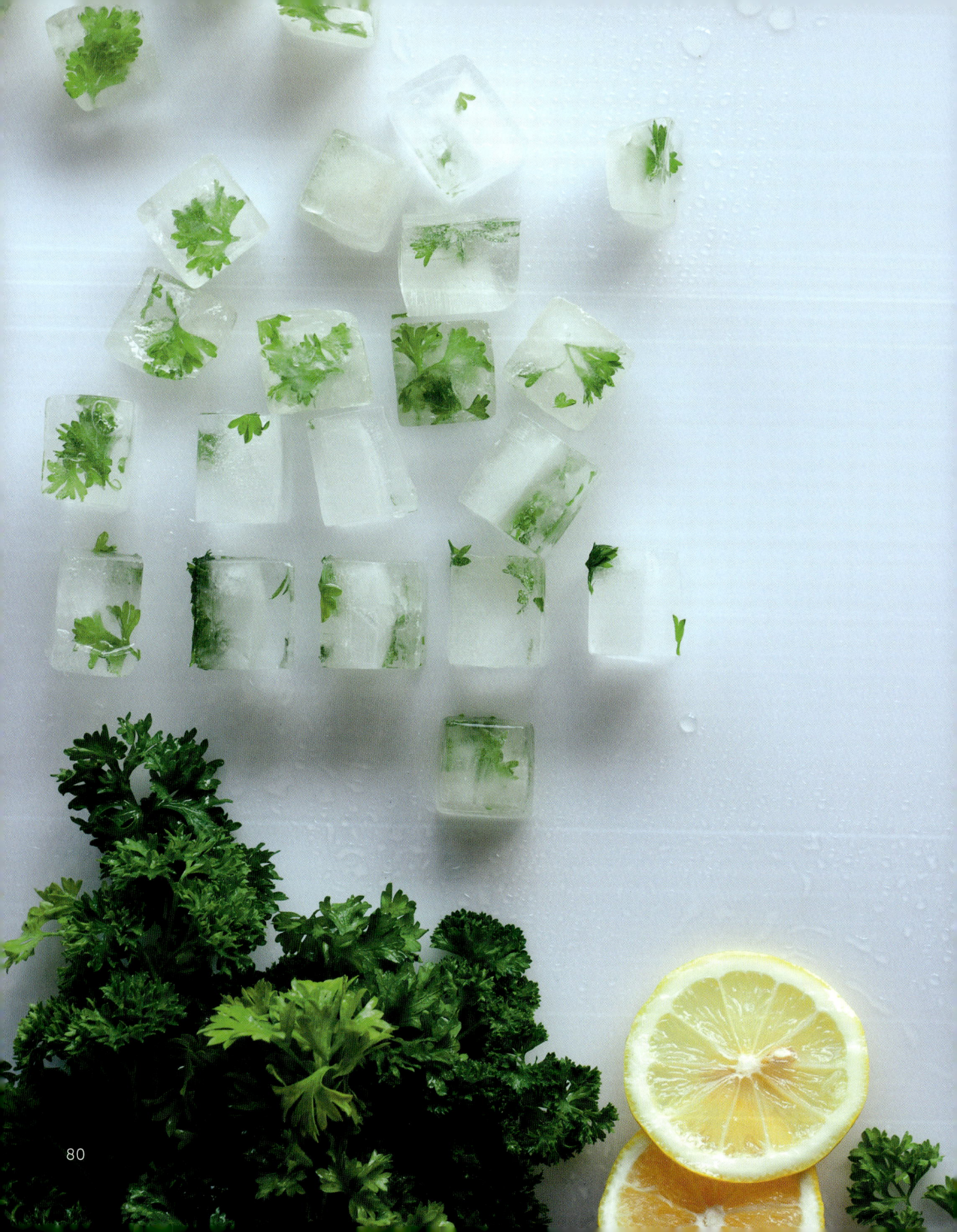

Porenverfeinernde Eiswürfel mit Petersilie und Zitrone

Zutaten

Eine Handvoll Petersilie

250 ml Wasser

½ Zitrone

Zubereitung

- Mörsern Sie die Petersilie und lassen Sie sie zugedeckt etwa 15 Minuten lang in kochendem Wasser ziehen.

- Pressen Sie die Zitrone in den Petersiliensud und rühren Sie gut um.

- Lassen Sie das Gesichtswasser abkühlen, füllen Sie es dann in eine Eiswürfelform und geben Sie sie in den Tiefkühler.

- Wenn Sie eine Erfrischung brauchen, nehmen Sie sich einen Eiswürfel und massieren Sie damit langsam Ihr Gesicht.

Starten Sie Ihr tägliches Schönheitsritual mit diesen ganz besonderen Eiswürfeln. Die aufhellenden und porenverfeinernden Eigenschaften von Petersilie und Zitrone verbinden sich mit der angenehmen Kühle der Eiswürfel, straffen die Haut unter Ihren Augen und machen Sie fit für den Tag. Sie werden diese Eiswürfel insbesondere an heißen Sommertagen nicht mehr missen wollen!

 Für alle Hauttypen geeignet

 30 Minuten

 Täglich

 Im Tiefkühlfach bis zu 6 Monate haltbar

Gesichtswasser mit duftenden Haferflocken für trockene oder gereizte Haut

Dieses Gesichtswasser ist sehr sanft – es beruhigt und spendet gereizter, trockener oder müder Haut Feuchtigkeit. Das blumige Aroma wirkt nach einem langen Tag belebend. Sie können es mit frischen, aber auch getrockneten Zutaten zubereiten.

Zubereitung

- Geben Sie die Hagebutten in einen Topf, bedecken Sie sie mit warmem Wasser und lassen Sie sie 5–10 Minuten lang köcheln.

- Füllen Sie das noch kochende (!) Hagebuttenwasser in eine Schüssel, in der sich schon die Haferflocken und die Blüten befinden. Decken Sie die Schüssel zu und lassen Sie alles zusammen noch einmal ca. 10 Minuten lang ziehen.

- Wenn der Sud abgekühlt ist, seihen Sie die festen Bestandteile ab und füllen ihn in eine Flasche Ihrer Wahl ab. Im Kühlschrank hält sich das Gesichtswasser etwa eine Woche.

- Verwenden Sie das Gesichtswasser auf einem Wattebausch entweder zur Gesichtsreinigung oder für eine reichhaltige Pflege.

Zutaten

1 EL Haferflocken

½ EL Rosen- und/oder Geranienblüten

½ EL Lavendelblüten

½ EL zerdrückte Hagebutten

500 ml Wasser

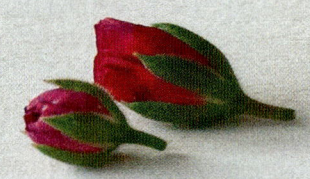

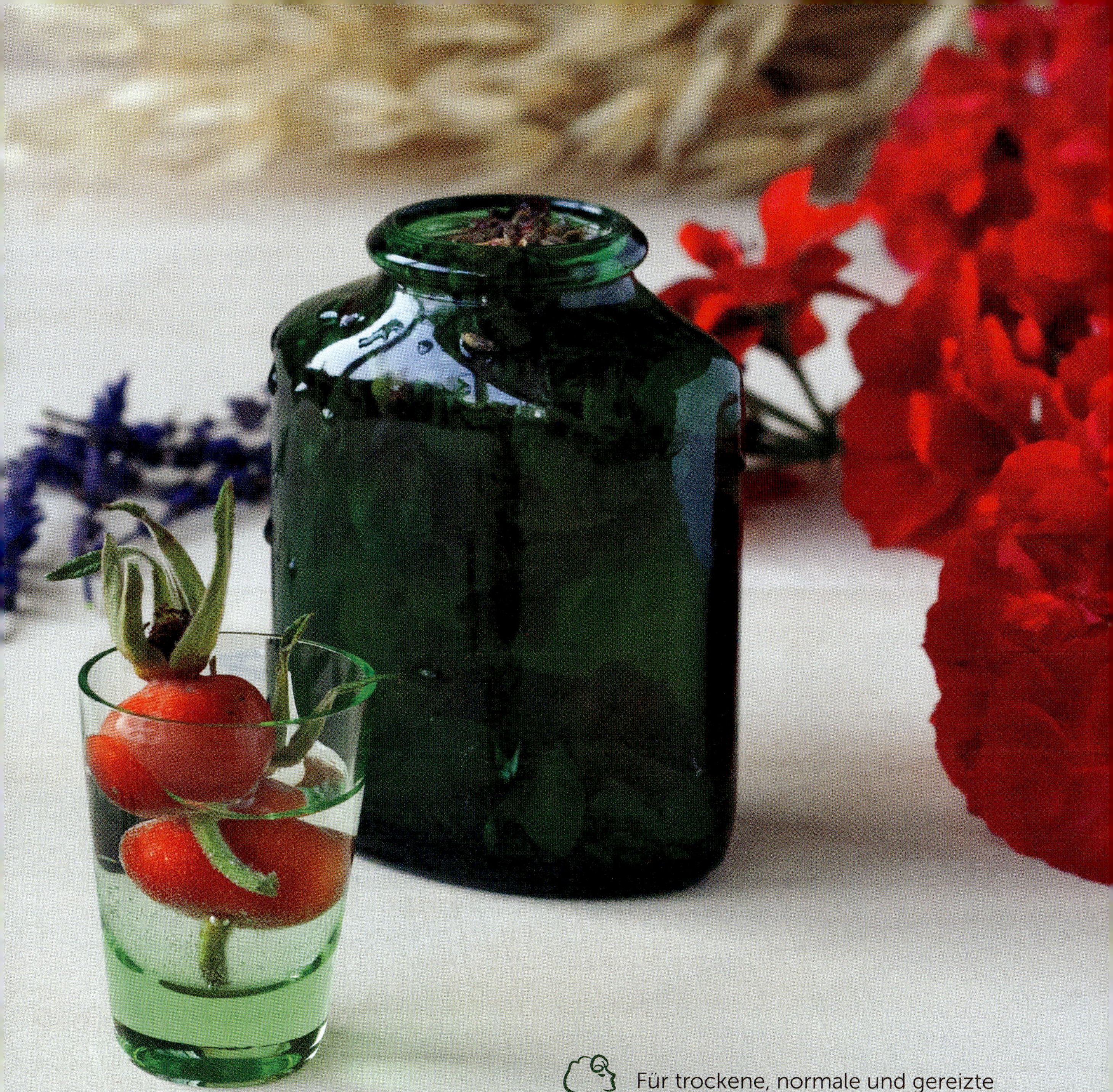

Sie können die Haferflocken und die Blüten schon im Voraus mischen und brauchen die Mischung dann nur noch mit dem Hagebuttenwasser aufzubrühen. Die Trockenmischung hält sich etwa ein Jahr lang.

 Für trockene, normale und gereizte Haut geeignet

 30 Minuten

 Täglich

 Im Kühlschrank etwa 1 Woche haltbar

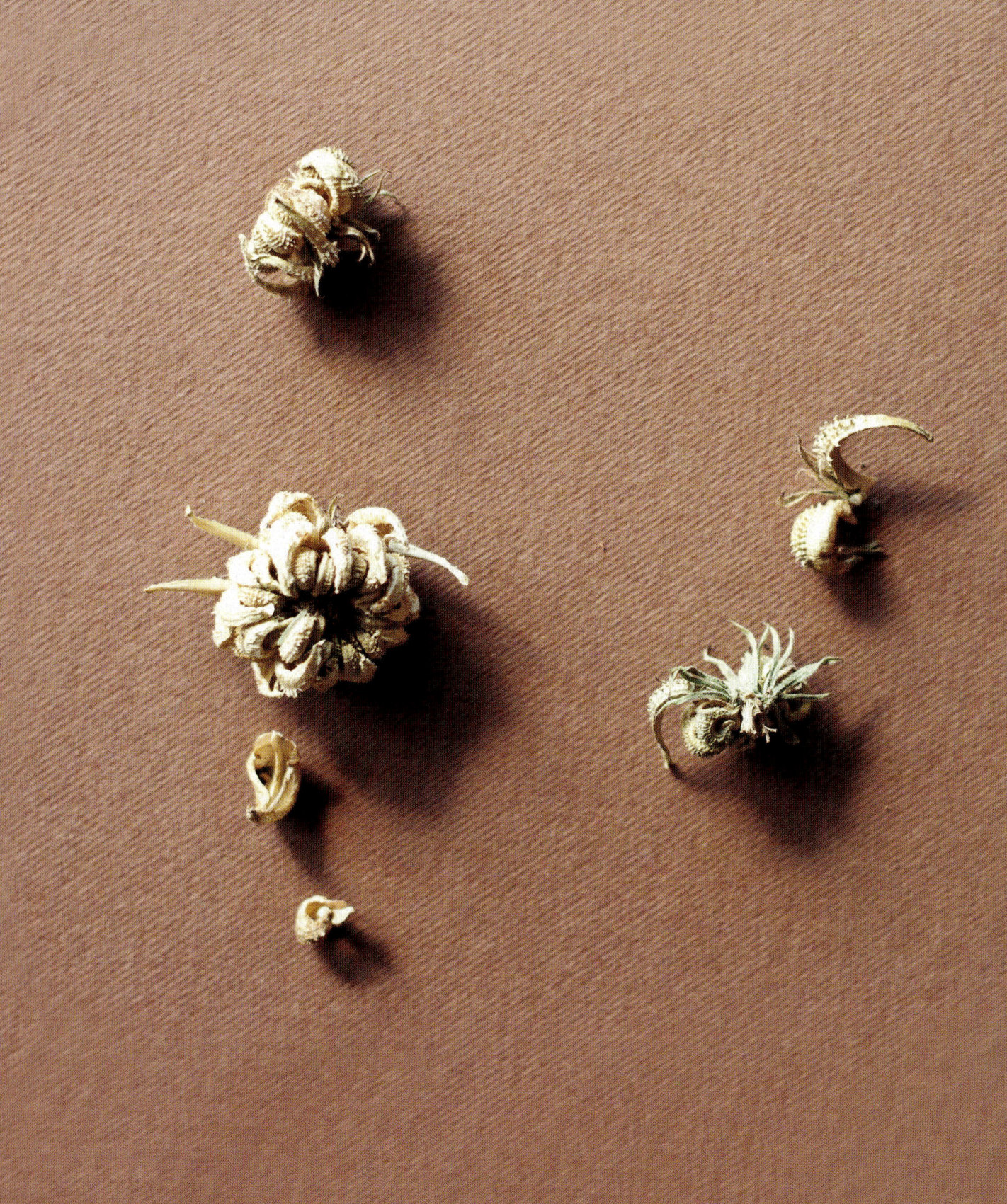

Feuchtigkeitsspendende Gesichtspflege ❯

Lavendelcreme für normale Haut

Zutaten

10 ml Lavendelwasser oder destilliertes Wasser

2 g Bienenwachs

8 ml Mandelöl

7 ml Aprikosenkernöl

3 ml Sonnenblumenöl

2 Trpf. ätherisches Lavendelöl

Zubereitung

- Bevor Sie mit der Zubereitung beginnen, lesen Sie sich bitte noch einmal kurz unsere Anleitung zur Herstellung von Cremes durch (s. S. 48).

- Erwärmen Sie das Bienenwachs, Mandelöl, Aprikosenkernöl und das Sonnenblumenöl zusammen in einem Topf im Wasserbad. Erhitzen Sie zur gleichen Zeit in einem weiteren Topf das Lavendel- bzw. destillierte Wasser.

- Hat die Temperatur in beiden Töpfen 70 °C erreicht, gießen Sie das Wasser in den Topf zu den Ölen und dem Bienenwachs. Verrühren Sie die Mischung manuell oder mit dem elektrischen Mixer.

- Nachdem die Mischung auf etwa 40 °C abgekühlt ist, geben Sie das ätherische Lavendelöl hinzu und füllen dann alles in ein Behältnis Ihrer Wahl ab.

Für die Basis dieser Creme verwenden wir Mandel-, Aprikosenkern- und Sonnenblumenöl. Diese Öle haben eine leichte Konsistenz und spenden Feuchtigkeit. Lavendelwasser und ätherische Öle wirken beruhigend. Ihr Aroma lässt Sie von den üppigen Blumenfeldern der Provence träumen.

 Für normale, trockene und empfindliche Haut geeignet

 1 Stunde

 Täglich morgens und abends

 Etwa 2 Monate haltbar

Um die Creme frisch zu halten, bewahren Sie sie im Kühlschrank oder einem anderen kühlen, lichtgeschützten Ort auf.

Achtung! Nach einiger Zeit können Sie beobachten, dass sich das enthaltene Wasser von der Ölphase trennt. Dieser Vorgang ist ganz normal und hat keine negativen Auswirkungen auf die Haltbarkeit der Creme.

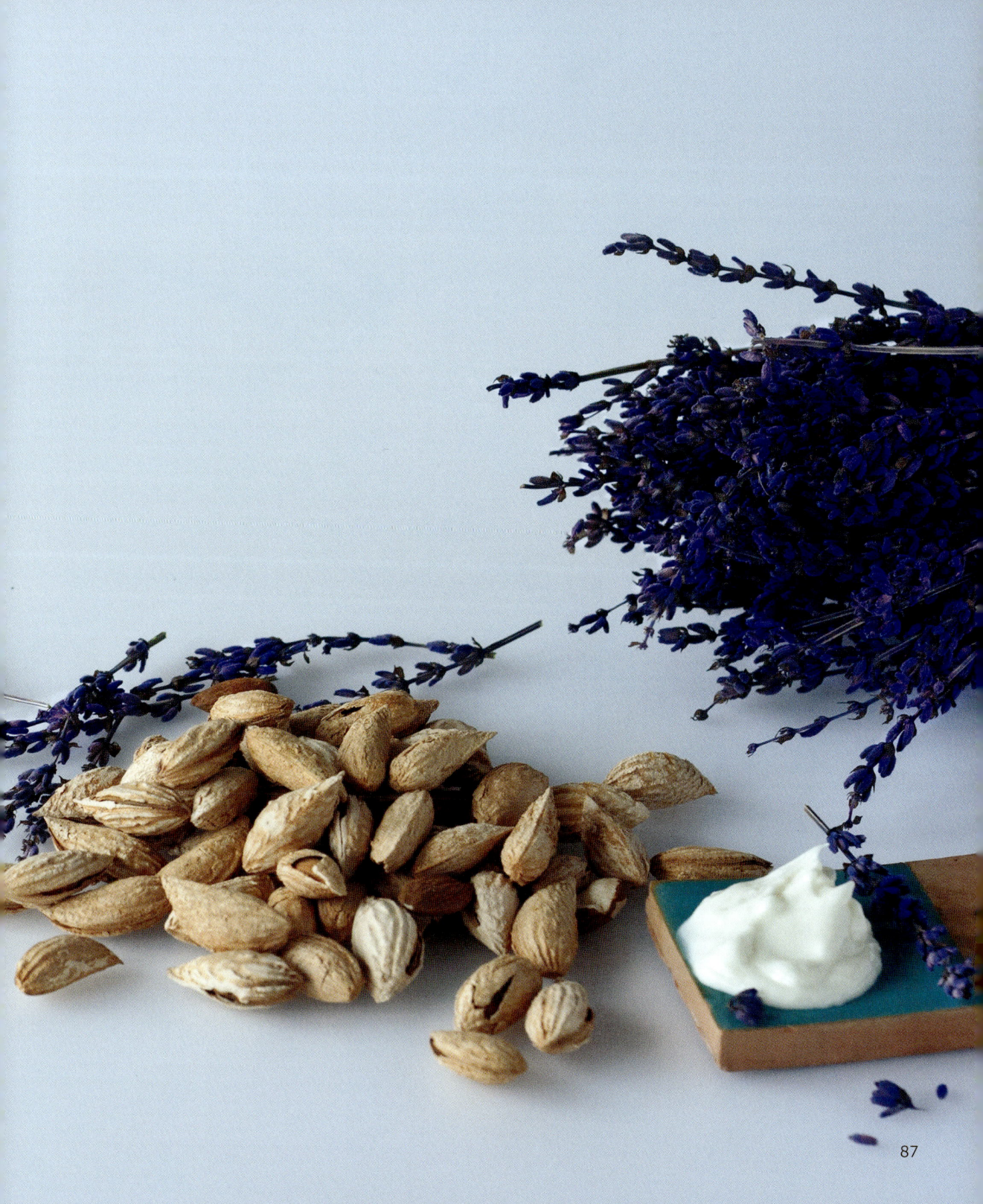

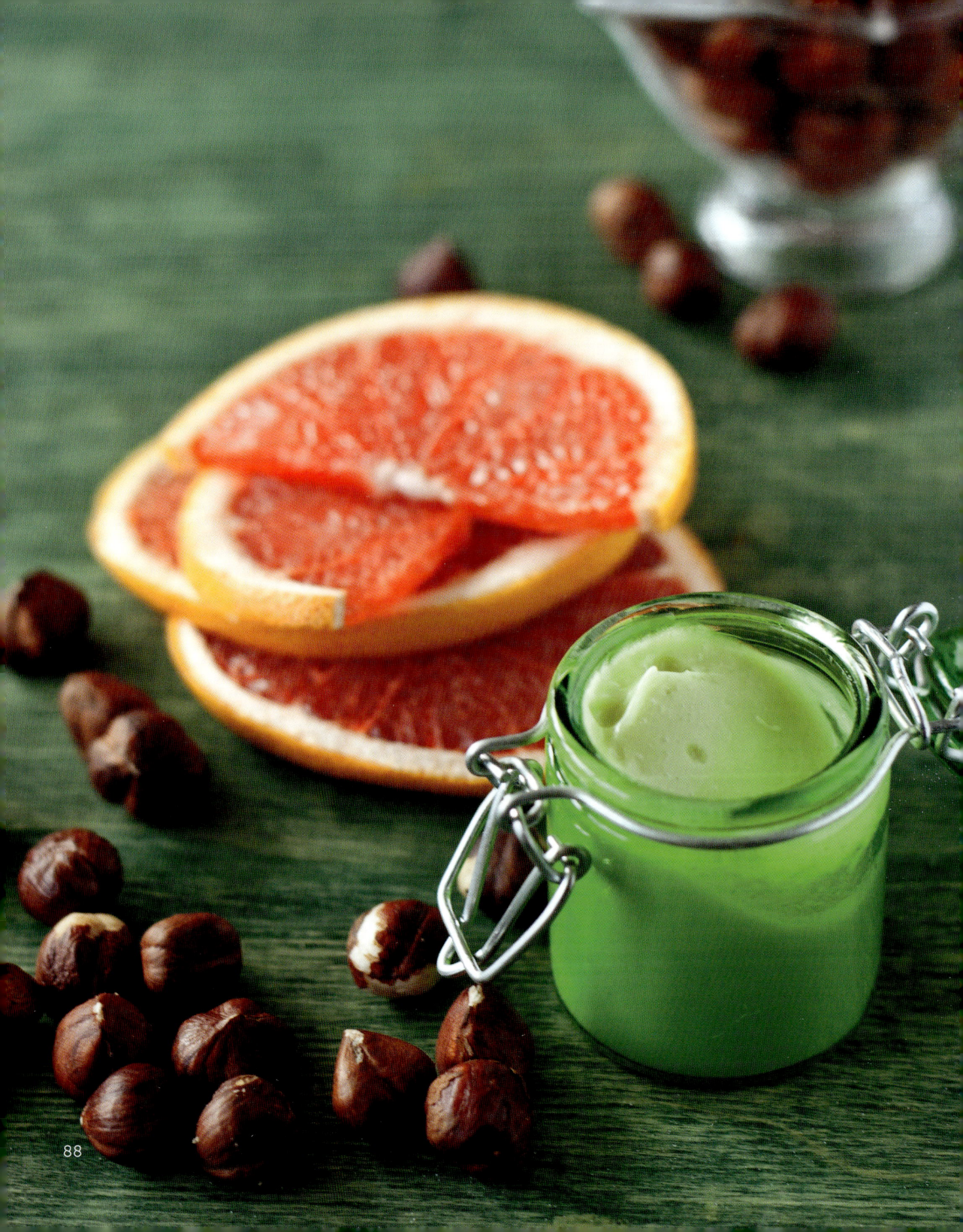

Creme mit Tamanu- und Haselnussöl für fettige Haut

Es scheint widersprüchlich, Öl auf fettiger Haut anzuwenden. Jedoch kommt es darauf an, sich die unterschiedlichen Eigenschaften der einzelnen Öle bewusst zu machen, um sie bestmöglich einzusetzen. Wir haben dieses Rezept mit Ölen erstellt, die die Talgproduktion regulieren.

Zutaten

8 ml Teebaumwasser oder destilliertes Wasser

6 ml Tamanuöl

6 ml Sheabutter

5 ml Haselnussöl

5 ml Jojobaöl

1 Trpf. ätherisches Teebaumöl

2 Trpf. ätherisches Grapefruitöl

Zubereitung

● Verwenden Sie einen Kochlöffel oder einen Handmixer, um die Sheabutter mit dem Tamanu-, Haselnuss- und Jojobaöl gründlich zu vermengen.

● Gießen Sie langsam das Teebaum- bzw. destillierte Wasser hinzu, während Sie stetig weiterrühren.

● Geben Sie zum Schluss die ätherischen Öle hinzu, vermischen Sie wieder alles gut und füllen Sie die Creme in ein Behältnis Ihrer Wahl ab.

 Für fettige, normale und Mischhaut geeignet

 1 Stunde

 Täglich morgens und abends

 Etwa 2 Monate haltbar

Bewahren Sie die Creme an einem kühlen, dunklen, vor Wasser und Schmutz geschützten Ort auf, damit sie länger frisch bleibt.

Sheacreme für trockene Haut

Afrikanische Sheabutter ist unersetzlich bei der Pflege von trockener Haut. Beachten Sie, dass Sheabutter leichter in noch feuchte Haut eindringen kann.

Zutaten

7 ml Rosenwasser oder destilliertes Wasser

10 g Sheabutter

7 ml Mandelöl

6 ml Olivenöl

1 Trpf. ätherisches Ylang-Ylang-Öl

3 Trpf. ätherisches Orangenöl

Zubereitung

- Erwärmen Sie die Sheabutter im Wasserbad, bis sie weich wird, aber nicht ganz flüssig ist.

- Nehmen Sie den Topf mit der weichen Sheabutter aus dem Wasserbad und geben Sie das Mandel- und das Olivenöl hinzu. Rühren Sie gut um, entweder manuell oder mit dem elektrischen Mixer.

- Gießen Sie das Rosen- bzw. destillierte Wasser langsam unter Rühren an.

- Tropfen Sie zum Schluss das ätherische Öl hinein und rühren Sie noch einmal gut um, bis alles gut vermischt ist. Füllen Sie die Creme in ein Behältnis ab.

 Für trockene, normale und empfindliche Haut geeignet

 1 Stunde

 Täglich morgens und abends

 Etwa 2 Monate haltbar

Bewahren Sie die Creme an einem kühlen, dunklen, vor Wasser und Schmutz geschützten Ort auf, damit sie länger frisch bleibt.

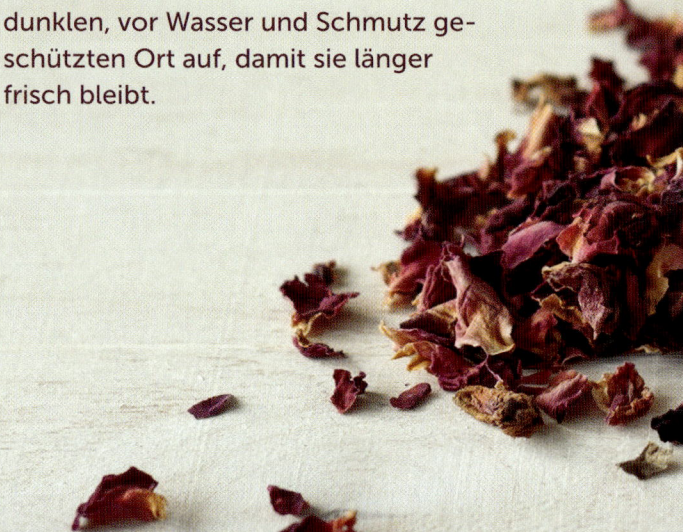

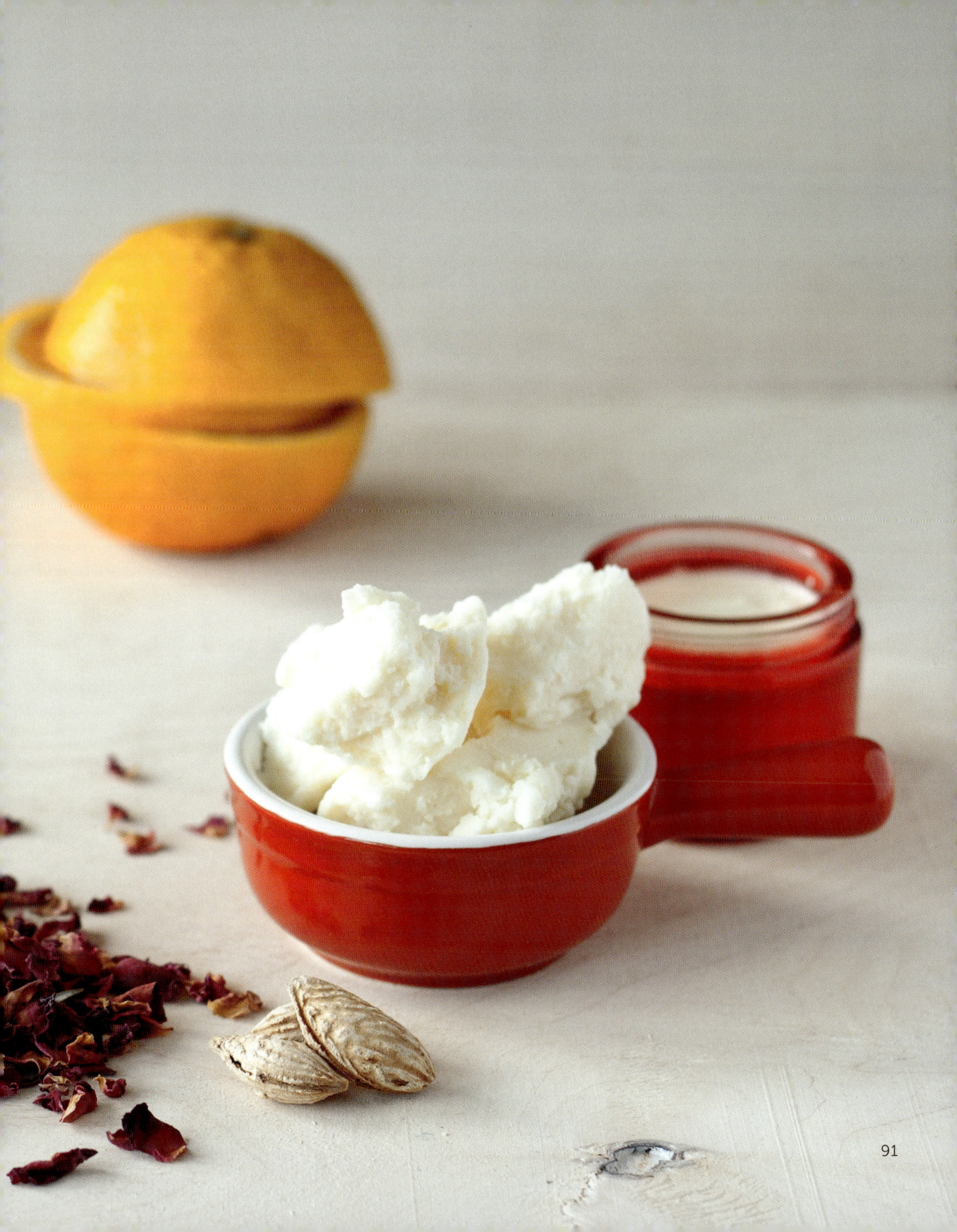

Regenerierende Creme mit Arganöl

Zutaten

7 ml Rosen- oder Geranienwasser

3 ml Bienenwachs

13 ml Arganöl

4 ml Hagebuttenöl

3 ml Primelöl

1 Trpf. ätherisches Rosenholzöl

Auf den ersten Seiten dieses Buchs haben Sie gelesen, was das Arganöl, auch marokkanisches Gold genannt, so kostbar macht. Das Arganöl ist die Königin aller Öle, da es so vielseitig und multifunktional einzusetzen ist. Gemeinsam mit Hagebutten- und Primelöl bildet es die perfekte Basis für eine regenerierende Gesichtscreme.

Zubereitung

- Bevor Sie mit der Zubereitung beginnen, lesen Sie sich bitte noch einmal kurz unsere Anleitung zur Herstellung von Cremes durch (s. S. 48).

- Erwärmen Sie das Bienenwachs gemeinsam mit dem Argan-, Hagebutten- und Primelöl im Wasserbad. Erhitzen Sie gleichzeitig in einem zweiten Wasserbad das Rosen- oder Geranienwasser.

- Hat die Temperatur in beiden Töpfen etwa 70 °C erreicht, gießen Sie das Wasser unter stetigem Rühren in den Topf mit den Ölen.

- Wenn die Temperatur im Topf auf 40 °C abgekühlt ist, geben Sie das ätherische Rosenholzöl hinzu und füllen die Creme in ein Behältnis Ihrer Wahl ab.

 Für normale, trockene, reife und müde Haut geeignet

 1 Stunde

 Täglich morgens und abends

 Etwa 2 Monate haltbar

Um die Creme lange frisch zu halten, lagern Sie sie im Kühlschrank oder an einem anderen kühlen, lichtgeschützten Ort.

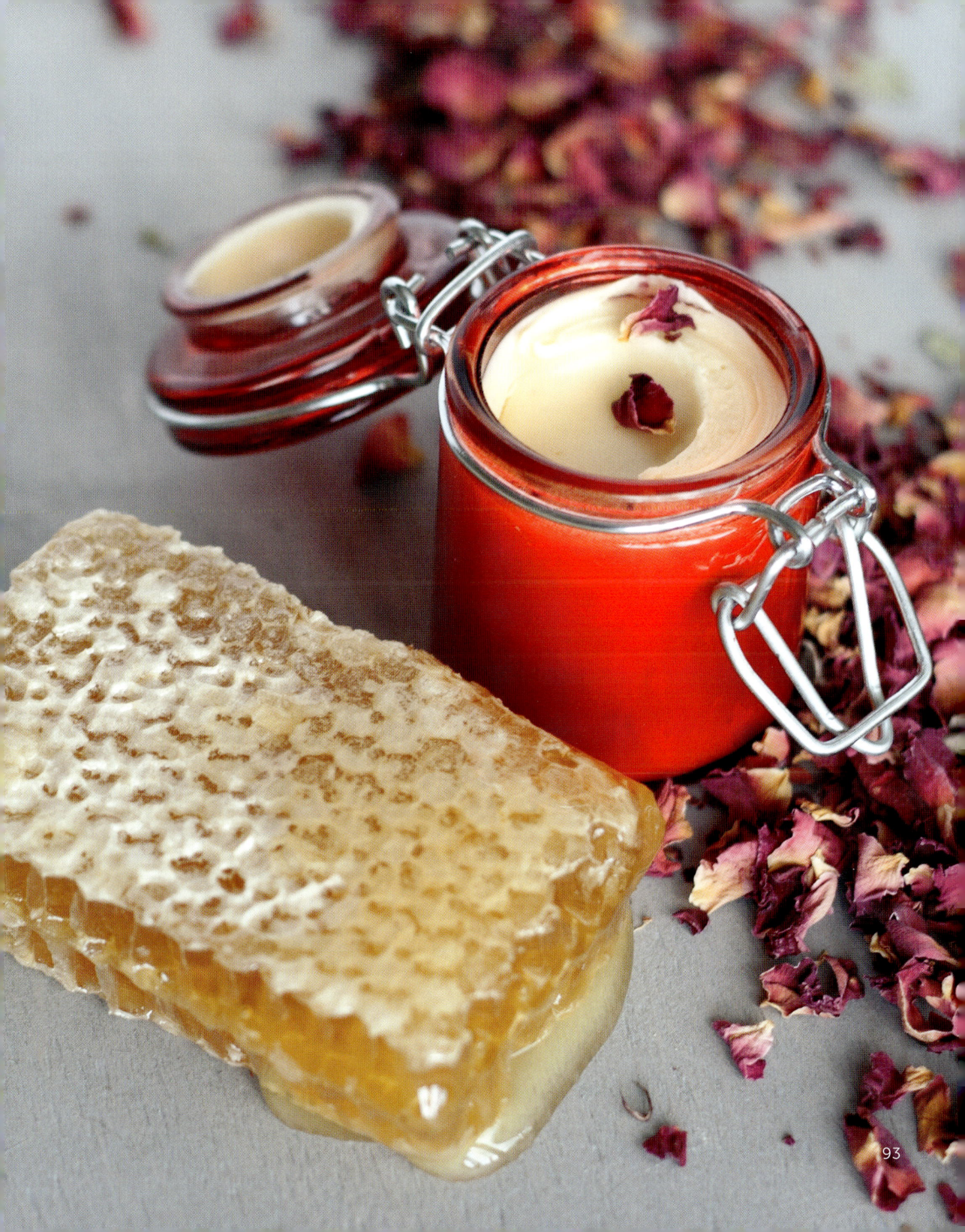

Ölmischung für normale Haut

Diese Ölmischung ist zur Pflege normaler Haut gedacht und kann anstelle einer Gesichtscreme aufgetragen werden. Nur zur Erinnerung: Für Ihre Hautpflege sollten Sie unraffinierte, kaltgepresste Öle verwenden.

Zutaten

10 ml Sesamöl

8 ml Aprikosenkernöl

6 ml Mandelöl

6 ml Jojobaöl

1 Trpf. Vitamin E (eine Kapsel)

1–2 Trpf. Ihres liebsten ätherischen Öls (z. B. würde sich Rosen-, Mandarinen- oder Lavendelöl sehr gut eignen)

Eine Ölmischung lässt sich am besten auf feuchte Haut auftragen oder aufsprühen. Bewahren Sie sie an einem kühlen, dunklen Ort auf.

Zubereitung

- Vermischen Sie alle Öle und geben Sie dann das ätherische Öl hinzu.

- Stechen Sie die Vitamin-E-Kapsel an und gießen Sie deren Inhalt in die Ölmischung. Rühren Sie gut um und füllen Sie alles in eine Braunglasflasche ab.

 Für normale und empfindliche Haut geeignet

 5 Minuten

 Täglich morgens und abends

 Etwa 6 Monate haltbar

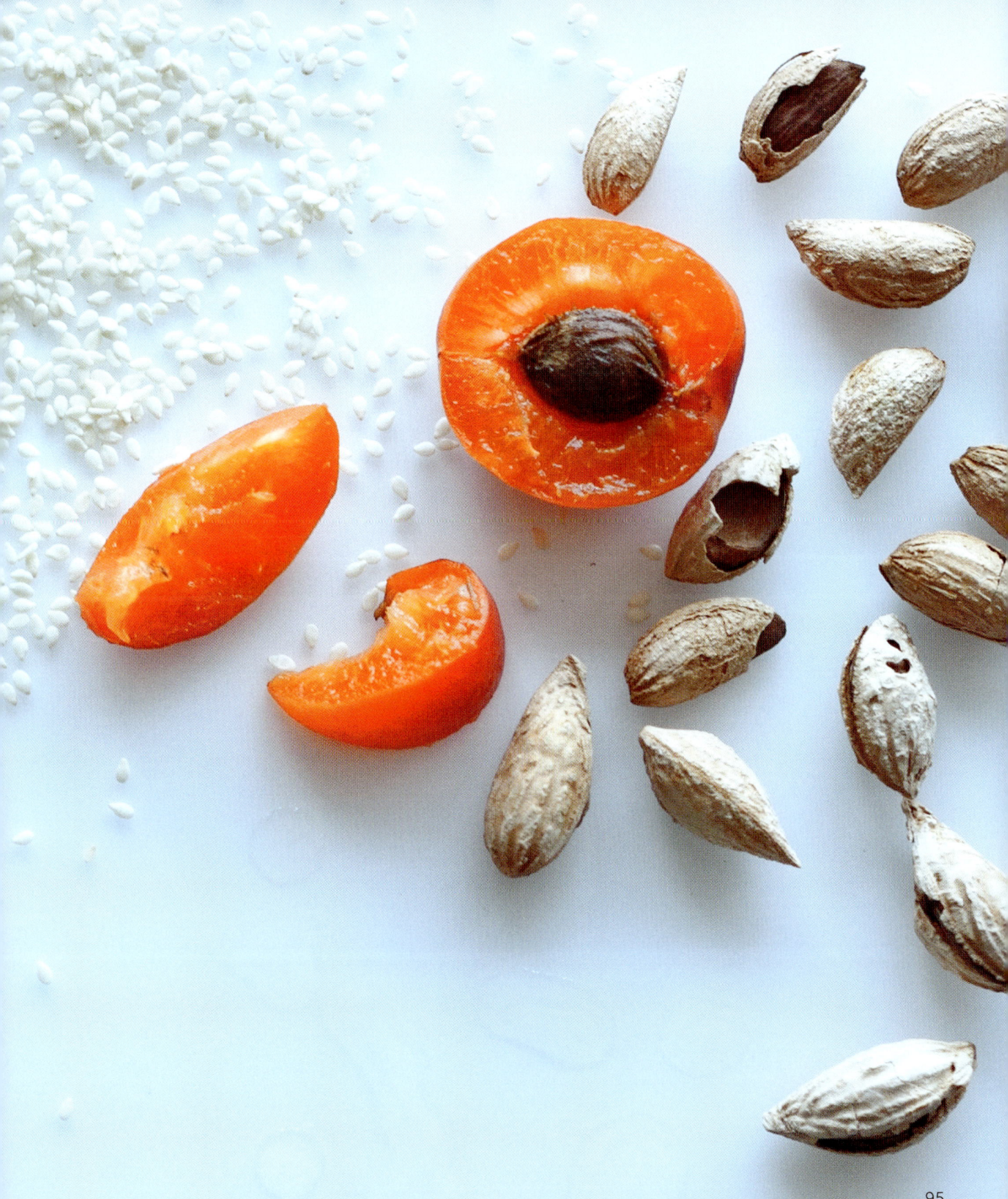

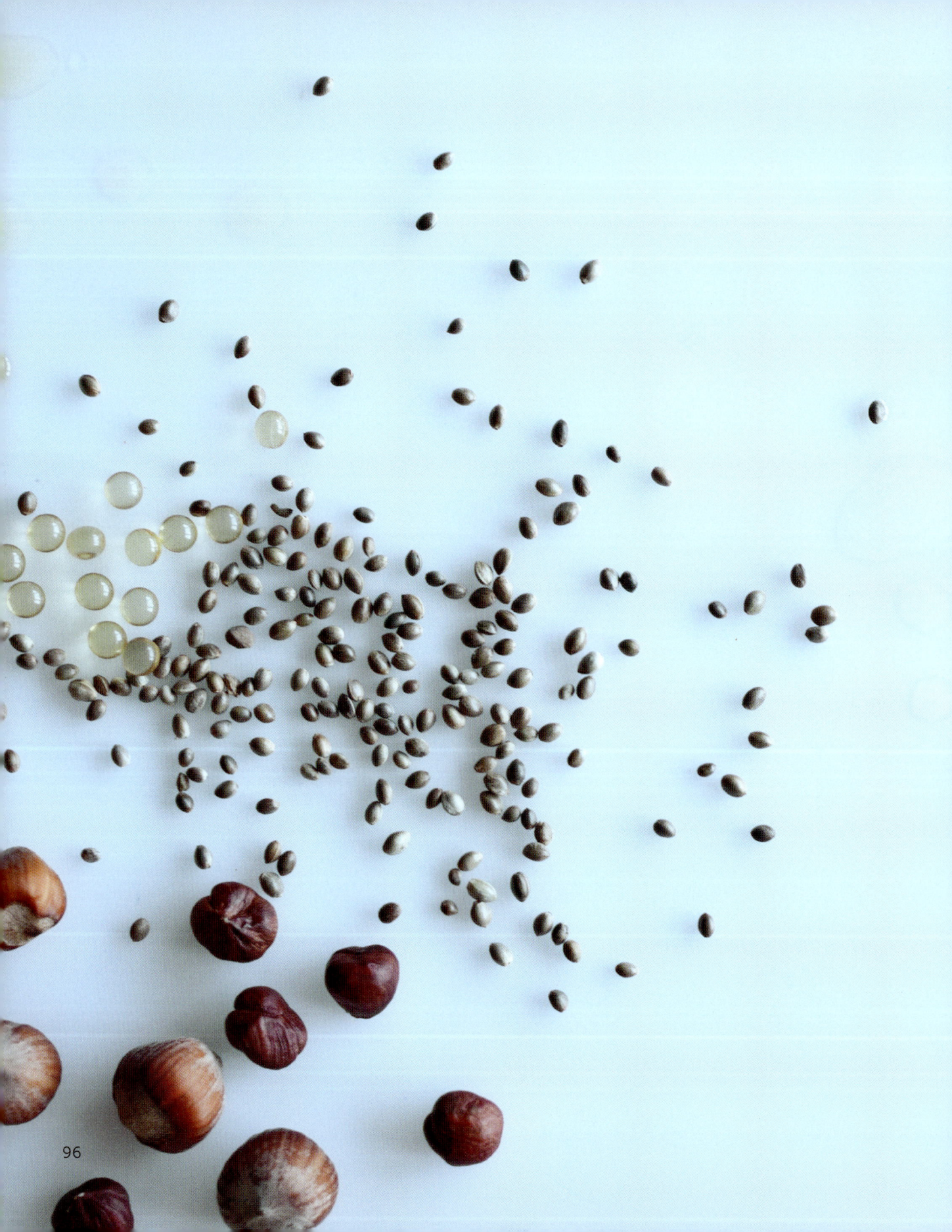

Ölmischung für fettige Haut

Zutaten

10 ml Aprikosenkernöl

10 ml Haselnussöl

6 ml Hanfsamenöl

6 ml Primelöl

1 Trpf. Vitamin E (eine Kapsel)

1–2 Trpf. Ihres liebsten ätherischen Öls (z. B. würde sich Grapefruit-, Lavendel-, Teebaum- oder Rosmarinöl sehr gut eignen)

Zubereitung

● Vermischen Sie alle Öle und geben Sie dann das ätherische Öl hinzu.

● Stechen Sie die Vitamin-E-Kapsel an und gießen Sie deren Inhalt in die Ölmischung. Rühren Sie gut um und füllen Sie alles in eine Braunglasflasche ab.

● Auf feuchter Haut anwenden.

Für diese Ölmischung haben wir Öle ausgesucht, die besonders leicht und schnell einziehen und sich dadurch für fettige Haut sehr gut eignen. Wenn Sie nicht allergisch auf Zitrusfrüchte reagieren, zögern Sie nicht, diese Mischung einmal auszuprobieren. Ihr belebendes Aroma wird Sie begeistern!

 Für fettige, normale und Mischhaut geeignet

 5 Minuten

 Täglich morgens und abends

 Etwa 6 Monate haltbar

Üben Sie Zurückhaltung in der Verwendung von ätherischen Zitrusölen. Einige dieser Öle können zu einer Überempfindlichkeit gegenüber Sonnenlicht führen oder Allergien hervorrufen.

Ölmischung für trockene Haut

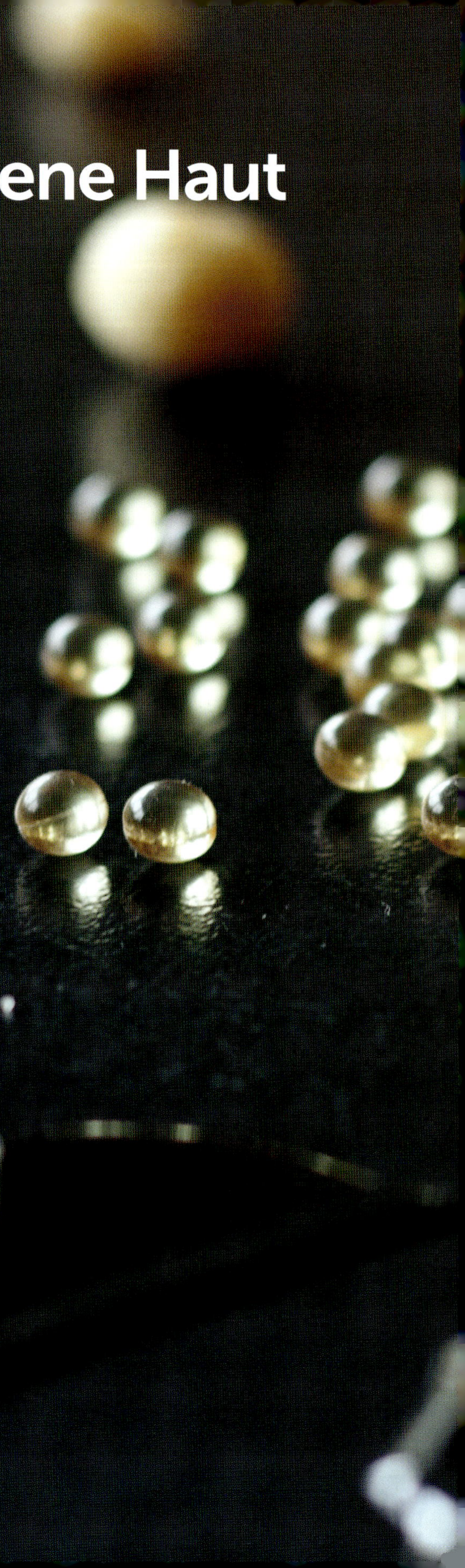

Shea- und Macadamiaöle eignen sich besonders gut für die Pflege trockener Haut. Avocadoöl gibt Ihrer Haut ihre Frische und Spannkraft zurück. Wählen Sie die ätherischen Öle aus, die Ihnen am besten gefallen.

Zutaten

10 ml Macadamiaöl

10 ml Mandelöl

6 ml Sheabutter

4 ml Avcadoöl

1 Trpf. Vitamin E (eine Kapsel)

1–2 Trpf. Ihres liebsten ätherischen Öls (z. B. würde sich ätherisches Rosen-, Geranien- oder Lavendelöl sehr gut eignen)

Zubereitung

- Vermischen Sie alle Öle und geben Sie dann das ätherische Öl hinzu.

- Stechen Sie die Vitamin-E-Kapsel an und gießen Sie deren Inhalt in die Ölmischung. Rühren Sie gut um und füllen Sie alles in eine Braunglasflasche ab.

- Auf feuchter Haut anwenden.

- Bewahren Sie das Öl an einem kühlen, dunklen Ort auf.

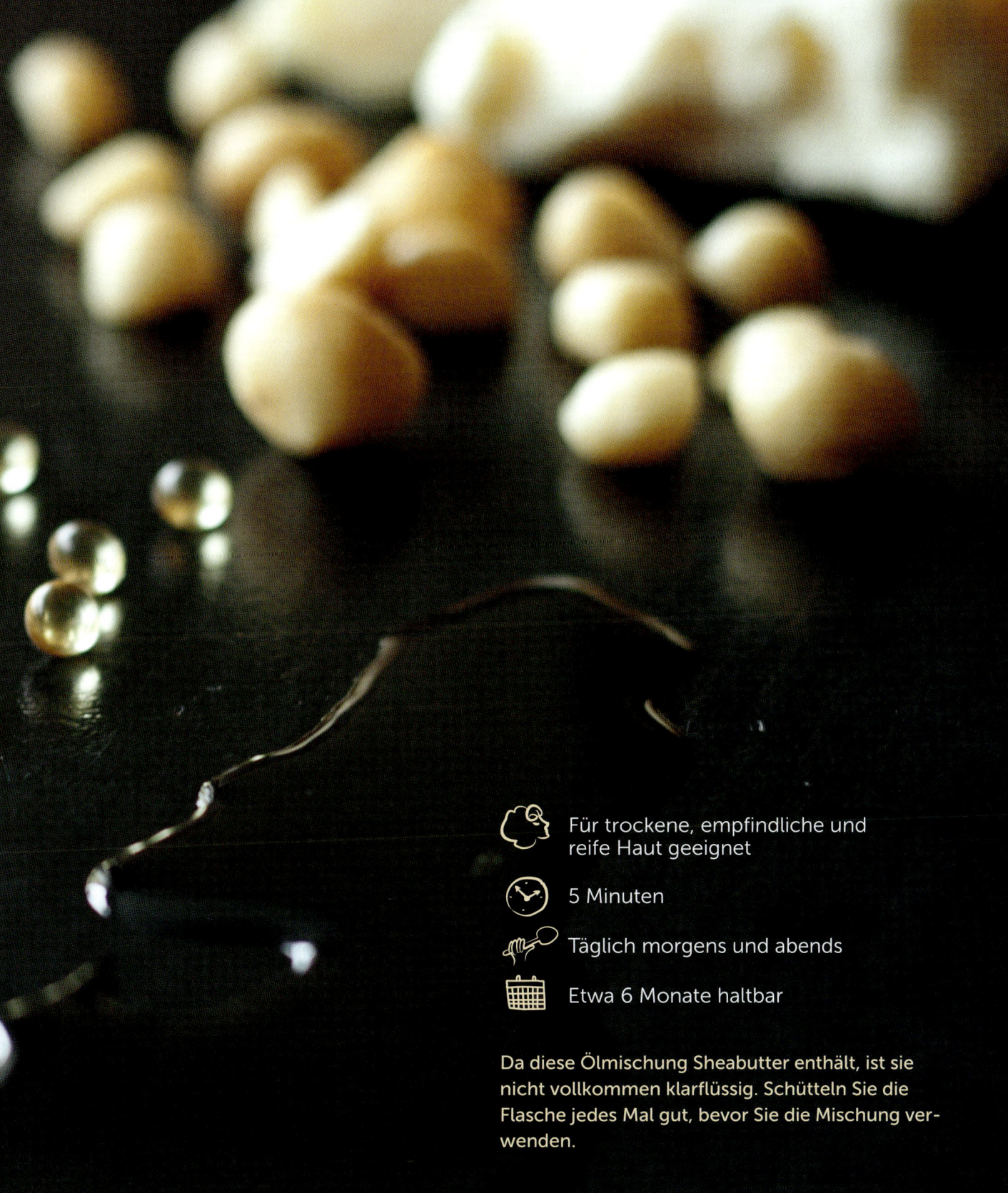

Für trockene, empfindliche und reife Haut geeignet

5 Minuten

Täglich morgens und abends

Etwa 6 Monate haltbar

Da diese Ölmischung Sheabutter enthält, ist sie nicht vollkommen klarflüssig. Schütteln Sie die Flasche jedes Mal gut, bevor Sie die Mischung verwenden.

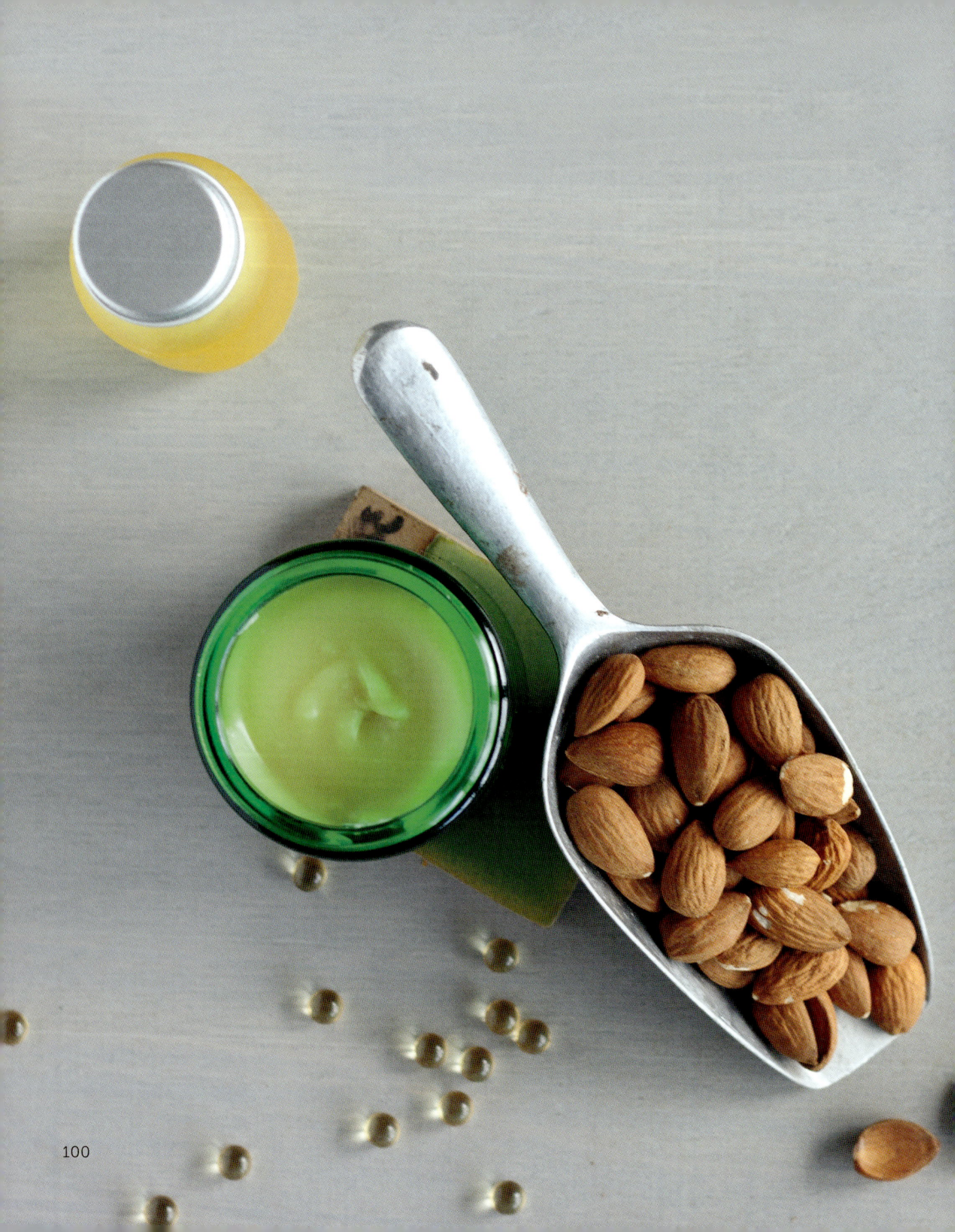

Heilsamer Ringelblumen-Kamillenblüten-Balsam

Diese Ringelblumen-Kamillenblüten-Tinktur kann direkt auf Problemstellen der Haut aufgetragen werden, denn sie wirkt desinfizierend und entzündungshemmend. Ein Balsam ist ein sehr mildes Produkt, das nicht nur heilende Eigenschaften aufweist, sondern der Haut auch Feuchtigkeit spendet. Daher eignet er sich perfekt selbst für die empfindlichsten Zonen Ihres Gesichts.

Zutaten

5 ml Bienenwachs

10 ml Mandelöl

9 ml Sesamöl

5 ml Ringelblumen-Kamillen-Tinktur*

1 Trpf. Vitamin E (eine Kapsel)

zur Herstellung von 50 ml Ringelblumen-Kamillen-Tinktur benötigen Sie:

6 g getrocknete Kamillenblüten

6 g getrocknete Ringelblumenblüten

70 ml Wodka (40–45 % Vol.)

Zubereitung

Zubereitung der Tinktur

- Gießen Sie den Wodka in eine Flasche mit den Ringelblumen- und Kamillenblüten, bis diese komplett bedeckt sind.

- Bewahren Sie die Flasche etwa zwei Wochen an einem kühlen Ort auf. Schütteln Sie die Flasche täglich, damit sich die Inhaltsstoffe der Blüten besser im Wodka lösen.

Zubereitung des Balsams

- Beginnen Sie mit der Herstellung des Balsams, sobald Ihre Tinktur einsatzbereit ist. Führen Sie sich bitte dazu die einzelnen Produktionsschritte noch einmal vor Augen (s. S. 46).

- Schmelzen Sie das Bienenwachs gemeinsam mit dem Mandel- und dem Sesamöl im Wasserbad. Heben Sie den Topf unter ständigem Rühren aus dem Wasser.

- Ist die Temperatur auf etwa 40 °C abgekühlt, geben Sie 5 ml der Tinktur hinzu und einen Tropfen Vitamin E.

- Rühren Sie noch einmal alles gut zusammen und füllen Sie die fertige Mischung in ein Behältnis Ihrer Wahl ab.

- Bewahren Sie den Balsam an einem kühlen, dunklen Ort auf.

 Für gereizte, gerötete und trockene Haut geeignet

 1 Stunde

 Nach Belieben

 Etwa 1 Jahr haltbar

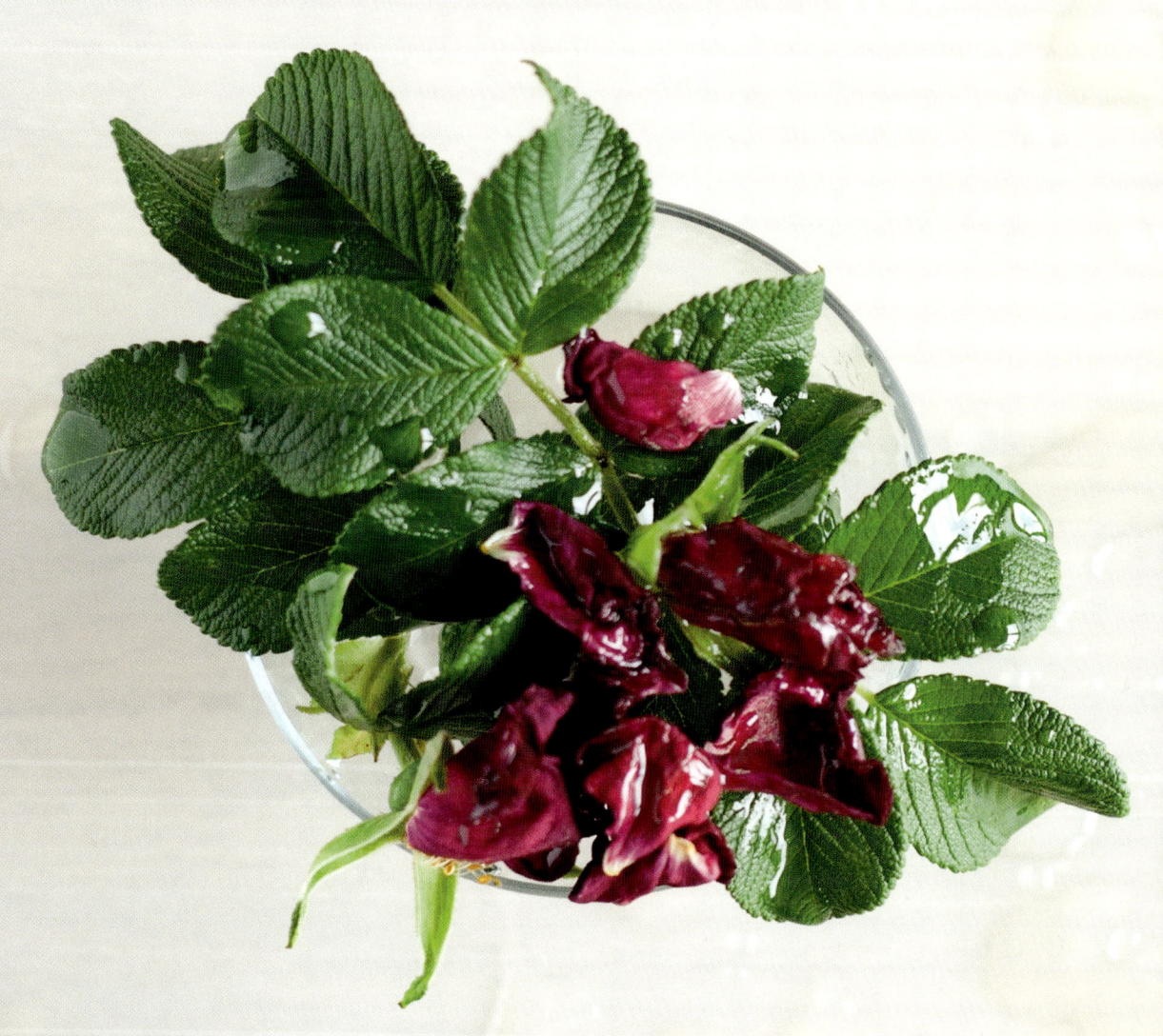

Ölmischung für die sensible Augenpartie

Es ist kein Geheimnis, dass die Haut um Ihre Augen herum besonders empfindlich ist. Für die Pflege eignen sich leichte, schnell einziehende Anti-Aging-Öle, beispielsweise Hagebutten- oder Arganöl.

 Für normale und empfindliche Haut geeignet

 5 Minuten

 Täglich morgens und abends

 Etwa 6 Monate haltbar

Zutaten

9 ml Mandelöl

5 ml Arganöl

1 ml Hagebuttenöl

1 Trpf. Vitamin E (eine Kapsel)

Zubereitung

- Mischen Sie die Öle und füllen Sie sie in eine Braunglasflasche ab.

- Stechen Sie eine Kapsel mit Vitamin E an und gießen Sie deren Inhalt zu den Ölen.

- Massieren Sie die Mischung in Ihre Haut und beklopfen Sie das Areal leicht. Bedenken Sie, dass die Haut um Ihre Augen ganz besonders dünn und empfindlich ist. Sie sollten deswegen keine Kraft aufwenden und stark reiben oder ziehen. Bewegen Sie Ihre Fingerspitzen sanft und vorsichtig.

- Bewahren Sie die Mischung an einem kühlen, dunklen Ort auf.

Leinsamencreme für empfindliche Haut

Leinsamensud ist bekannt für seinen regulierenden und beruhigenden Einfluss auf die Haut. Aus diesem Grund ist diese Creme ideal für Menschen mit empfindlicher Haut.

Zutaten

Für den Leinsamensud benötigen Sie:

1 EL Leinsamen

375 ml Wasser

Für die Creme benötigen Sie:

7 ml Leinsamensud

10 ml Sheabutter

10 ml Mandelöl

3 ml Primelöl

1 Trpf. Vitamin E (eine Kapsel)

1 Trpf. Rosenextrakt (nicht unbedingt notwendig, ergibt aber ein angenehmes Aroma)

3 Trpf. ätherisches Mandarinenöl (nicht unbedingt notwendig, ergibt aber ein angenehmes Aroma)

Wenn Ihre Haut ganz besonders empfindlich ist, sollten Sie ätherische Öle nur hinzugeben, wenn Sie sich sicher sind, dass sie darauf nicht allergisch reagieren.

Zubereitung

● Geben Sie die Leinsamen in einen kleinen Topf, gießen Sie das Wasser dazu und lassen Sie sie zugedeckt etwa 15 Minuten lang köcheln. Seihen Sie die festen Bestandteile ab und lassen Sie den Sud abkühlen. Sie werden beobachten können, dass sich die Konsistenz soweit verändert, bis sie der von Wackelpudding ähnelt.

● Erwärmen Sie die Sheabutter gemeinsam mit dem Mandel- und Primelöl im Wasserbad auf ca. 70 °C. Heben Sie den Topf aus dem Wasser und gießen Sie die Öle unter stetigem Rühren in den bereits vorbereiteten Leinsamensud. Rühren Sie manuell oder mit einem elektrischen Rührgerät.

● Nachdem alles auf ca. 40 °C abgekühlt ist, geben Sie das ätherische Öl und das Vitamin E hinzu.

● Rühren Sie noch einmal gut um und füllen Sie die Mischung in ein Behältnis Ihrer Wahl ab.

 Für trockene, normale und empfindliche Haut geeignet

 1 Stunde

 Täglich morgens und abends

 Etwa 2 Monate haltbar

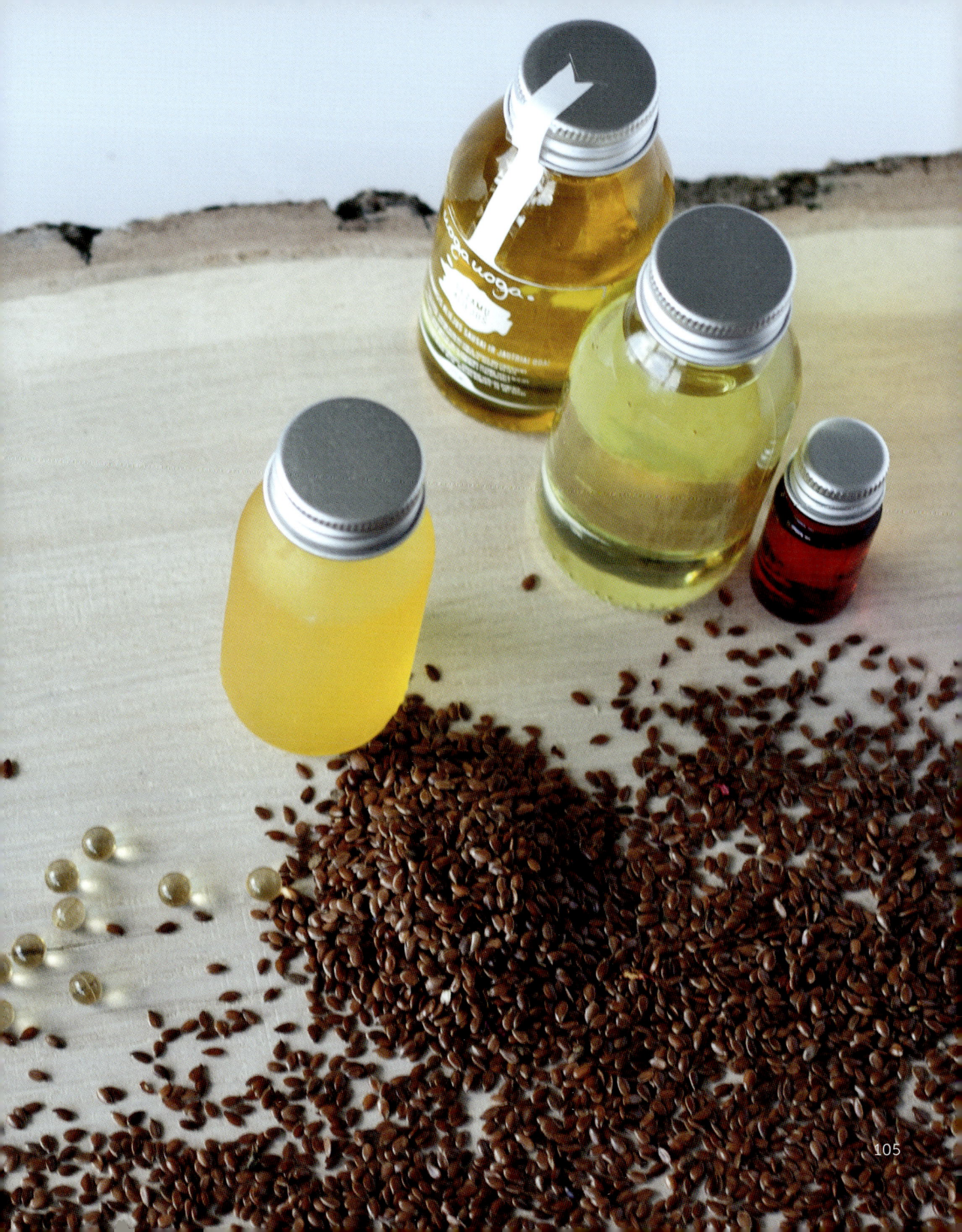

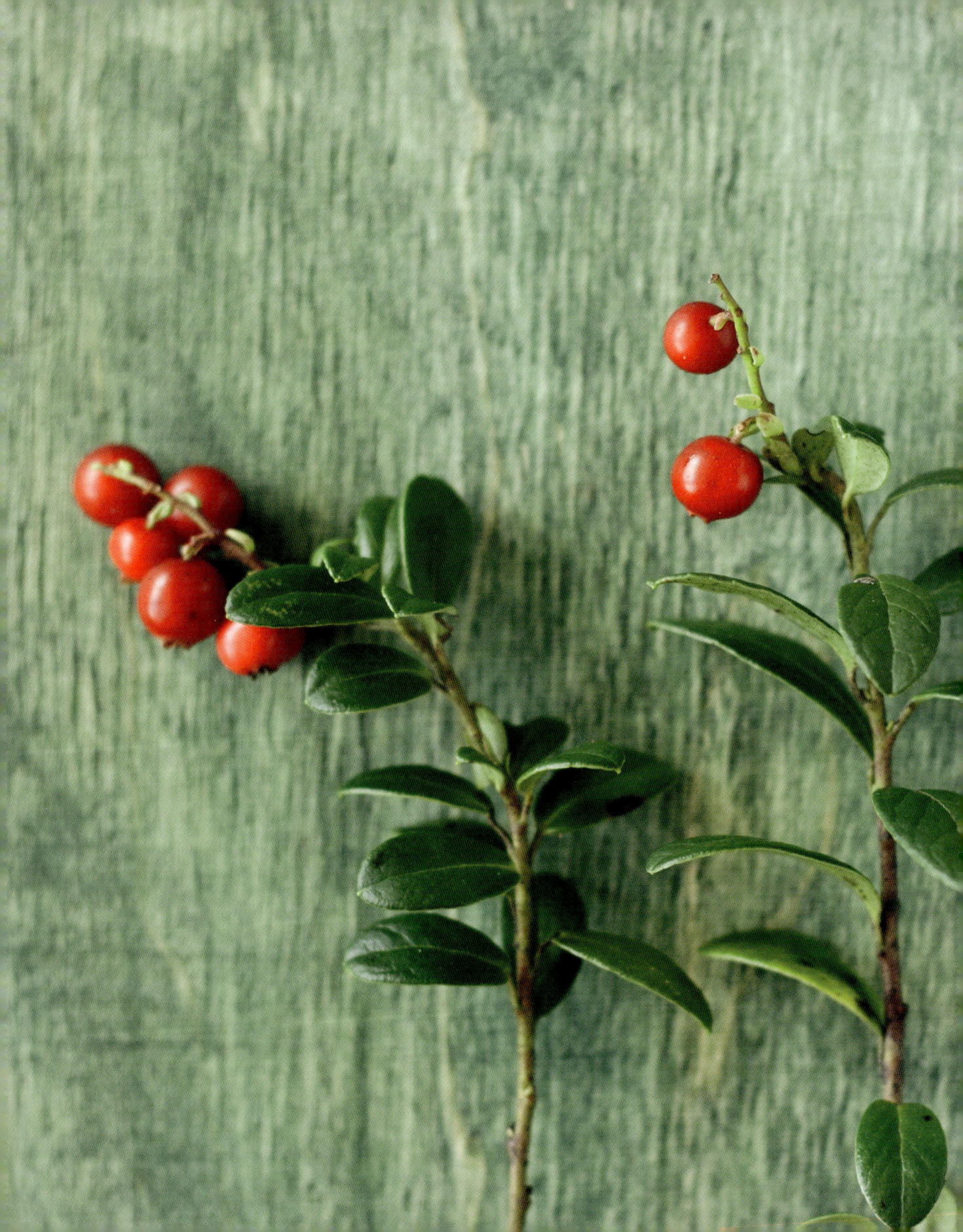

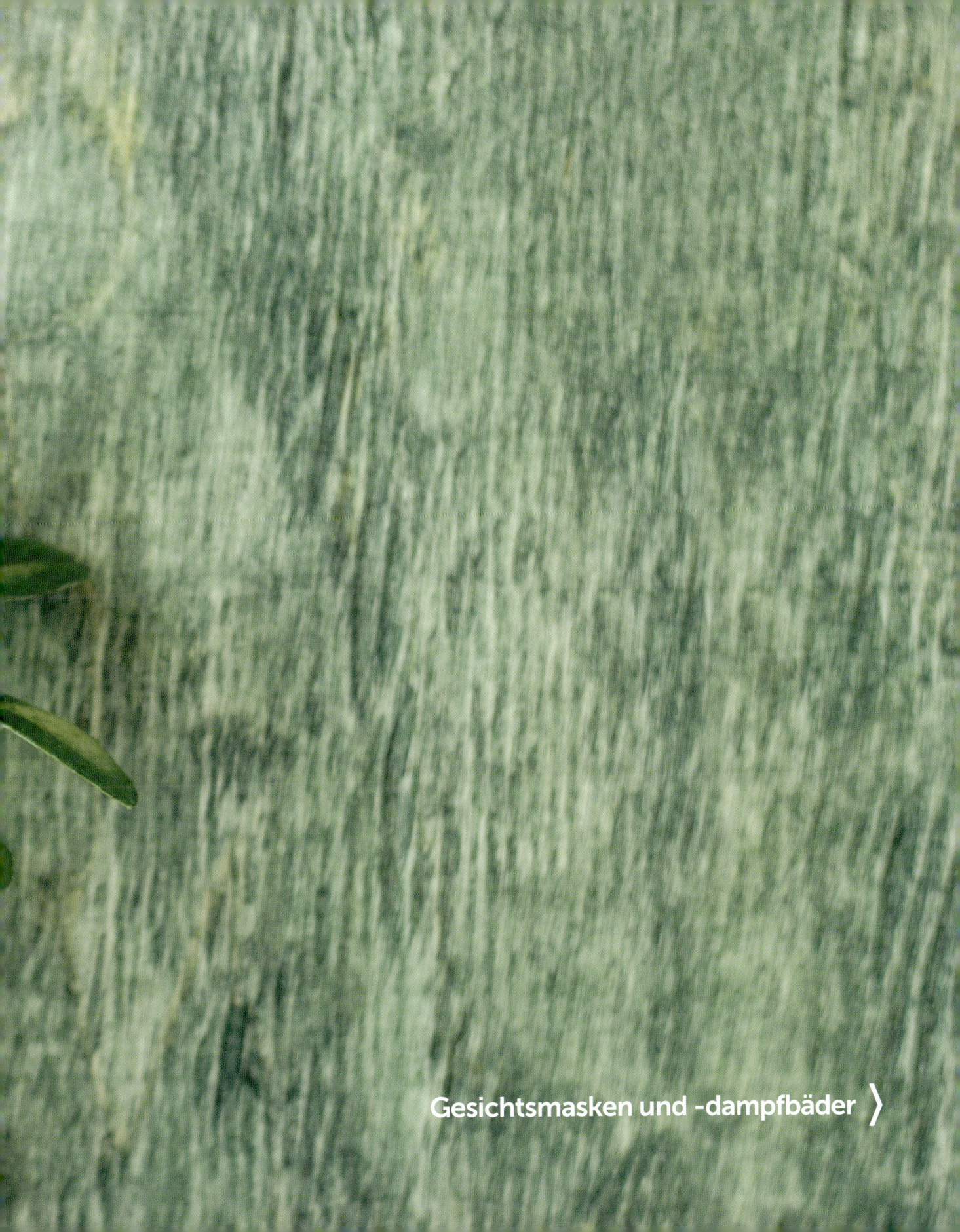

Gesichtsmasken und -dampfbäder ❯

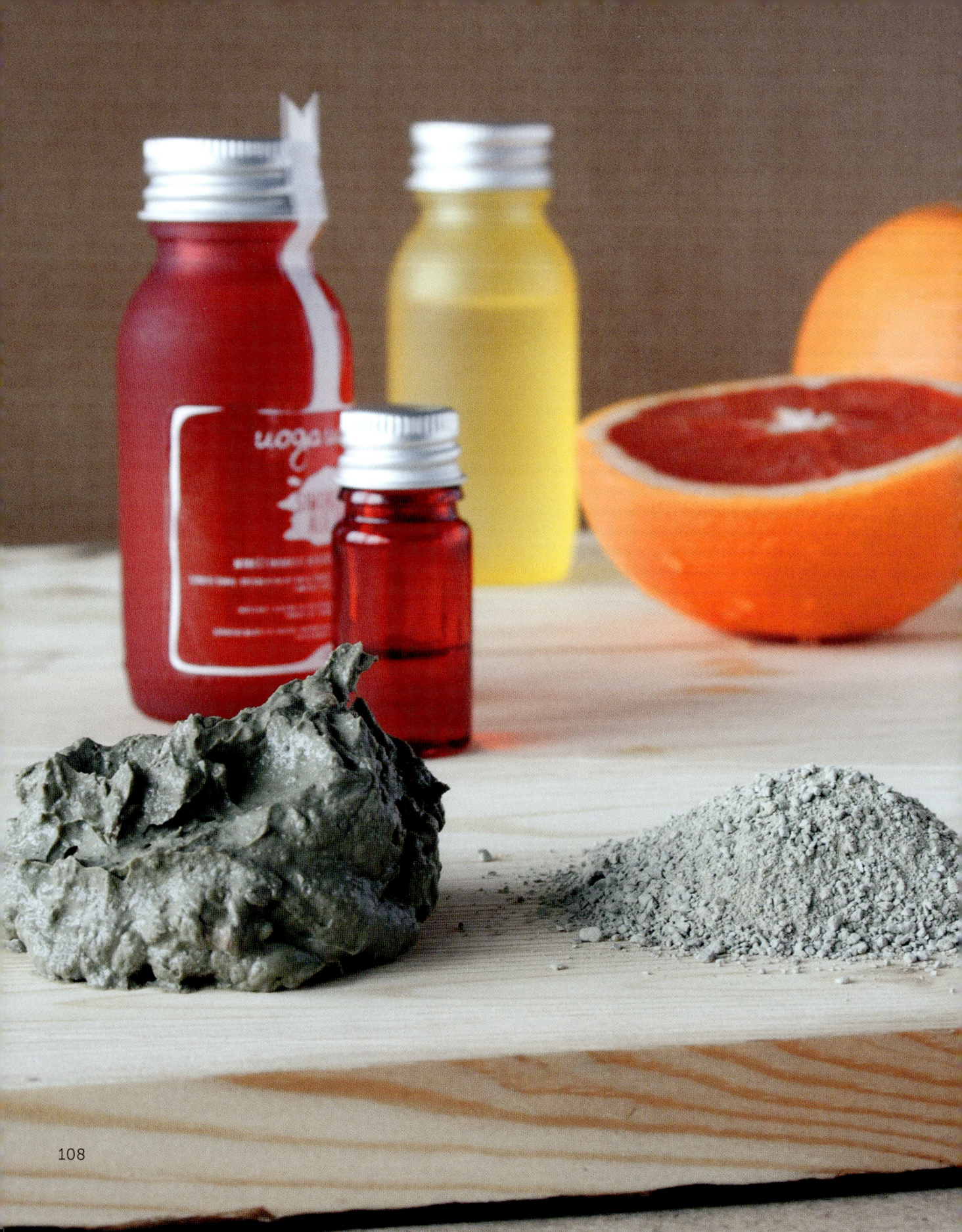

Tiefenreinigende Gesichtsmaske mit Grapefruit und Teebaumöl

Diese Maske enthält die Heilerden, die den stärksten reinigenden Effekt aufweisen. Die Erden wirken auf fettige und Problemhaut aufhellend, während Grapefruitsaft die Poren verfeinert.

Zutaten

1 EL Bleicherde

1 EL grüne Tonerde

½ Grapefruit

½ TL Jojoba-, Haselnuss- oder Hanfsamenöl

2 Trpf. ätherisches Teebaumöl

3 Trpf. ätherisches Grapefruitöl (wenn Sie ein Zitrusaroma möchten)

 Für fettige, normale, Problem- und Mischhaut geeignet

 5 Minuten

 2–3-mal pro Woche

 Bereiten Sie die Maske jedes Mal frisch zu und verwenden Sie sie sofort

Zubereitung

- Vermischen Sie die Bleicherde mit der grünen Tonerde.

- Pressen Sie die halbe Grapefruit aus und vermischen Sie den Saft mit der Erde.

- Gießen Sie das Öl dazu und rühren Sie das ätherische Teebaum- und Grapefruitöl unter.

- Tragen Sie die Maske auf Ihr Gesicht auf, wobei Sie die Bereiche um Ihre Augen und Lippen aussparen. Lassen Sie sie 10–15 Minuten einwirken. Achten Sie darauf, dass die Maske nicht antrocknet, da sie Ihre Haut sonst reizen könnte.

- Nehmen Sie die Maske mit kaltem Wasser ab. Vergessen Sie nicht, Ihrer Haut danach mit einer Creme oder einem Gesichtsöl genügend Feuchtigkeit zurückzugeben.

Sie können die Maske auch auf Problemzonen im Schulter- oder Rückenbereich auftragen.

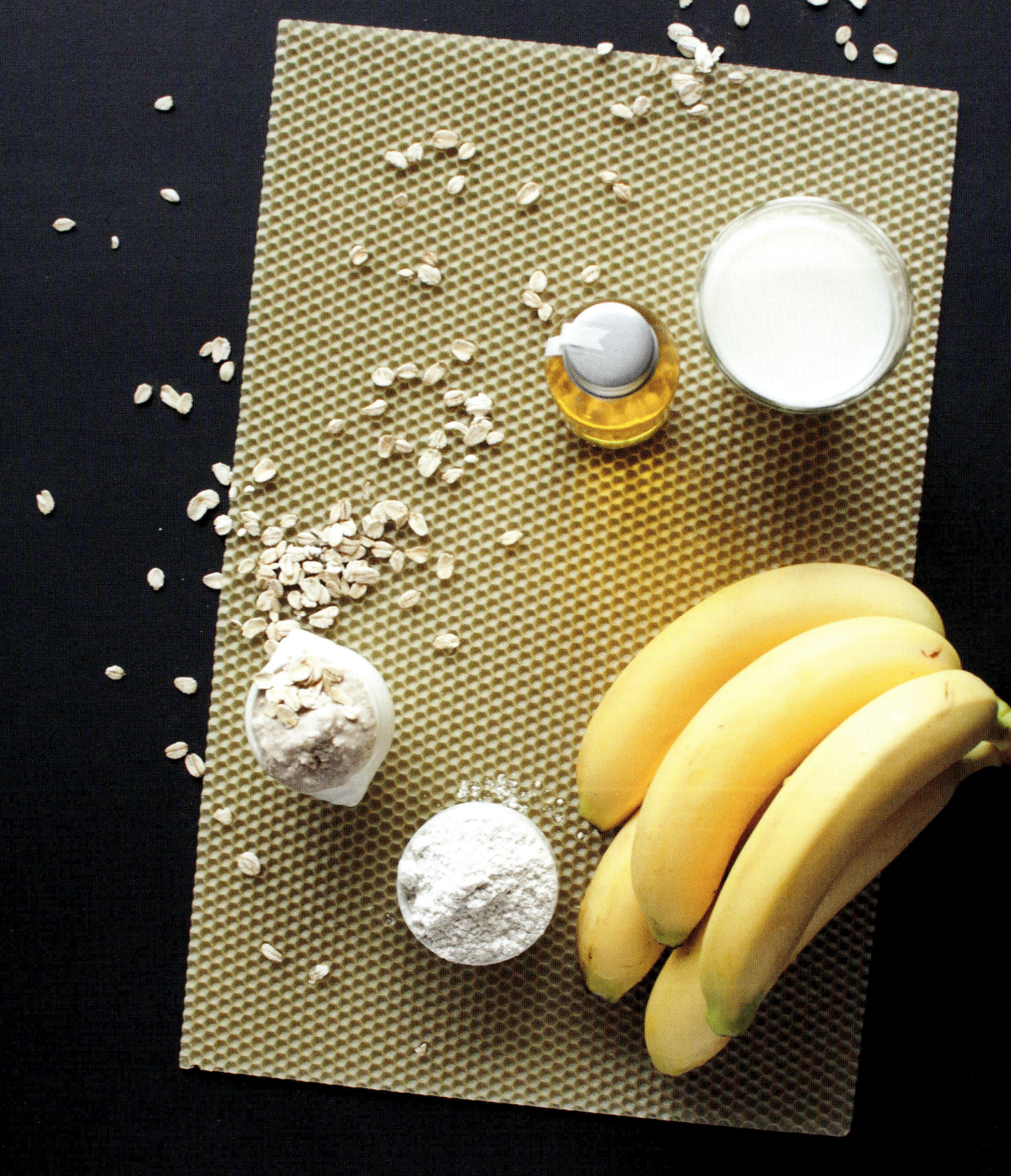

Reichhaltige Gesichtsmaske mit Bananen und Haferflocken

Haferflocken und Bananen beruhigen Ihre Haut und versorgen sie mit wichtigen Nährstoffen. Sie eignen sich also perfekt für die Pflege trockener, müder Haut.

Zutaten

2 EL Haferflocken

½ Banane

1 EL weiße Tonerde

1 TL Macadamia-, Mandel-, Sesamöl oder ein anderes Ihrer Lieblingsöle

½ EL Honig

3 EL Milch oder destilliertes Wasser

 Für trockene, empfindliche, normale und müde Haut geeignet

 5 Minuten

 2–3-mal pro Woche

 Stellen Sie die Maske jedes Mal frisch her und verwenden Sie sie sofort

Zubereitung

- Zerdrücken Sie eine halbe Banane mit der Gabel, geben Sie sie gemeinsam mit den Haferflocken, der Tonerde, dem Öl, Honig und der Milch in einen Standmixer und mixen Sie alles gründlich.

- Wenn Sie keinen Mixer haben, können Sie die Haferflocken auch zunächst in einer elektrischen Kaffeemühle zerkleinern und dann die anderen Zutaten mit einem Kochlöffel unterrühren.

- Tragen Sie die Maske auf Ihr Gesicht auf, wobei Sie die Bereiche um Ihre Augen und Lippen aussparen. Lassen Sie sie 10–15 Minuten einwirken. Achten Sie darauf, dass die Maske nicht komplett eintrocknet. Befeuchten Sie sie konstant, um Rötungen und Irritationen vorzubeugen.

- Nehmen Sie die Maske mit kaltem Wasser ab und denken Sie daran, Ihrer Haut mit einer Gesichtscreme oder einem Gesichtsöl genügend Feuchtigkeit zurückzugeben.

Straffende Gesichtsmaske mit Lavaerde und Eiweiß

Unsere Großmütter verwendeten einst Eiweiß, um ihre Haut zu straffen. Um mit diesem altbewährten Hausmittel einen noch besseren Effekt zu erzielen, empfehlen wir, Eiweiß mit Lavaerde und Vitamin E zu vermischen.

Zutaten

1 EL Lavaerde

1 Eiweiß

2 TL Argan- oder Macadamiaöl

1 Trpf. Vitamin E (eine Kapsel)

1 Trpf. Rosenextrakt (verleiht Ihrer Maske einen angenehmen Duft)

Zubereitung

- Schlagen Sie das Eiweiß steif.

- Heben Sie das steife Eiweiß unter die Lavaerde und das Öl und rühren Sie vorsichtig, bis alles gut vermischt ist.

- Stechen Sie eine Vitamin-E-Kapsel an und geben Sie deren Inhalt in die Mischung.

- Geben Sie den Rosenextrakt hinzu, der Ihrer Maske einen herrlichen Duft verleiht.

- Tragen Sie die Maske auf Ihr Gesicht auf, wobei Sie die Bereiche um Ihre Augen und Lippen aussparen. Lassen Sie sie 10–15 Minuten einwirken. Achten Sie darauf, dass die Maske nicht komplett eintrocknet. Wenn Sie ein Ziehen verspüren, befeuchten Sie die Maske mit etwas Wasser, um Rötungen und Irritationen vorzubeugen.

- Nehmen Sie die Maske mit kaltem Wasser ab und pflegen Sie Ihre Haut anschließend mit einer Creme oder einem Gesichtsöl.

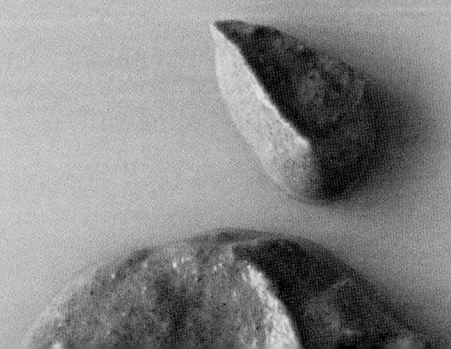

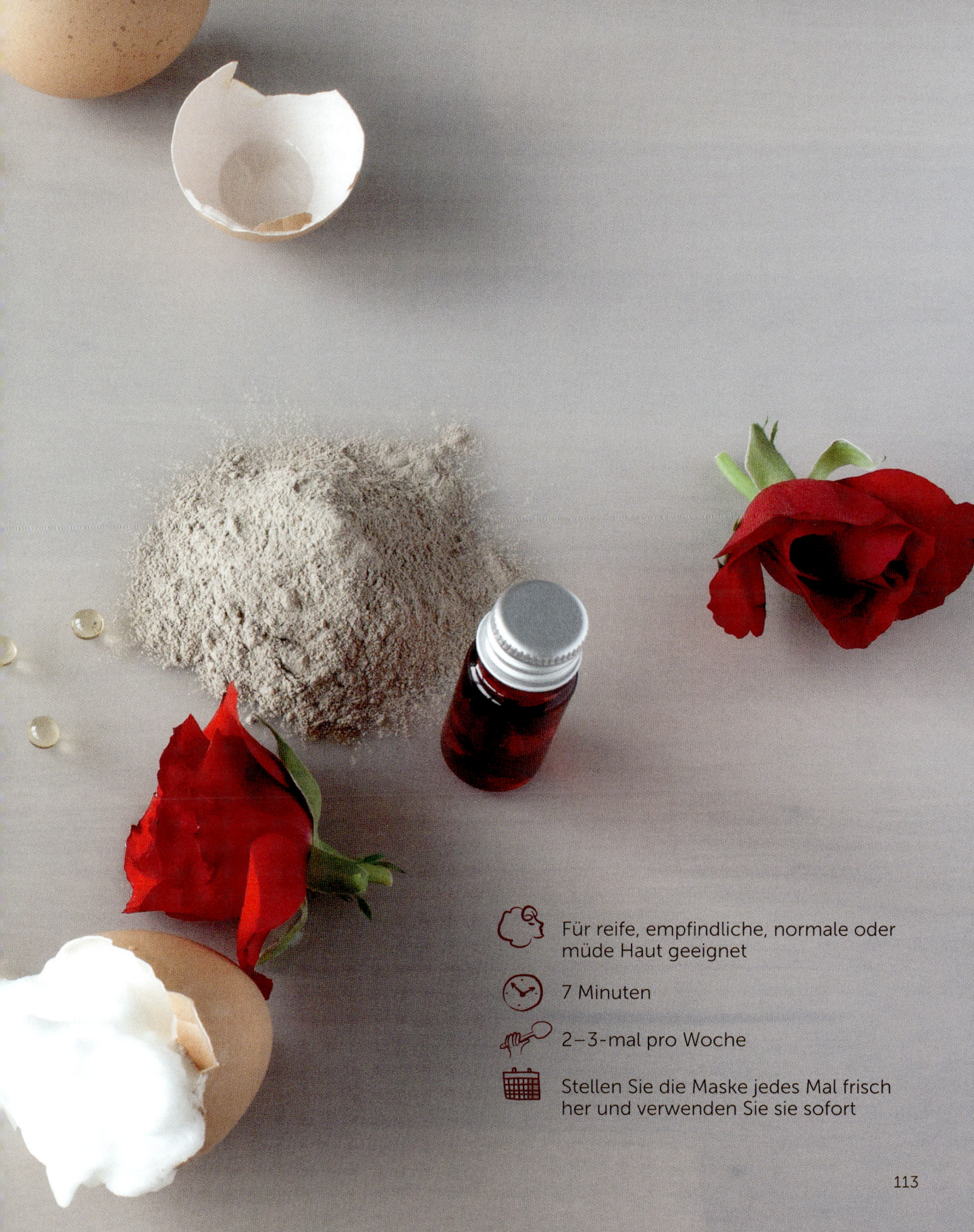

Für reife, empfindliche, normale oder müde Haut geeignet

7 Minuten

2–3-mal pro Woche

Stellen Sie die Maske jedes Mal frisch her und verwenden Sie sie sofort

Festigende Gesichtsmaske mit Cranberries und Joghurt

Cranberries und Joghurt enthalten viele Säuren, die bei der Beseitigung abgestorbener Hautschüppchen helfen, während weiße und grüne Tonerde sanft reinigen, Hautrötungen ausgleichen und somit die Hautstruktur verbessern.

Zutaten

1 EL frische oder gefrorene Cranberries

1 EL Naturjoghurt

1 EL weiße Tonerde

1 EL grüne Tonerde

½ TL Mandelöl (optional)

Zubereitung

- Pürieren Sie die Cranberries im Standmixer, mit dem Zauberstab oder einer Gabel (vergessen Sie dabei nicht, sich eine Schürze umzubinden!)

- Vermischen Sie die pürierten Cranberries mit dem Joghurt und den beiden Tonerden. Wenn Sie mögen, geben Sie Mandelöl hinzu. Es schenkt Ihrer Haut eine noch reichhaltigere Pflege.

- Tragen Sie die Maske auf Ihr Gesicht auf, wobei Sie die Bereiche um Ihre Augen und Lippen aussparen. Lassen Sie sie 10–15 Minuten einwirken. Achten Sie darauf, dass sie nicht komplett eintrocknet. Befeuchten Sie die Maske, um einem Ziehen vorzubeugen, das Ihre Haut reizen kann.

- Waschen Sie die Maske mit kaltem Wasser ab und pflegen Sie Ihre Haut anschließend mit einer Creme oder einem Gesichtsöl.

 Für alle Hauttypen geeignet

 5 Minuten

 2–3-mal pro Woche

 Stellen Sie die Maske jedes Mal frisch her und verwenden Sie sie sofort

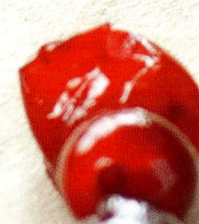

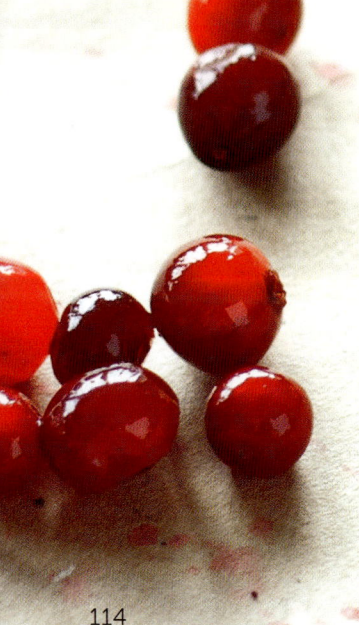

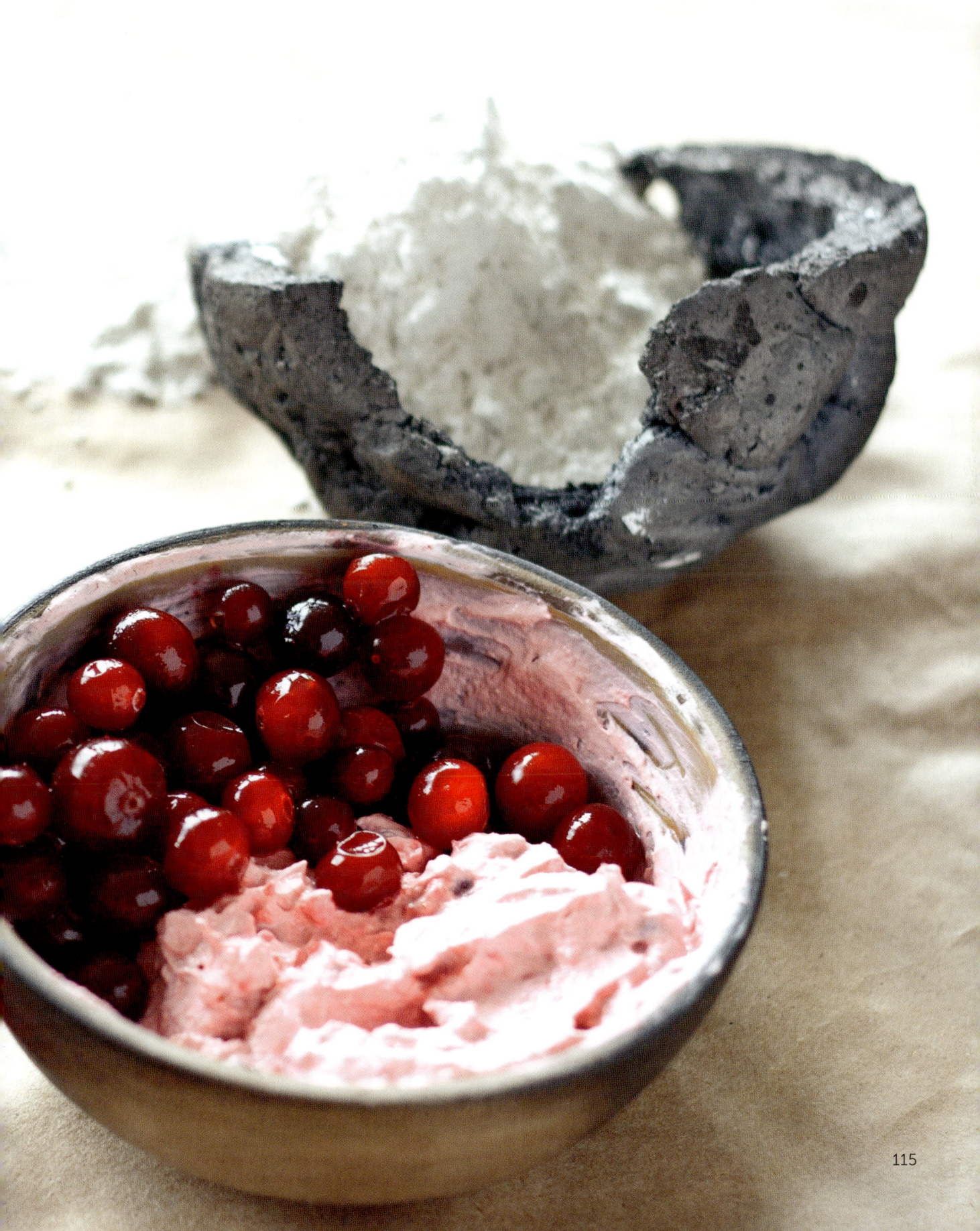

Erfrischende Gesichtsmaske mit Erdbeeren und Minze

Diese Maske duftet himmlisch und stimuliert nicht nur Ihre Haut, sondern auch Ihre Sinne. Fruchtsäuren besitzen einen zellerneuernden Effekt, während die französische grüne Tonerde gründlich und schonend die Poren reinigt. Bei der Herstellung dieser Maske können Sie ein leichtes Öl Ihrer Wahl verwenden (s. S. 18–19).

 Für fettige, normale, Misch- und Problemhaut geeignet

 7 Minuten

 2–3-mal pro Woche

 Bereiten Sie die Maske jedes Mal frisch zu und verwenden Sie sie sofort

Wahrscheinlich ist nicht nur in Litauen die Erdbeersaison viel zu kurz ... Am besten legen Sie sich im Sommer einen Jahresvorrat an gefrorenen Erdbeeren an. So haben Sie immer genügend im Haus, nicht nur für Ihre Gesichtsmasken, sondern auch für Desserts und andere Leckereien!

Zutaten

2 große Erdbeeren

2–4 Minzblätter

1 EL grüne Tonerde

½ TL Mandel- oder Aprikosenkernöl

Zubereitung

● Zerdrücken Sie die Erdbeeren mit einer Gabel.

● Geben Sie das Öl und die Minze hinzu und mixen Sie alles in einem Standmixer oder mit dem Zauberstab.

● Geben Sie zum Schluss die grüne Tonerde hinzu und rühren Sie weiter, bis alles gut vermischt ist.

● Tragen Sie die Maske auf Ihr Gesicht auf, wobei Sie die Bereiche um Ihre Augen und Lippen aussparen. Lassen Sie sie 10–15 Minuten einwirken. Achten Sie darauf, dass die Maske auf Ihrem Gesicht nicht antrocknet. Halten Sie sie ständig feucht, weil es sonst zu Hautirritationen kommen kann.

● Nehmen Sie sie mit kaltem Wasser ab und pflegen Sie anschließend Ihre Haut mit einer Creme oder einem Gesichtsöl.

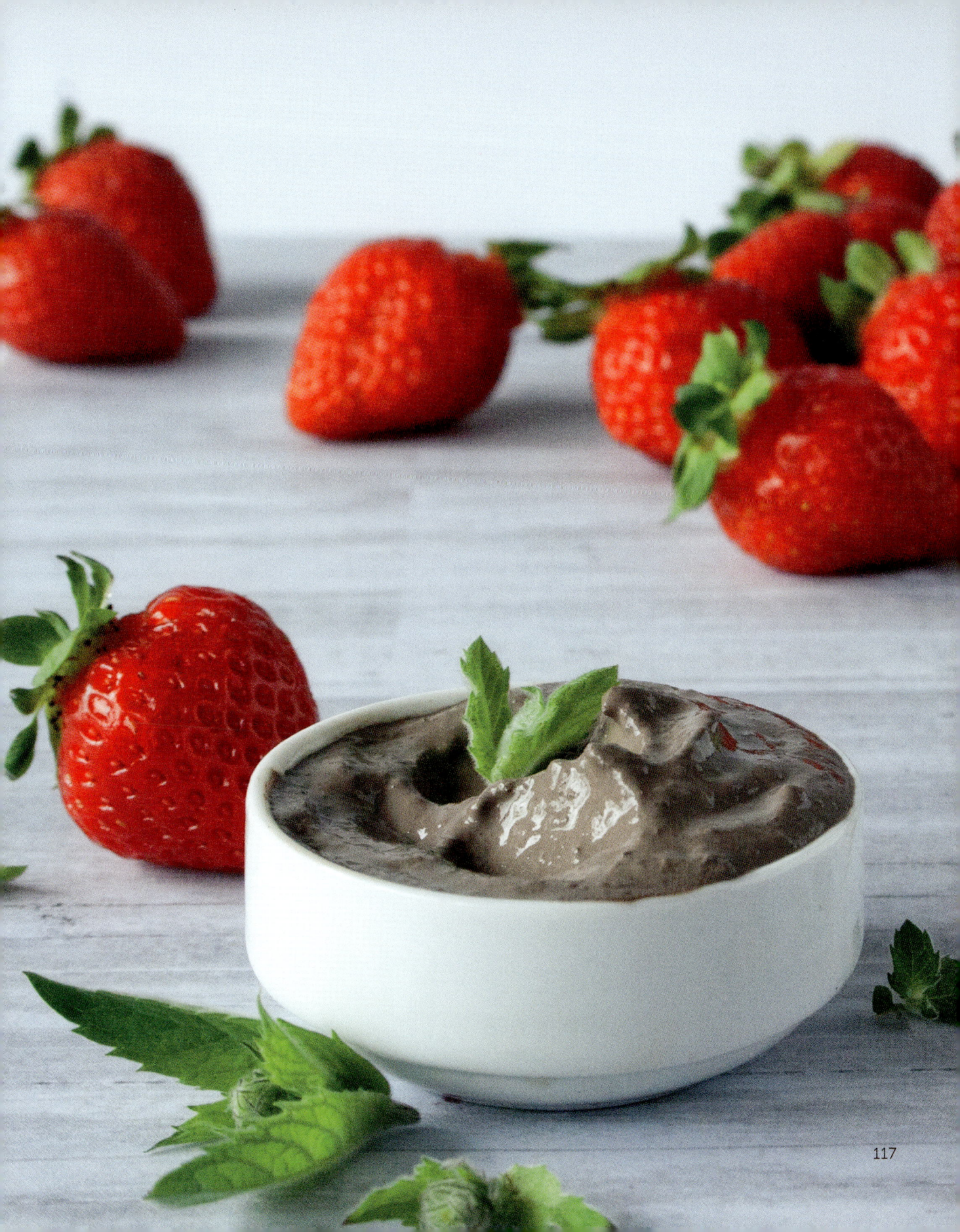

Reichhaltige und beruhigende Gesichtsmaske mit Avocado und Leinsamen

Ist Ihr Gesicht nach einer intensiven Gesichts-behandlung oder einem Sonnenbad gereizt, haben Sie es kräftigem Wind ausgesetzt oder anderweitig gereizt, verwöhnen Sie sich mit dieser Maske – sie beruhigt Ihre Haut und gibt ihr wichtige Nährstoffe.

Zutaten

½ Avocado

1 TL Leinsamen

1 TL Macadamia-, Avocado- oder Jojobaöl

125 ml Wasser

 Für trockene, normale, empfindliche oder gereizte Haut geeignet

 25 Minuten

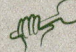 2–3-mal pro Woche

 Bereiten Sie die Maske jedes Mal frisch zu und verwenden Sie sie sofort

Zubereitung

- Bedecken Sie die Leinsamen mit 125 ml Wasser und lassen Sie sie 10 Minuten lang köcheln. Schalten Sie danach den Herd ab und lassen Sie die Samen noch weitere 10 Minuten ziehen.

- Pürieren Sie eine halbe Avocado, vermischen Sie sie mit dem Leinsamensud und durchmischen Sie danach alles mit dem Zauberstab oder im Standmixer.

- Geben Sie das Öl dazu und mixen Sie erneut gut durch.

- Tragen Sie die Maske auf Ihr Gesicht auf, wobei Sie die Bereiche um Ihre Augen und Lippen aussparen. Lassen Sie sie 10–15 Minuten einwirken. Nehmen Sie sie anschließend mit kaltem Wasser ab und pflegen Sie Ihre Haut mit einer feuchtigkeitsspendenden Creme oder einem Gesichtsöl.

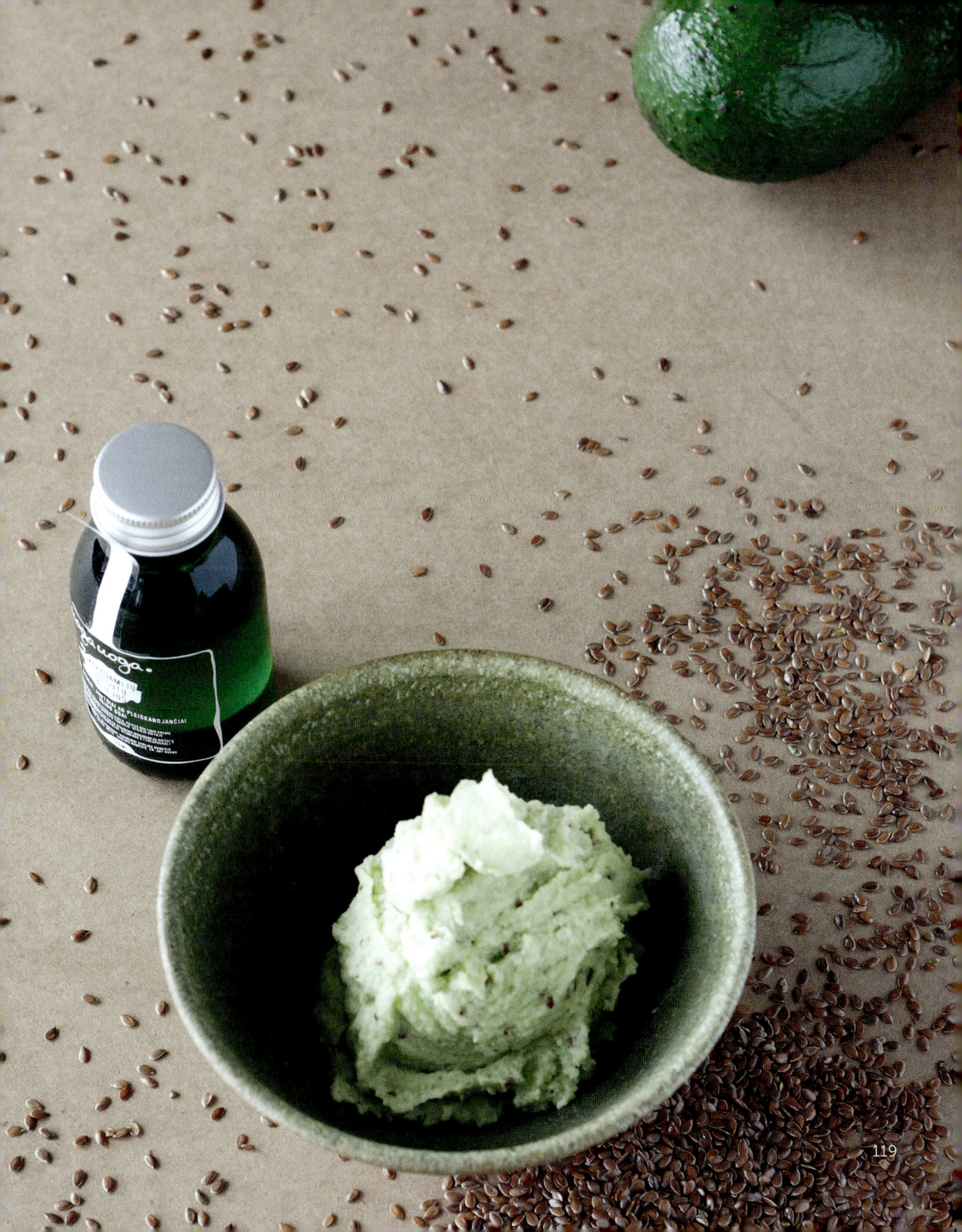

Gesichtsmaske mit schwarzen Johannisbeeren für Problemhaut

Diese Maske reinigt gründlich und wirkt desinfizierend. Seien Sie aber vorsichtig bei der Verwendung – tragen Sie sie nur auf Unreinheiten auf.

 Auf Pickel aufzutragen

 5 Minuten

 2–3-mal pro Woche

 Frisch zubereitet können Sie die Maske 2 Wochen lang in einem luftdichten Behältnis im Kühlschrank aufbewahren

Zutaten

3 schwarze Johannisbeeren

1 TL Bleicherde

8 Trpf. ätherisches Teebaumöl

Zubereitung

- Zerdrücken Sie die Johannisbeeren und vermischen Sie sie mit der Bleicherde. Entfernen Sie die Haut der Johannisbeeren.

- Geben Sie das ätherische Öl hinzu und rühren Sie gut um.

- Tragen Sie die Maske direkt auf Unreinheiten auf und lassen Sie sie antrocknen. Nehmen Sie sie anschließend mit kaltem Wasser ab.

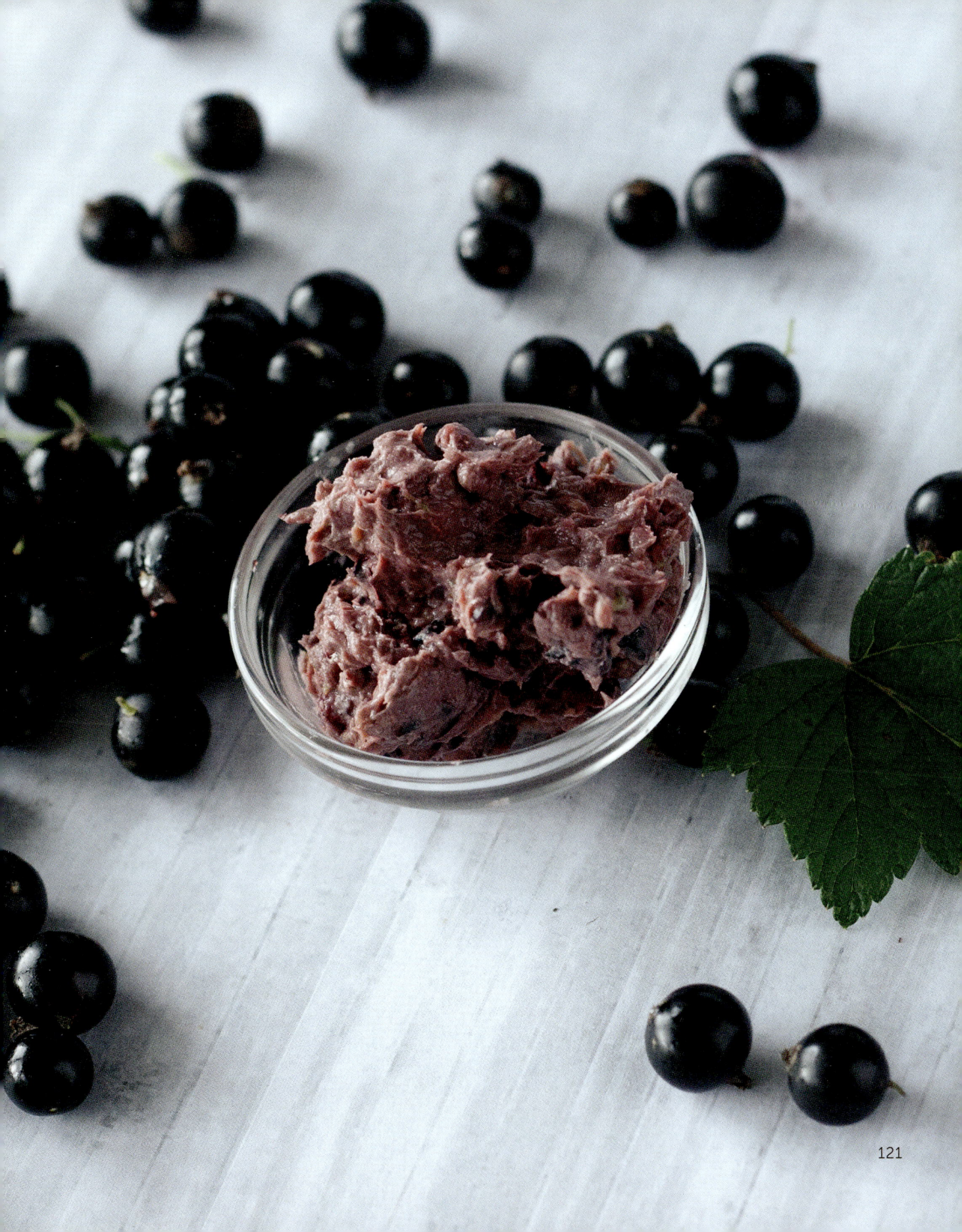

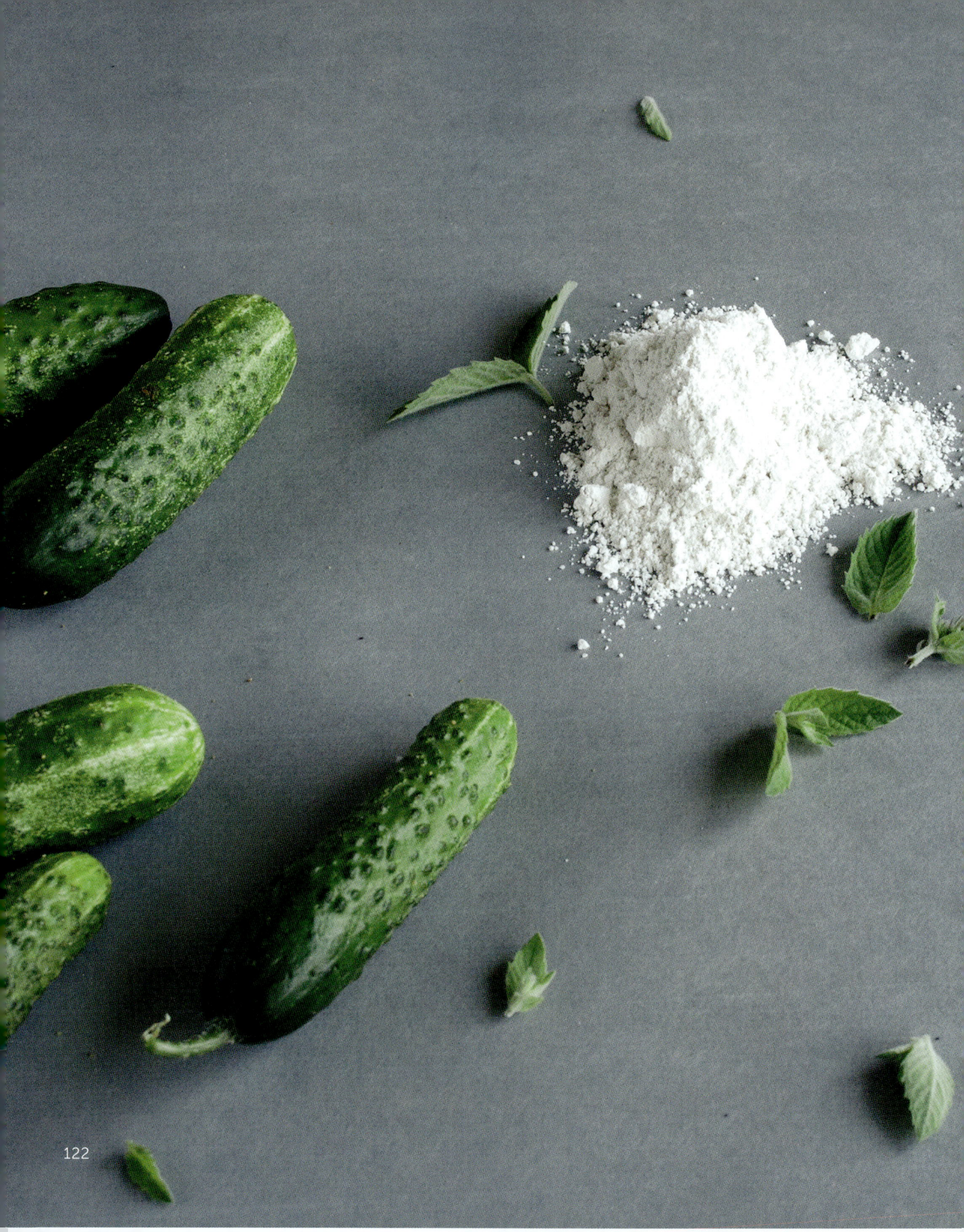

Kühlende Gesichtsmaske mit Gurke und Minze

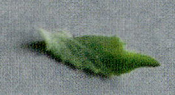
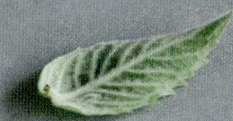

Eine Maske aus Gurke und Minze ist eine echte Wohltat an heißen Sommertagen oder nach einem Sonnenbad. Sie erfrischt und strafft die Haut und leistet Ihnen auch gute Dienste, wenn Ihre Haut müde und fahl erscheint.

Zutaten

1 kleine Gurke

5–6 Minzblätter

2 EL weiße Tonerde

½ TL Mandel- oder Aprikosenkernöl (oder ein anderes leichtes Öl, s. S. 18 ff.)

2 EL Wasser

1 Trpf. ätherisches Pfefferminzöl (wenn Sie den kühlenden Effekt unterstreichen möchten)

 Für alle Hauttypen geeignet

 5 Minuten

 2–3-mal pro Woche

 Bereiten Sie die Maske jedes Mal frisch zu und verwenden Sie sie sofort

Zubereitung

- Pürieren Sie die Gurke und die Minzblätter mit dem Zauberstab oder im Standmixer.

- Geben Sie die Tonerde hinzu und rühren Sie gut um.

- Füllen Sie das Wasser an und mixen Sie solange, bis sie eine einheitliche Masse haben.

- Geben Sie optional ätherisches Pfefferminz- oder Grünes Minzöl hinzu, was den kühlenden Effekt verstärkt.

- Tragen Sie die Maske auf Ihr Gesicht auf, wobei Sie die Bereiche um Ihre Augen und Lippen aussparen. Lassen Sie sie 10–15 Minuten einwirken. Achten Sie darauf, dass die Maske nicht antrocknet. Halten Sie sie mit Wasser feucht, da es sonst zu Hautreizungen kommen kann. Nehmen Sie sie anschließend mit kaltem Wasser ab und pflegen Sie Ihre Haut mit einer feuchtigkeitsspendenden Creme oder einem Gesichtsöl.

Bewahren Sie diese Maske nicht auf. Nach ein paar Tagen im Kühlschrank wird sie sonst zu einer „Sauregurkenmaske" ...

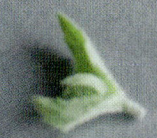

Beruhigendes Gesichtsdampfbad mit Blüten

Gönnen Sie sich und Ihrer Haut eine Auszeit mit diesem betörenden Dampfbad, das Ihre Poren öffnet und reinigt und Ihre Haut beruhigt.

 Für alle Hauttypen geeignet, nicht aber für extrem empfindliche Haut oder Haut mit erweiterten Kapillaren

 5 Minuten

 Nicht öfter als 1-mal pro Woche

 Die Mischung aus den getrockneten Blüten kann etwa 1 Jahr verwendet werden

Getrocknete Pflanzen lagern Sie am besten in kleinen Beuteln aus Stoff, in Holzboxen oder Metall- oder Glasbehältern mit dichtem Schraubverschluss.

Zutaten

1 EL getrocknete Rosenblüten

1 EL getrocknete Lavendelblüten

1 EL getrocknete Ringelblumenblüten

1 EL getrocknete Zitronenmelisse

Zubereitung

● Gießen Sie kochendes Wasser in einen Topf mit den Blüten und lassen Sie sie eine Zeitlang ziehen. Halten Sie dann Ihr Gesicht über den Topf und bedecken Sie Ihren Kopf mit einem Handtuch, sodass der blumige Wasserdampf nicht entweichen kann, sondern sich auf Ihrem Gesicht niederschlägt.

● Seien Sie vorsichtig! Atmen Sie den Dampf niemals direkt nach dem Aufbrühen ein und halten Sie Ihr Gesicht nicht zu dicht am Wasser, damit Sie sich nicht verbrühen. Verweilen Sie nicht länger als 5–7 Minuten über dem Topf. Waschen Sie Ihr Gesicht anschließend mit kaltem Wasser, um die Poren wieder zu verschließen.

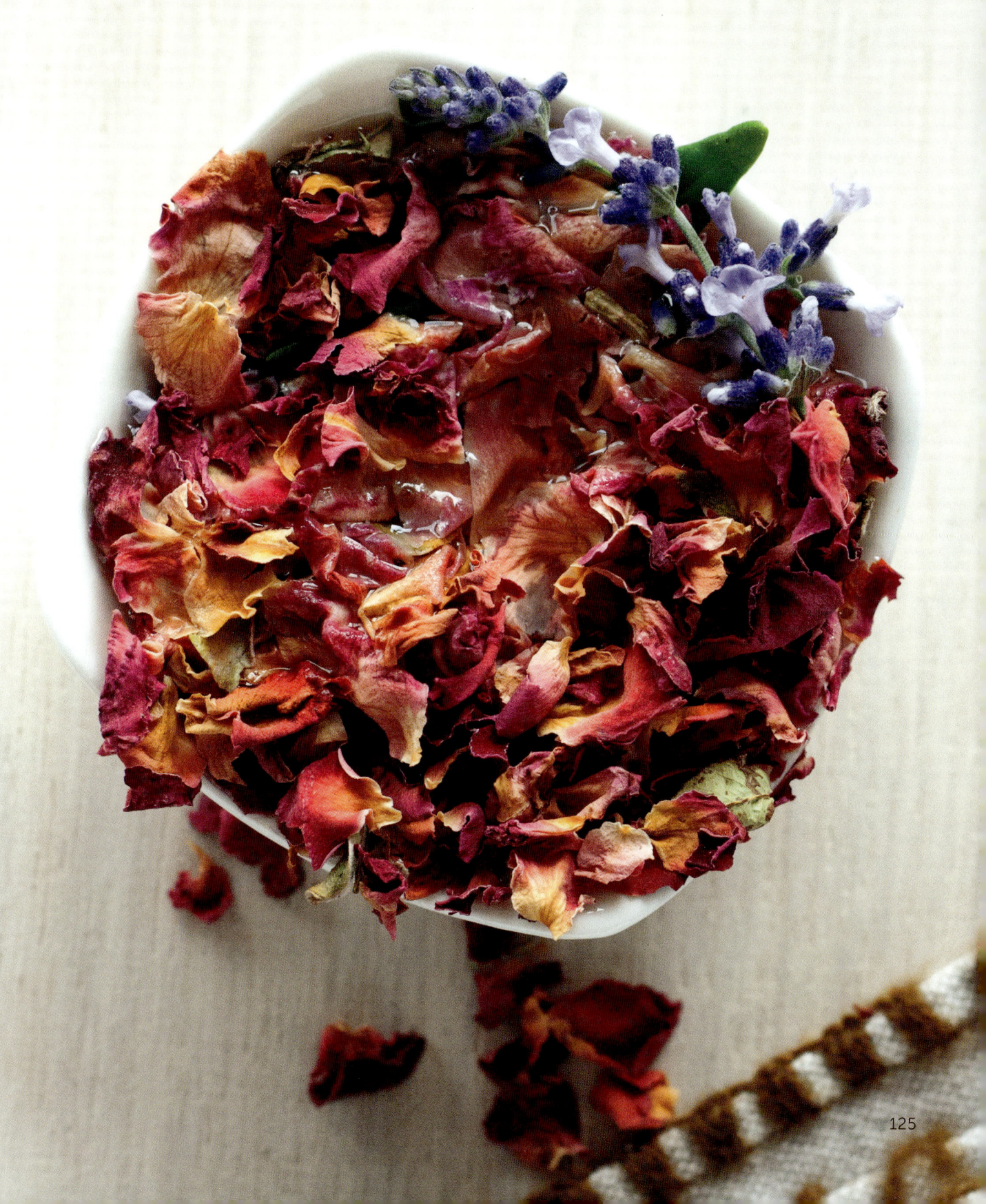

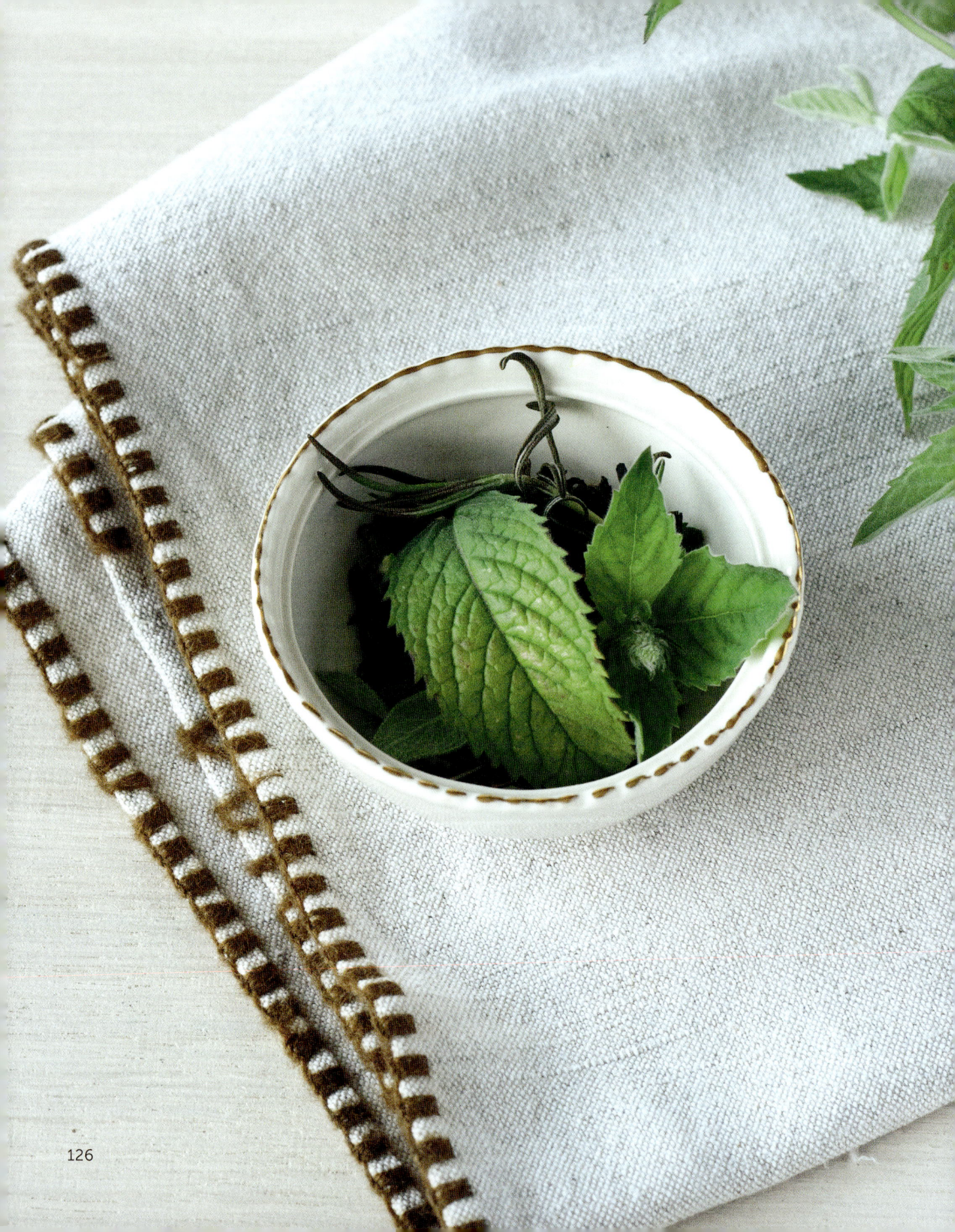

Anregendes Gesichtsdampfbad mit grünem Tee und Kräutern

Dieses Kräuter-Gesichtsdampfbad mit grünem Tee reinigt Ihre Haut gründlich und regt die Blutzirkulation an.

Zutaten

1 EL getrockneter Rosmarin

1 EL getrockneter Salbei

1 EL getrocknete Minze

1 EL getrocknete Schafgarbe

1 EL grüner Tee

 Für alle Hauttypen geeignet, nicht aber für extrem empfindliche Haut oder Haut mit erweiterten Kapillaren

 5 Minuten

 Nicht öfter als 1-mal pro Woche

 Die Mischung aus diesen getrockneten Pflanzen kann etwa 1 Jahr verwendet werden

Getrocknete Pflanzen lagern Sie am besten in kleinen Beuteln aus Stoff, in Holzboxen oder Metall- oder Glasbehältern mit dichtem Schraubverschluss.

Zubereitung

- Gießen Sie kochendes Wasser in einen Topf mit den Kräutern und lassen Sie sie eine Zeitlang ziehen. Halten Sie dann Ihr Gesicht über den Topf und bedecken Sie Ihren Kopf mit einem Handtuch, sodass der kräuterhaltige Wasserdampf nicht entweichen kann, sondern sich auf Ihrem Gesicht niederschlägt.

- Seien Sie vorsichtig! Atmen Sie den Dampf niemals direkt nach dem Aufbrühen ein und halten Sie Ihr Gesicht nicht zu dicht am Wasser, damit Sie sich nicht verbrühen. Verweilen Sie nicht länger als 5–7 Minuten über dem Topf. Waschen Sie Ihr Gesicht anschließend mit kaltem Wasser, um die Poren wieder zu verschließen.

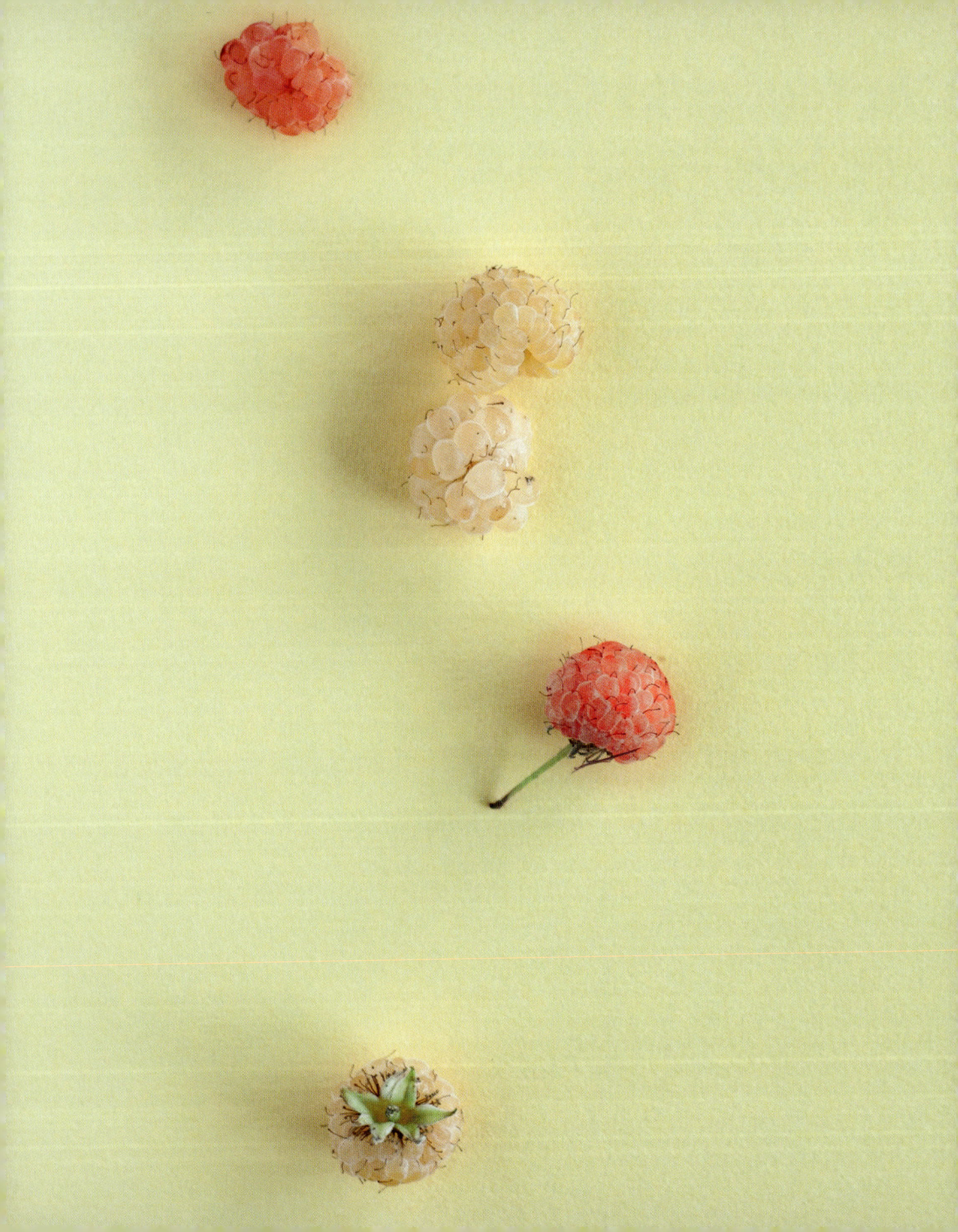

Lippenpflege ❭

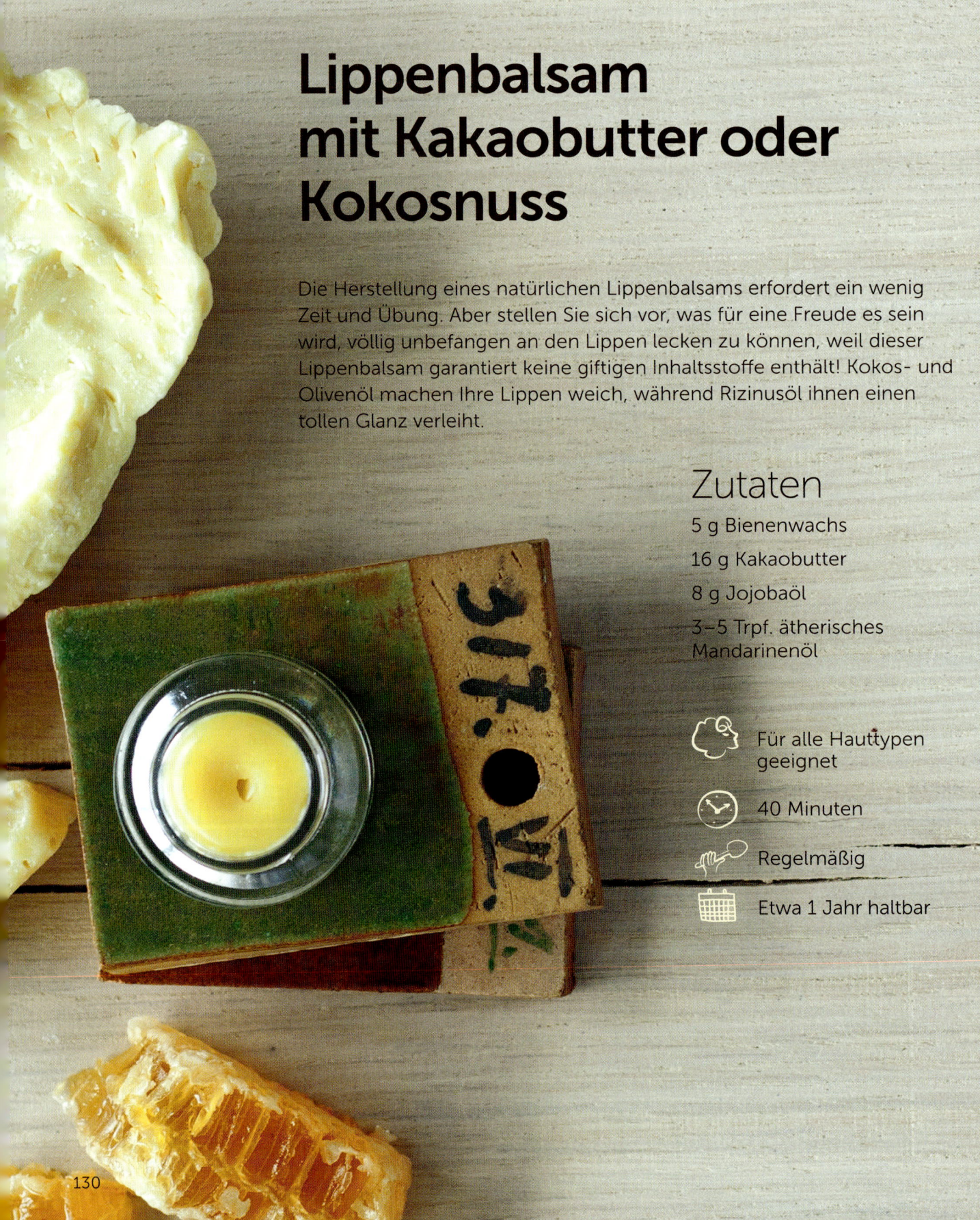

Lippenbalsam mit Kakaobutter oder Kokosnuss

Die Herstellung eines natürlichen Lippenbalsams erfordert ein wenig Zeit und Übung. Aber stellen Sie sich vor, was für eine Freude es sein wird, völlig unbefangen an den Lippen lecken zu können, weil dieser Lippenbalsam garantiert keine giftigen Inhaltsstoffe enthält! Kokos- und Olivenöl machen Ihre Lippen weich, während Rizinusöl ihnen einen tollen Glanz verleiht.

Zutaten

5 g Bienenwachs

16 g Kakaobutter

8 g Jojobaöl

3–5 Trpf. ätherisches Mandarinenöl

Für alle Hauttypen geeignet

40 Minuten

Regelmäßig

Etwa 1 Jahr haltbar

Am besten stellen Sie diesen Balsam an einem kalten Winterabend her. Wir benutzen hier afrikanische Kakaobutter als Basis, die bei der Pflege trockener, rissiger Haut nicht nur auf Grund ihrer Fettsäuren unschlagbar ist, sondern auch einen wunderbaren Kakaoduft trägt! Sie werden sich gleich wärmer und wohliger fühlen und Ihre Lippen gut durch den kalten Winter bringen.

Zutaten

4 g Bienenwachs

10 g Rizinusöl

5 g Kokosöl

2 g Olivenöl

3 Trpf. ätherisches Zitronenöl

 Für alle Hauttypen geeignet, nicht aber, wenn Sie allergisch auf Zitrusfrüchte reagieren

 40 Minuten

 Regelmäßig

 Etwa 1 Jahr haltbar

Zubereitung

- Lesen Sie sich bitte zunächst unsere Anleitung zur Herstellung eines Lippenbalsams noch einmal durch (s. S. 46).

- Erhitzen Sie das Bienenwachs, die Kakaobutter und das Olivenöl (bzw. Rizinus-, Kokos- und Olivenöl, wenn Sie den Lippenbalsam mit Kokosöl herstellen wollen) im Wasserbad.

- Wenn das Wachs komplett flüssig ist, nehmen Sie den Topf aus dem Wasser. Rühren Sie stetig, bis es abkühlt, seine Transparenz verliert und zähflüssig wird. Hat die Temperatur etwa 40 °C erreicht, geben Sie das ätherische Öl hinzu. Nach einem letzten kräftigen Umrühren können Sie den Balsam in ein Behältnis Ihrer Wahl abfüllen.

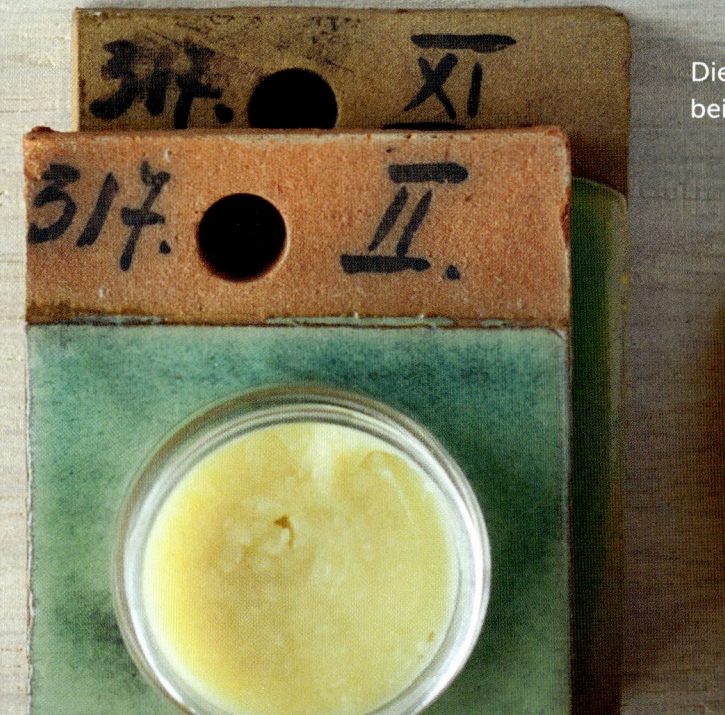

Die Zubereitung ist für beide Lippenbalsame die gleiche.

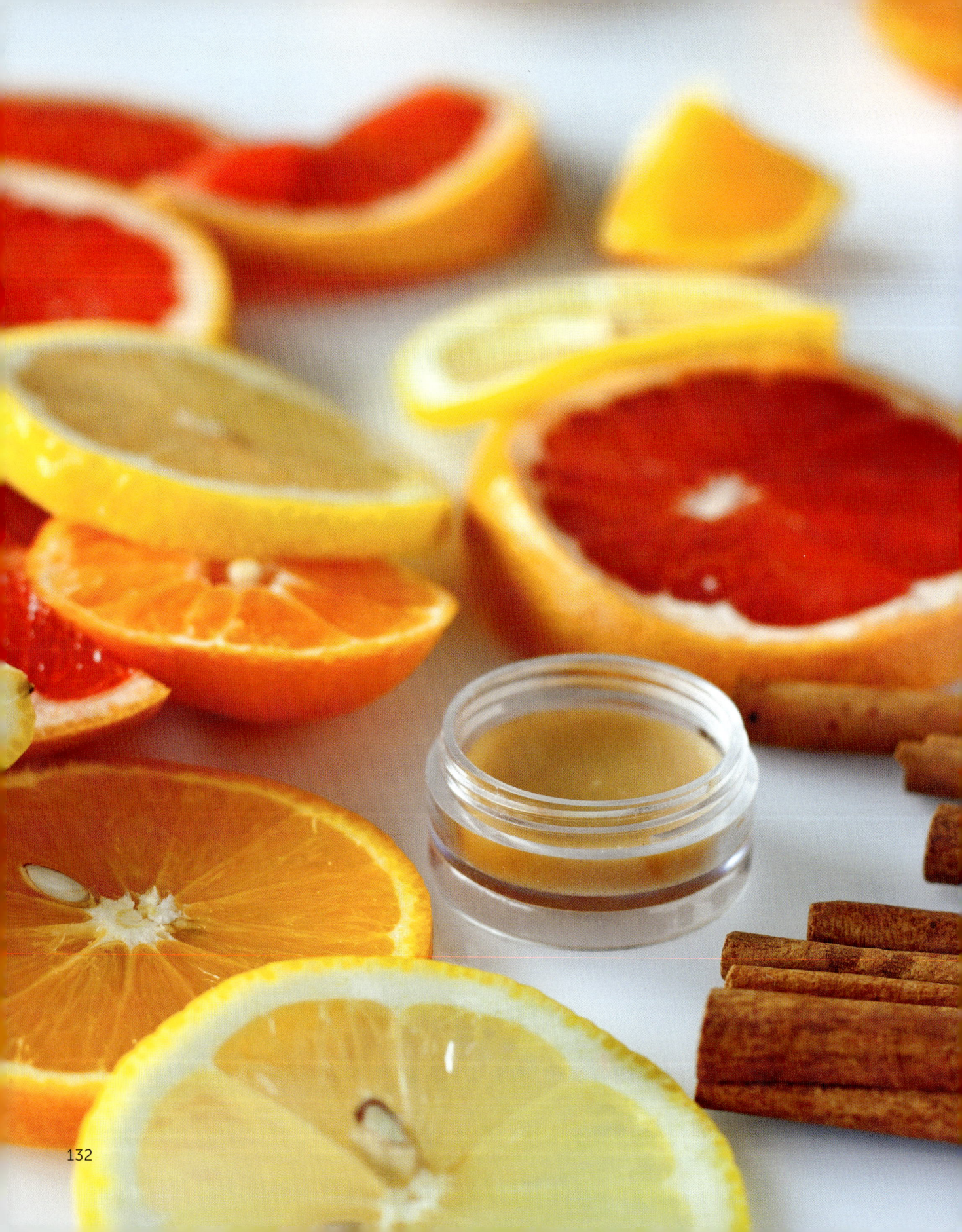

Lippenbalsam mit Zitrone

Zutaten

5 g Bienenwachs

10 g Rizinusöl

10 g Jojobaöl

Eine Prise Zimt (optional)

6 Trpf. (insgesamt) Ihrer liebsten ätherischen Öle, beispielsweise Mandarinen-, Grapefruit-, Orangen- und/oder Zitronenöl (Sie können sich für eins entscheiden oder alle zusammenmischen)

Dieser Zitronen-Lippenbalsam trägt sich ganz leicht und hat ein betörendes Aroma. Der enthaltene Zimt ergibt eine exotische Nuance, während Rizinusöl ihre Lippen voll und glänzend erscheinen lässt.

Zubereitung

- Lesen Sie sich bitte zunächst unsere Anleitung zur Herstellung eines Lippenbalsams noch einmal durch (s. S. 46).

- Erhitzen Sie das Bienenwachs, das Rizinusöl und Jojobaöl im Wasserbad. Geben Sie Zimt hinzu, bekommt Ihr Lippenbalsam eine zusätzliche warme Note.

- Wenn das Wachs komplett flüssig ist, nehmen Sie den Topf aus dem Wasser. Rühren Sie stetig, bis es abkühlt, seine Transparenz verliert und zähflüssig wird. Hat die Temperatur etwa 40 °C erreicht, geben Sie das ätherische Öl hinzu.

- Nach einem letzten kräftigen Umrühren können Sie den Balsam in ein Behältnis Ihrer Wahl abfüllen.

 Für alle Hauttypen geeignet, nicht aber, wenn Sie allergisch auf Zitrusfrüchte reagieren

 40 Minuten

 Regelmäßig

 Etwa 1 Jahr haltbar

Grüne Leckerei – ein kühlender Lippenbalsam

Dieser angenehm kühle Lippenbalsam wird besonders guten Anklang finden, wenn Sie auf der Suche nach einer prickelnden Erfrischung auf Ihren Lippen sind. Hervorgerufen wird dieser Effekt durch die regenerativen Kräfte der Avocado. Perfekt für den Frühling!

Zutaten

5 g Bienenwachs

15 g Avocadoöl

6 g Rizinusöl

3 Trpf. ätherisches Pfefferminz- oder Grünes Minzöl (Sie können auch beides mischen)

 Für alle Hauttypen geeignet

 40 Minuten

 Regelmäßig

 Etwa 1 Jahr haltbar

Zubereitung

- Lesen Sie sich bitte zunächst unsere Anleitung zur Herstellung eines Lippenbalsams noch einmal durch (s. S. 46).

- Erhitzen Sie das Bienenwachs, das Avocado- und das Rizinusöl im Wasserbad.

- Wenn das Wachs komplett flüssig ist, nehmen Sie den Topf aus dem Wasser. Rühren Sie stetig, bis es abkühlt, seine Transparenz verliert und zähflüssig wird. Hat die Temperatur etwa 40 °C erreicht, geben Sie das ätherische Öl hinzu.

- Nach einem letzten kräftigen Umrühren können Sie den Balsam in ein Behältnis Ihrer Wahl abfüllen.

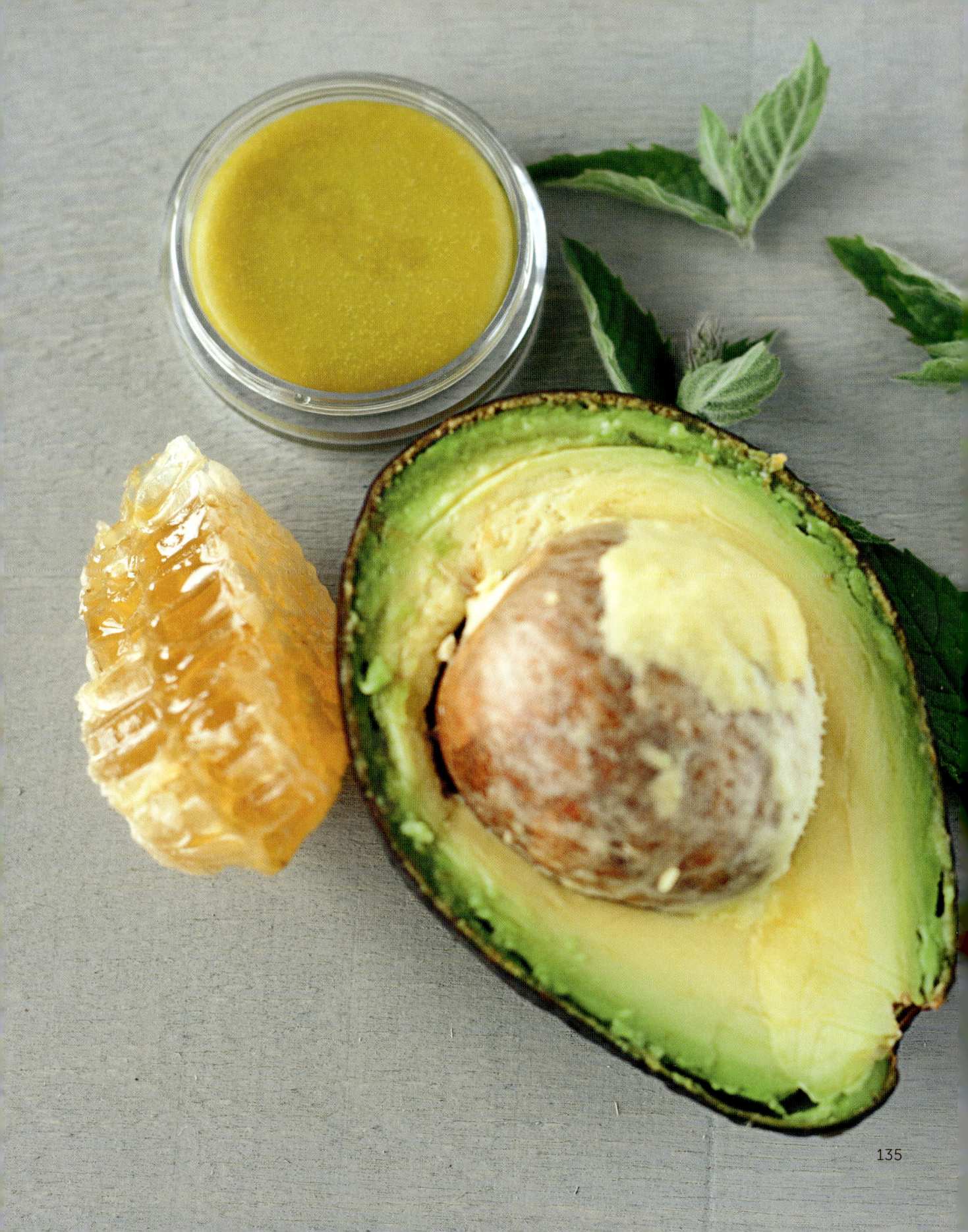

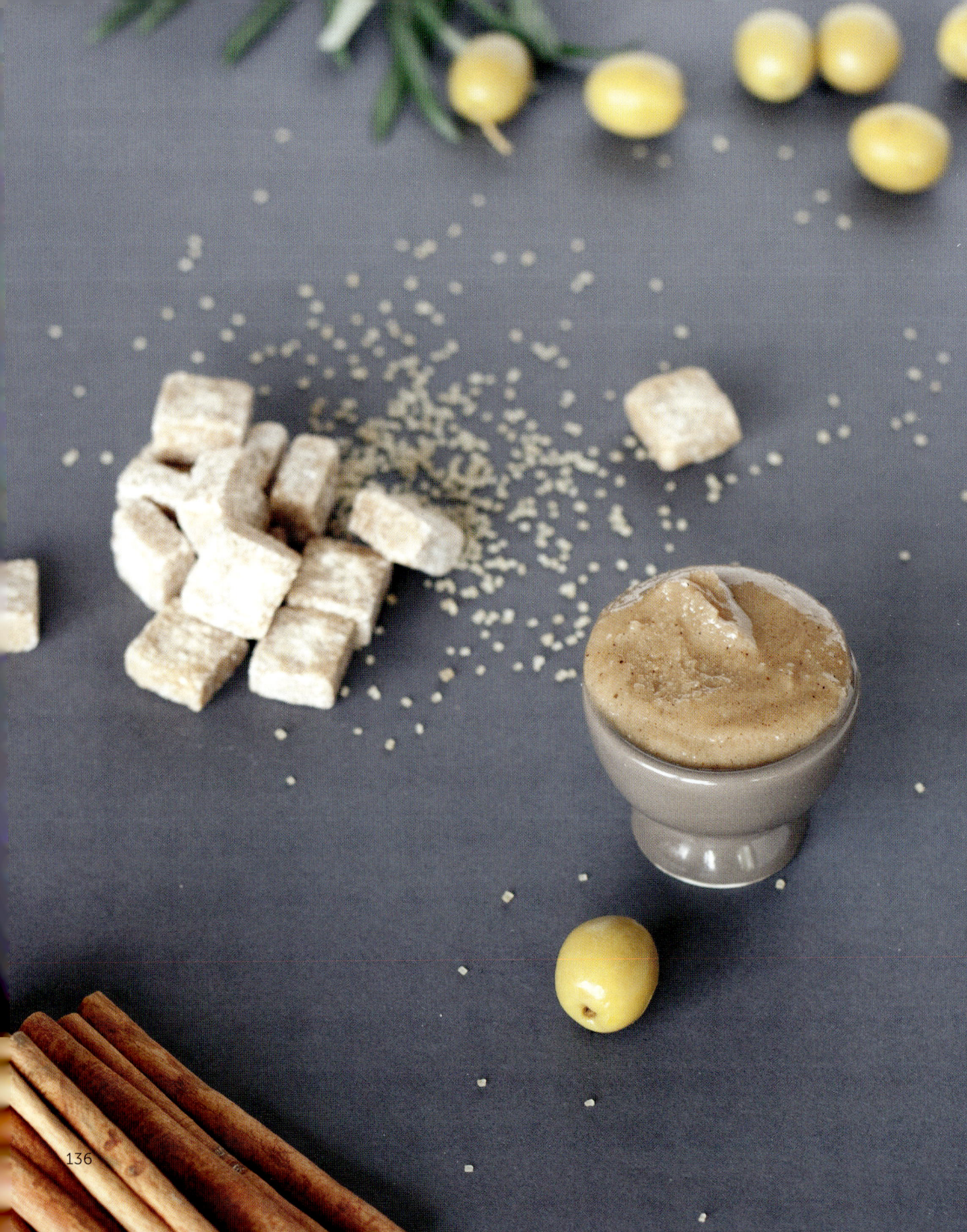

Süßes Lippenpeeling

Besonders nach heißen Küssen in einer kalten, windigen Nacht wird Ihnen dieses Peeling gute Dienste leisten ... Wenn es soweit ist, dass Ihre Lippen spröde und rissig sind, rubbeln Sie die abgestorbenen Hautschüppchen mit diesem Peeling einfach weg. Die enthaltenen Öle sorgen für eine reichhaltige Pflege.

 Für alle Hauttypen geeignet

 5 Minuten

 Zum Lippenpeeling

 Etwa 4 Monate haltbar

Zutaten

1 EL brauner Zucker

1 ½ EL Olivenöl

Eine Prise gemahlener Zimt

Zubereitung

- Mahlen Sie den Zucker in einer elektrischen Kaffeemühle und vermengen Sie ihn mit dem Öl und dem Zimt.

- Nehmen Sie ein wenig Peelingmasse auf Ihren Finger und massieren Sie sich damit die Lippen.

- Je länger Sie das Peeling auf Ihren Lippen belassen, desto stärker wird der Effekt sein.

Lippenbalsam mit Lavendel

Dieses Rezept ist für all diejenigen, die den klassischen, beruhigenden Lippenbalsam lieben. Die Basisöle dieses Balsams finden seit jeher in der Lippenpflege Verwendung und sind ausgesprochen reichhaltig. Den beruhigenden Effekt von Lavendel kann man gar nicht beschreiben – Sie müssen ihn einfach erleben …

 Für alle Hauttypen geeignet

 40 Minuten

 Regelmäßig

 Etwa 1 Jahr haltbar

Zutaten

5 g Bienenwachs

10 g Haselnuss-, Aprikosen- oder Mandelöl

5 g Sheabutter

1–2 Trpf. ätherisches Lavendelöl

Zubereitung

- Lesen Sie sich bitte zunächst unsere Anleitung zur Herstellung eines Lippenbalsams noch einmal durch (s. S. 46).

- Erhitzen Sie das Bienenwachs, die Sheabutter und das Öl Ihrer Wahl im Wasserbad.

- Wenn das Wachs komplett flüssig ist, nehmen Sie den Topf aus dem Wasser. Rühren Sie stetig, bis es abkühlt, seine Transparenz verliert und zähflüssig wird. Hat die Temperatur etwa 40 °C erreicht, geben Sie das ätherische Öl hinzu.

- Nach einem letzten kräftigen Umrühren können Sie den Balsam in ein Behältnis Ihrer Wahl abfüllen.

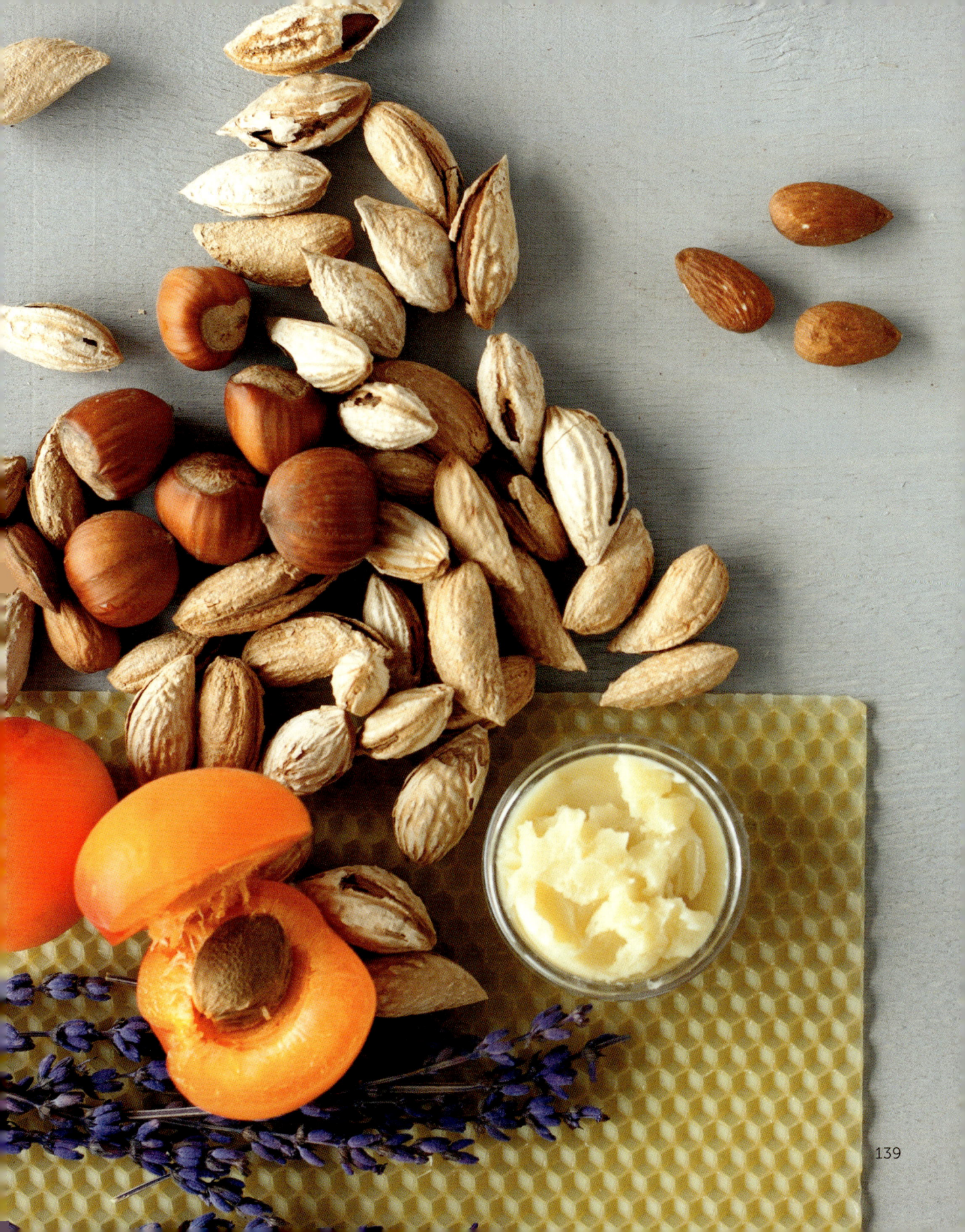

Körperpflege

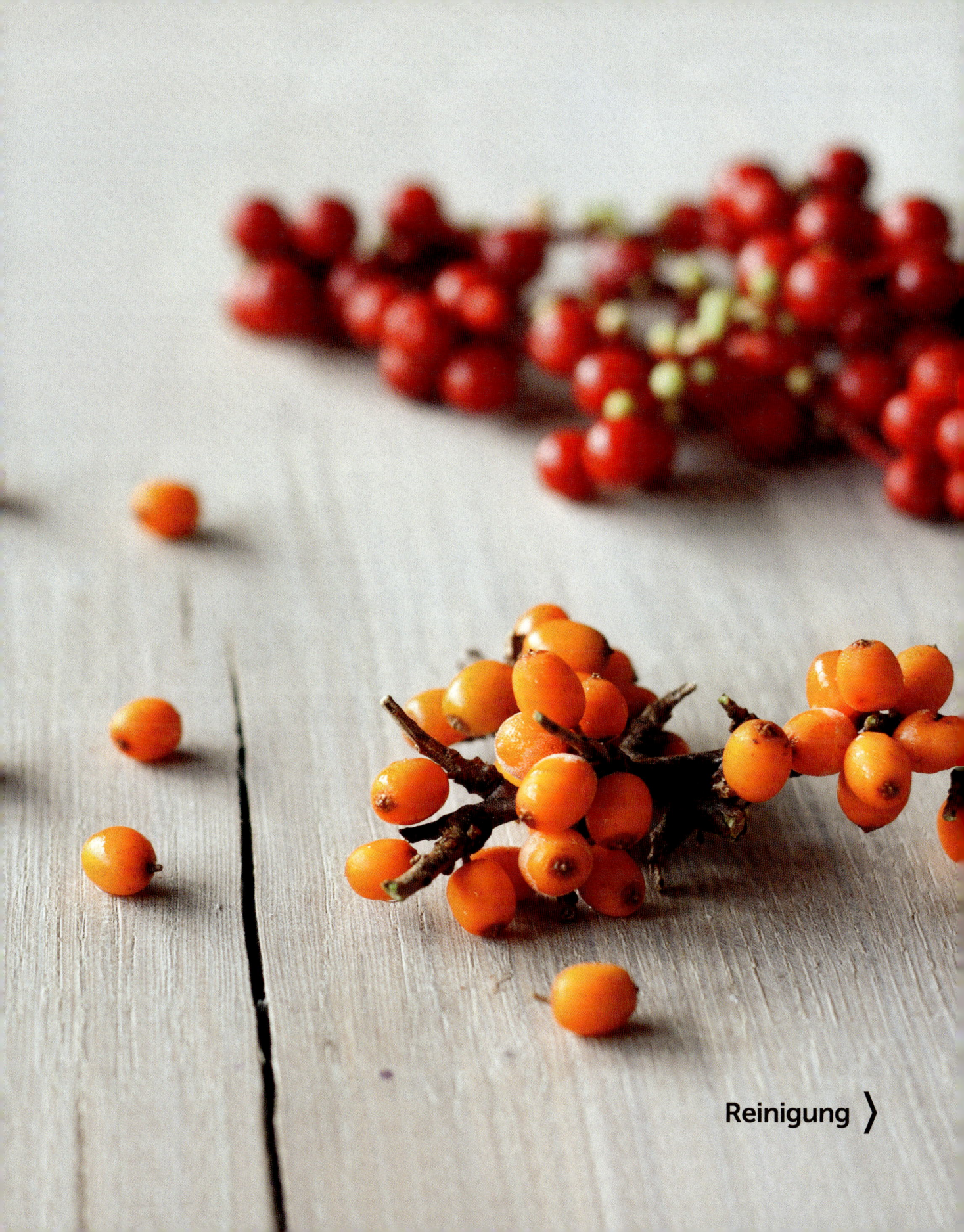

Reinigung ❯

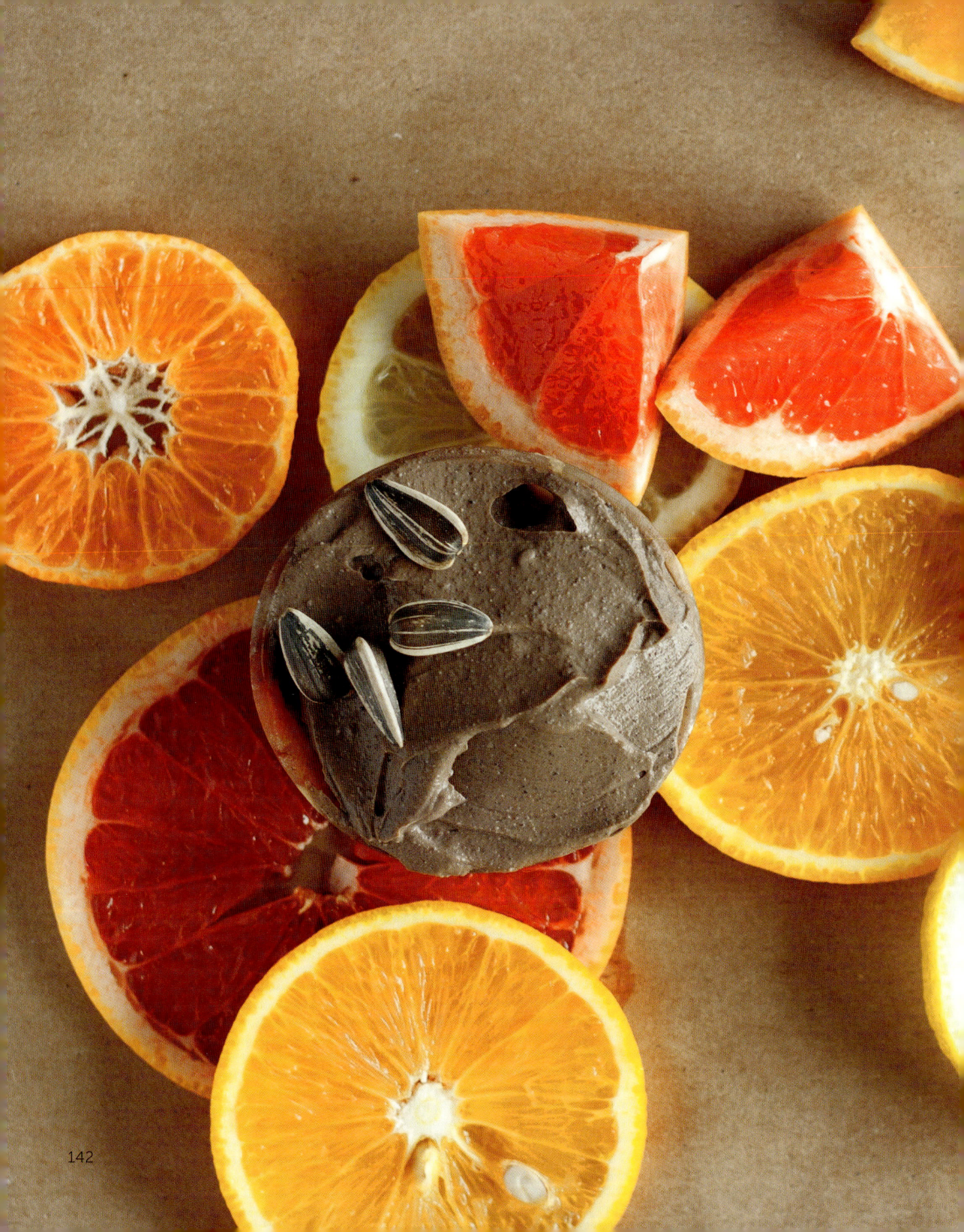

Duftendes Duschgel mit Lavaerde

Seit Jahrtausenden ist Lavaerde bekannt als ein besonders schonendes Reinigungsmittel, das selbst für empfindliche Haut geeignet ist. Ihre außergewöhnliche Absorptionskraft hilft, Unreinheiten, Bakterien und überschüssigen Talg zu beseitigen. Die kleine Menge an Öl, die in diesem Rezept untergemischt wird, kann den entfettenden Effekt der Lavaerde ausgleichen und neben den reinigenden Eigenschaften für die nötige Feuchtigkeit sorgen.

Zutaten

2 EL Lavaerde

5 EL Ylang-Ylang-Öl oder destilliertes Wasser

1 EL Mandel-, Aprikosenkern- oder Macadamiaöl

20 Trpf. ätherisches Orangen-, Grapefruit-, Ylang-Ylang- oder Lavendelöl

 Für alle Hauttypen geeignet

 5 Minuten

 Täglich

 Im Kühlschrank etwa 2 Wochen haltbar

Zubereitung

- Vermischen Sie die Lavaerde mit dem Ylang-Ylang-Öl bzw. dem destillierten Wasser und dem ätherischen Öl Ihrer Wahl.

- Die Mixtur sollte eine einheitlich cremige Konsistenz aufweisen und leicht auf die Haut aufzutragen sein. Wenn sie Ihnen zu dick erscheint, verdünnen Sie sie mit etwas Wasser.

- Massieren Sie Ihren gesamten Körper mit diesem Duschgel und spülen Sie es dann mit warmem Wasser ab. Pflegen Sie Ihre Haut anschließend mit einem Produkt Ihrer Wahl.

Wenn Sie sich öfter mit einem neuen Duft verwöhnen möchten, lassen Sie das ätherische Öl aus dem Originalrezept weg und geben Sie direkt vor dem Duschen jeweils eins Ihrer Wahl hinzu.

Luxuriöse Bananen- und Schokoladen-Maske für den Körper

Sie haben die pflegenden Eigenschaften von Bananen und Joghurtsäuren bereits kennengelernt. Dunkle Schokolade ist jedoch extra zu erwähnen, da sie Antioxidantien enthält, die einer vorzeitigen Hautalterung entgegensteuern, die Kollagenproduktion ankurbeln und die Haut effektiv mit Nährstoffen versorgen können. Das in dunkler Schokolade enthaltene Koffein wirkt zusätzlich hautstraffend.

 Für alle Hauttypen geeignet

 10 Minuten

 2–3-mal pro Monat

 Verwenden Sie diese Maske direkt nach der Zubereitung

Zutaten

20 g dunkle Schokolade (mindestens 70 % Kakaogehalt)

½ Banane

4 EL Naturjoghurt

10 Trpf. ätherisches Mandarinenöl

Zubereitung

- Schmelzen Sie die Schokolade im Wasserbad.

- Pürieren Sie die Banane mit einer Gabel und rühren Sie die geschmolzene Schokolade, den Joghurt und das ätherische Mandarinenöl unter.

- Tragen Sie diese Maske auf Ihren Körper auf, lassen Sie sie 10–15 Minuten einwirken und spülen Sie sie anschließend gut ab. Pflegen Sie Ihre Haut danach mit einer Lotion oder einem Körperöl.

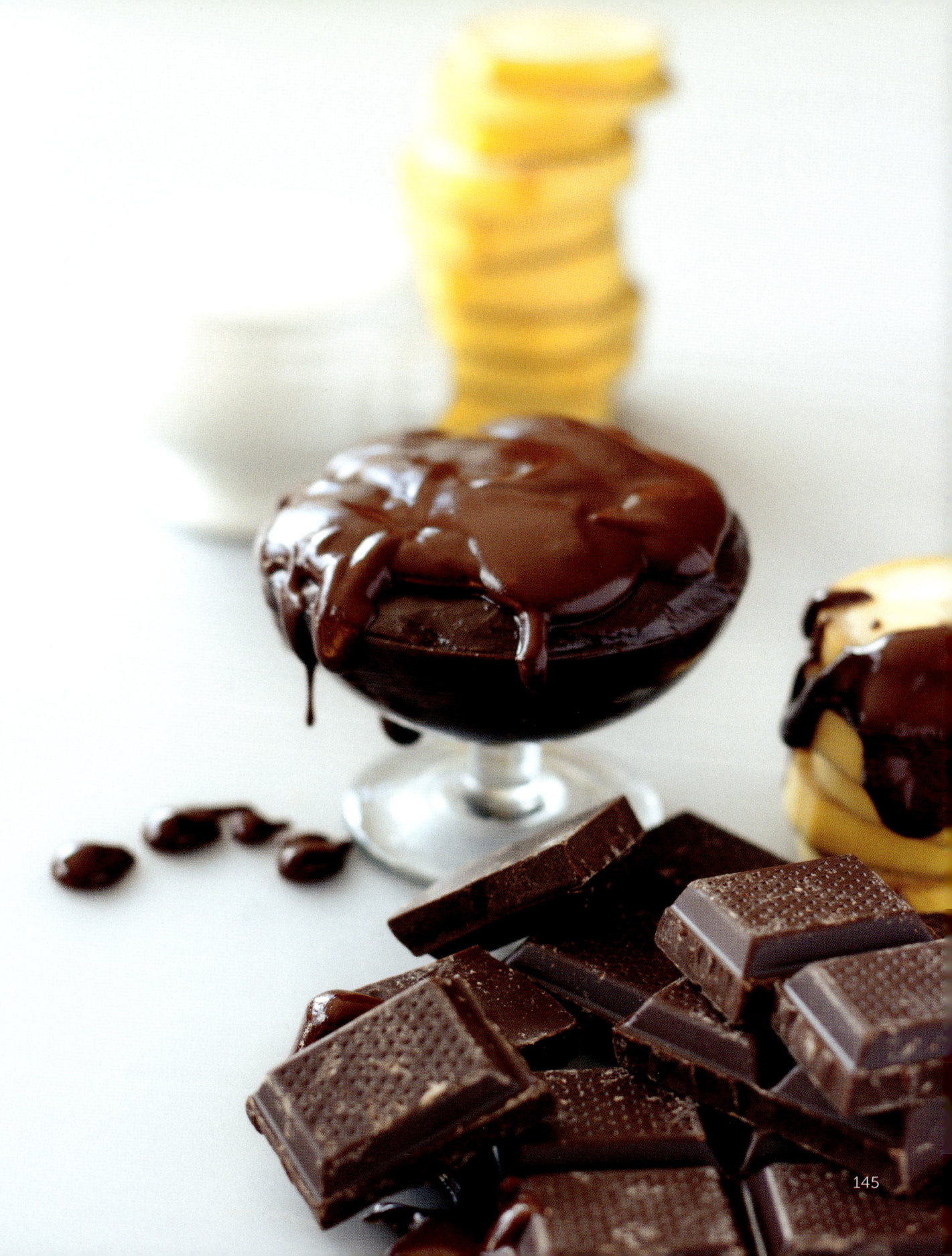

Honigpeeling
mit Lavendel und Orange

Dieses duftende Körperpeeling können Sie nicht nur unter der Dusche verwenden, sondern auch beim Spa. Der Honig reinigt Ihre Haut porentief und macht sie wunderbar geschmeidig, während der Lavendel und die Orangenschale Sie mit einem zauberhaft süßen und wohltuenden Aroma verwöhnen.

Zutaten

350 g Honig

1 EL getrocknete Lavendelblüten

Schale einer halben Orange

Zubereitung

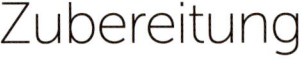 Rühren Sie die Lavendelblüten und die Orangenschale unter den Honig und lassen Sie alles ein paar Tage lang ziehen, damit sich die Aromen vollends entfalten können.

● Massieren Sie den fruchtigen Honig beim Baden in Ihre Haut und spülen Sie ihn anschließend mit warmem Wasser ab.

● Pflegen Sie Ihre Haut danach mit einer Lotion oder einem Körperöl.

 Für alle Hauttypen geeignet

 5 Minuten in der Zubereitung, 2–3 Tage Ziehzeit

 2–3-mal pro Woche

 2 Monate haltbar

Das Peeling ist besonders wirkungsvoll, wenn Sie es beim Spa verwenden. Der Honig verflüssigt sich schneller und lässt sich auf der Haut leichter auftragen, wenn Ihre Poren dank der Hitze weiter geöffnet und aufnahmebereiter sind. Ganz zu schweigen von dem schönen Gefühl, vom aromatherapeutischen Orangen- und Lavendelduft eingehüllt zu werden!

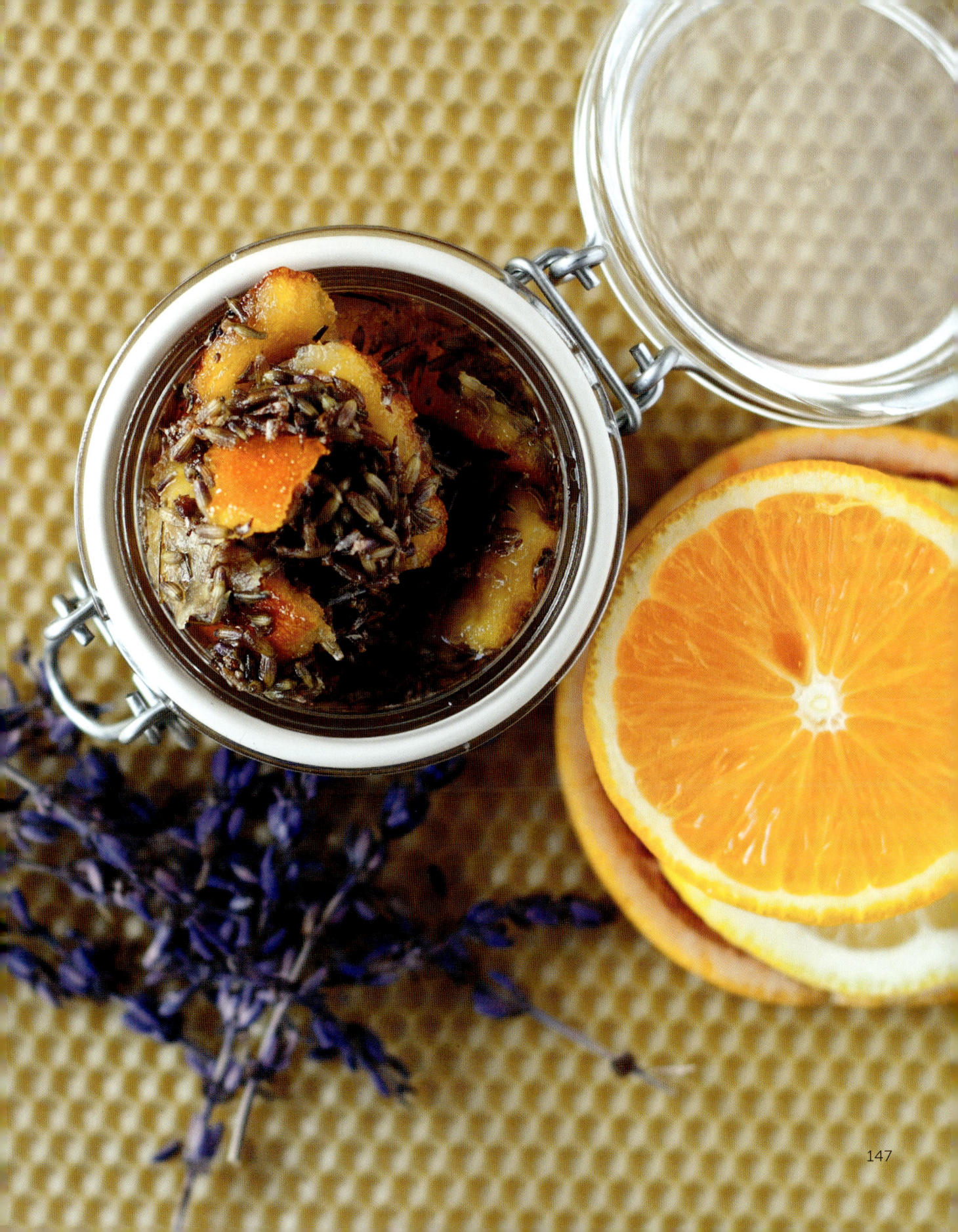

Sommerliches Körperpeeling mit weißer Tonerde und Himbeeren

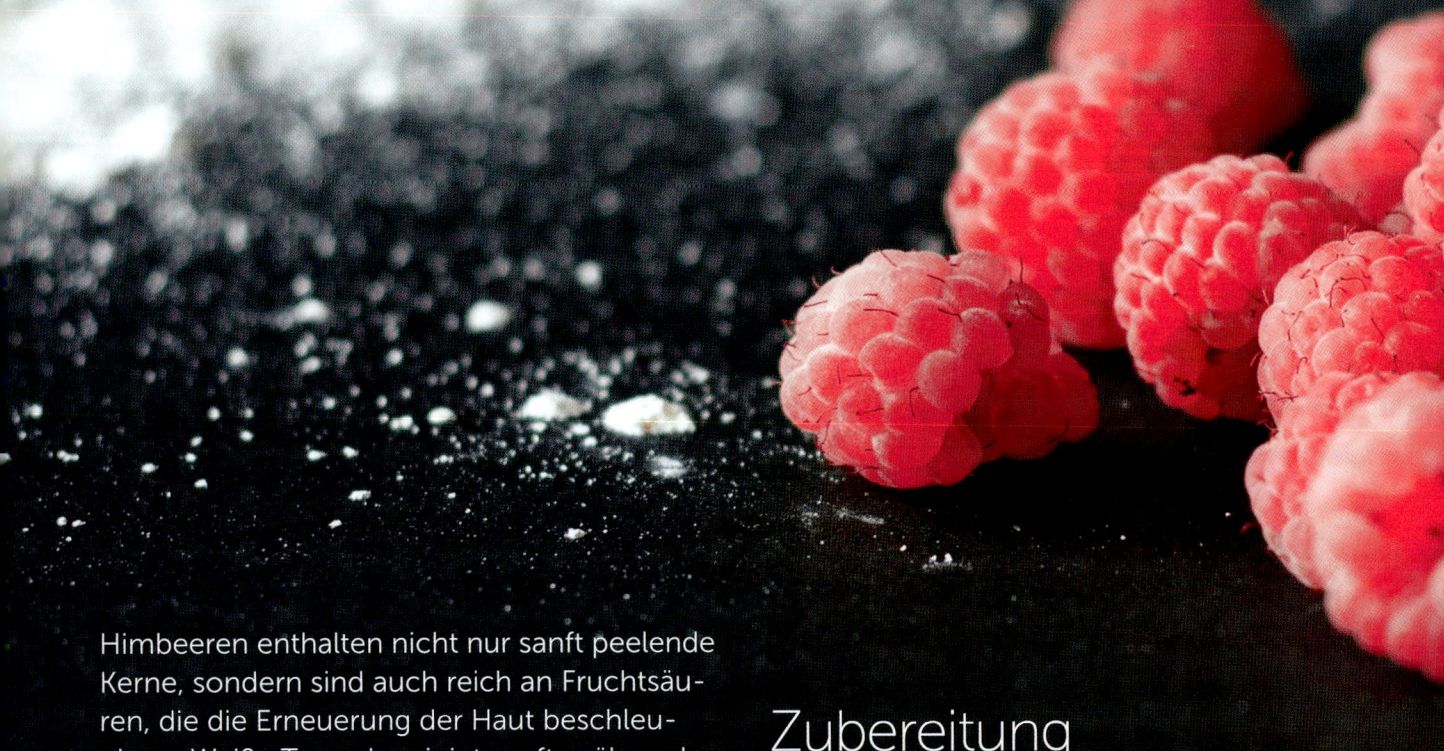

Himbeeren enthalten nicht nur sanft peelende Kerne, sondern sind auch reich an Fruchtsäuren, die die Erneuerung der Haut beschleunigen. Weiße Tonerde reinigt sanft, während Jojobaöl die nötige Feuchtigkeit spendet.

Zutaten

25 g Himbeeren

2 EL weiße Tonerde

1 TL Jojobaöl

Eine Prise gemahlene Muskatnuss

Zubereitung

- Pürieren Sie die Himbeeren mit einer Gabel oder im Standmixer.

- Verrühren Sie sie anschließend mit der weißen Tonerde, dem Jojobaöl und der Muskatnuss.

- Wenden Sie das Peeling unter der Dusche an: Massieren Sie es sanft in Ihre Haut und spülen Sie es anschließend mit warmem Wasser ab. Verwöhnen Sie Ihre Haut danach mit einer Lotion oder einem Körperöl

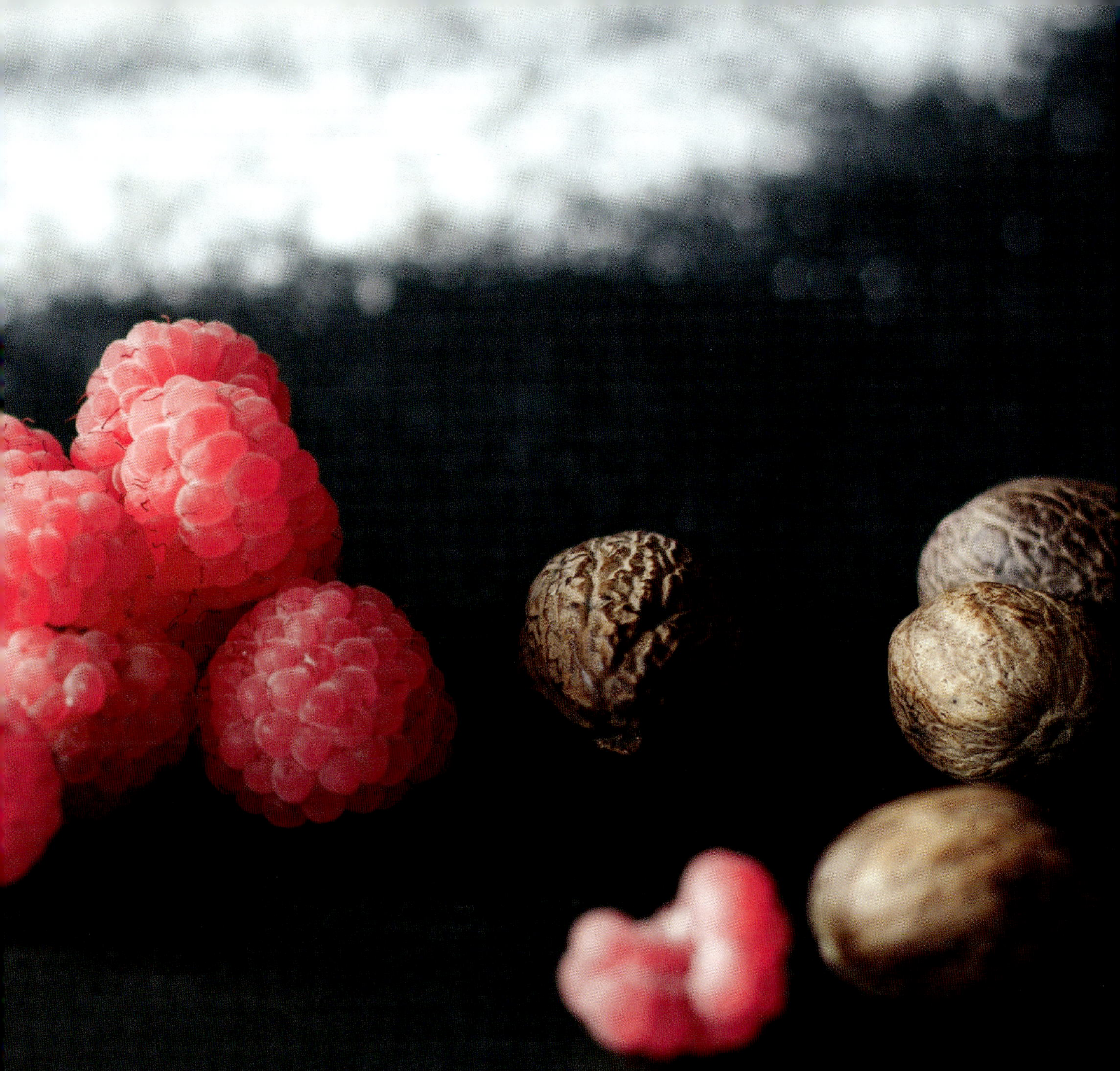

 Für alle Hauttypen geeignet

 5 Minuten

2–3-mal pro Woche

Zur sofortigen Verwendung

Wenn Sie mit diesem Peeling tiefer gelegene Hautschichten erreichen und es als reinigende und erfrischende Maske verwenden möchten, belassen Sie es einfach 10–15 Minuten auf Ihrer Haut, bevor Sie es abspülen.

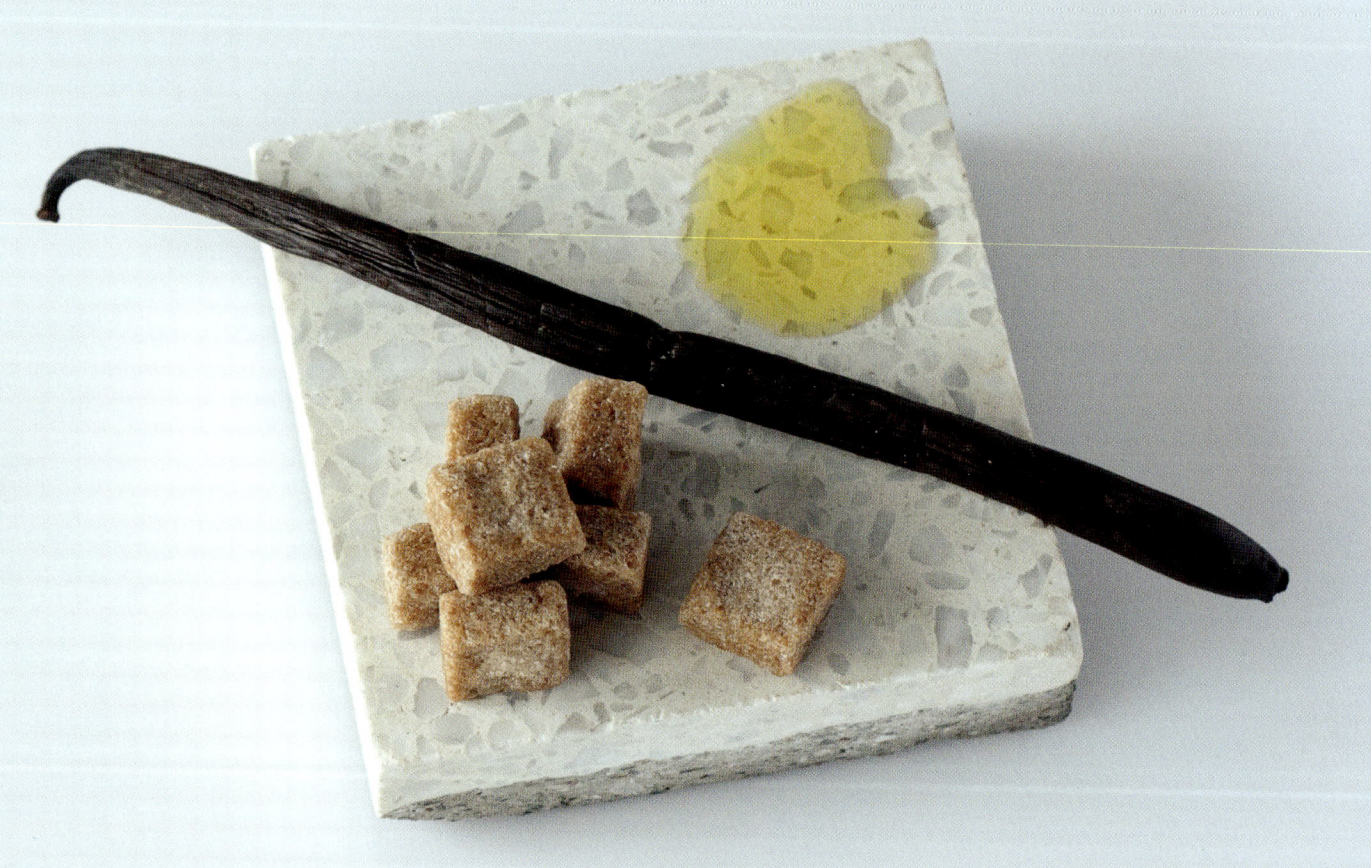

Körperpeeling mit Vanillezucker

Das Peeling duftet nicht nur himmlisch, sondern wirkt auch als ein sehr sanfter Exfoliant. Da im Rezept Olivenöl enthalten ist, brauchen Sie sich nach der aromatischen Anwendung auch nicht mehr eincremen.

 Für alle Hauttypen geeignet, jedoch nicht auf verletzter Haut aufzutragen

 5 Minuten in der Zubereitung, 2 Wochen Ziehzeit

 2–3-mal pro Woche

 6 Monate haltbar

Das selbstgemachte Körperpeeling ist nicht nur wohltuend und nützlich, sondern lässt sich auch bedenkenlos verschenken, da es sich für alle Hauttypen eignet. Ein originelles bzw. besonders schönes Behältnis, in das Sie das Peeling abfüllen können, sollte für diesen Fall als „Geschenkverpackung" schon bereitstehen.

Zutaten

1 frische Vanilleschote

1 EL brauner Zucker

½ EL Olivenöl

Zubereitung

- Schlitzen Sie die Vanilleschote auf einer Seite längs auf, kratzen Sie das Mark heraus und vermengen Sie es mit dem braunen Zucker. Geben Sie auch die leere Schote hinzu und lassen Sie alles etwa 2 Wochen lang stehen, damit das Vanillearoma gut in den Zucker übertreten kann.

- Mahlen Sie den aromatisierten Zucker nach 2 Wochen in der elektrischen Kaffeemühle, damit er noch sanfter zu Ihrer Haut ist.

- Geben Sie das Öl hinzu und rühren Sie gut um. Füllen Sie das Peeling anschließend in ein Behältnis Ihrer Wahl ab.

- Verwenden Sie das Peeling unter der Dusche, indem Sie es sanft in Ihre Haut einmassieren und es anschließend mit warmem Wasser abnehmen.

Ellenbogen- und Fußpeeling mit Zitrone und Kaffee

Zutaten

1 EL Meersalz bzw. Salz

Eine Prise gemahlener Zimt

1 EL Zitronensaft

2 EL gemahlener Kaffee

3 Trpf. ätherisches Grapefruitöl (wenn Sie ein Aroma hinzufügen möchten)

Zubereitung

- Ist Ihr Salz sehr grob, mahlen Sie es in der elektrischen Kaffeemühle, damit es sanfter zu Ihrer Haut ist.

- Brühen Sie eine Tasse Kaffee auf, vermischen Sie den Kaffeesatz mit dem Zimt und dem Salz.

- Drücken Sie die Zitrone aus und rühren Sie den Saft unter die Kaffeemischung.

- Wenn Sie ein noch stärkeres Aroma wünschen, geben Sie das ätherische Grapefruitöl hinzu.

- Verwenden Sie das Peeling unter der Dusche: Massieren Sie es sanft in Ihre Haut ein und spülen Sie es anschließend mit warmem Wasser ab. Pflegen Sie Ihre Haut danach mit einer Lotion oder einem Körperöl.

Das Peeling hilft, die abgestorbenen Hautschüppchen von der rauen Haut Ihrer Ellenbogen und Fußsohlen abzuschilfern. Der enthaltene Zitronensaft wirkt aufhellend und hautbildverschönernd.

 Für alle Hauttypen geeignet, jedoch nicht auf verletzter Haut aufzutragen

 10 Minuten

 2–3-mal pro Woche

 Sofort zu verwenden

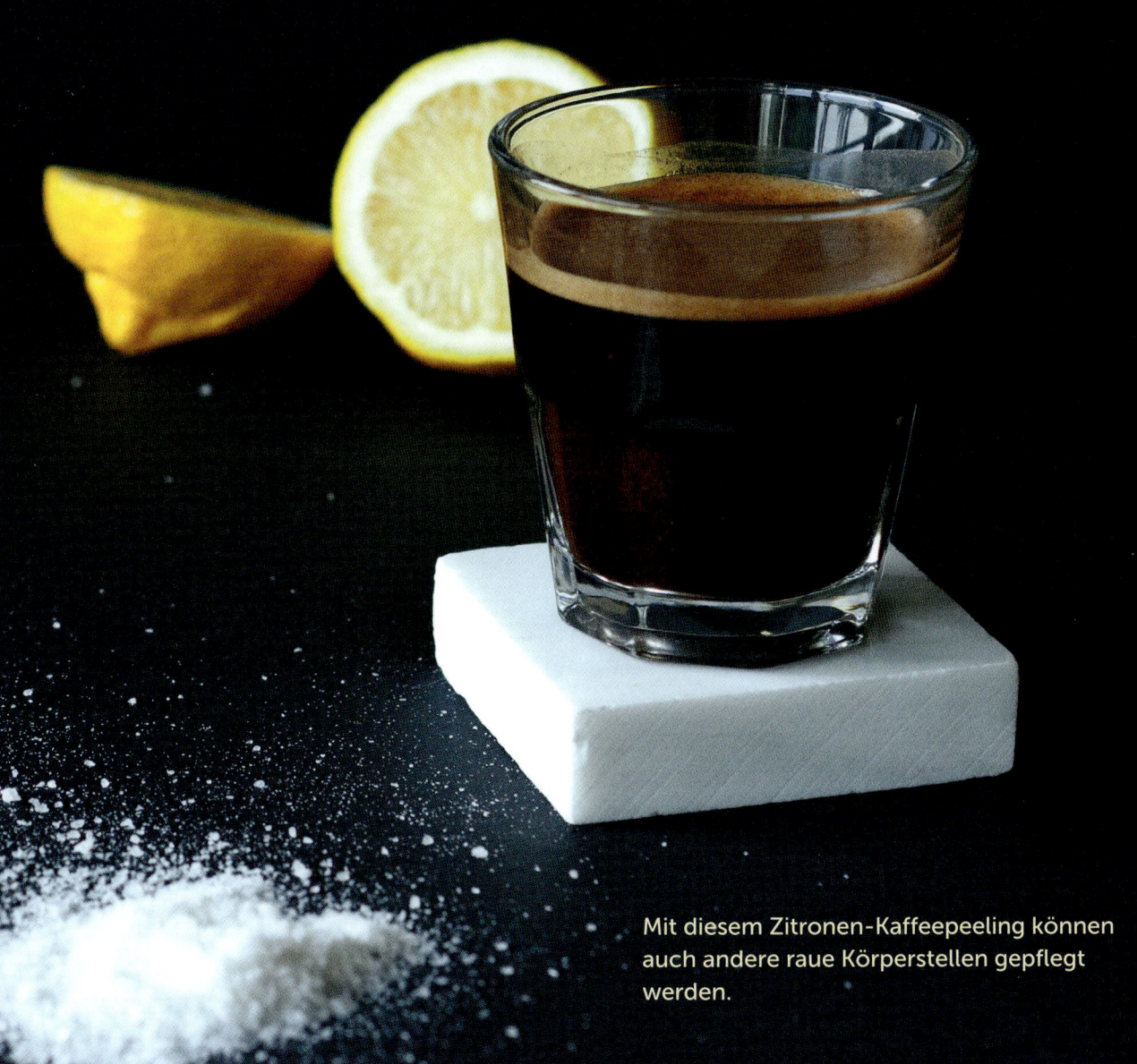

Mit diesem Zitronen-Kaffeepeeling können
auch andere raue Körperstellen gepflegt
werden.

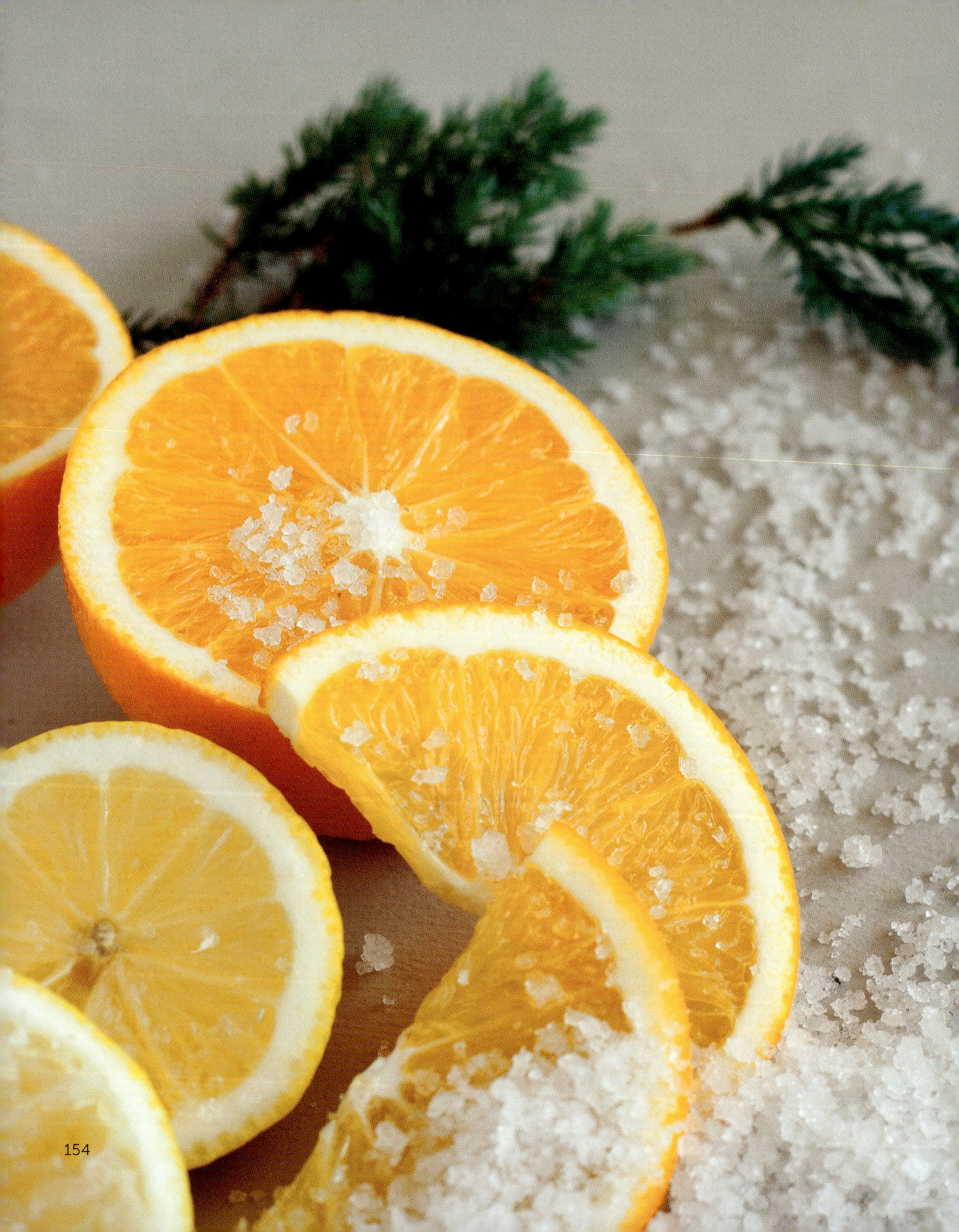

Körperpeeling gegen Cellulite

Zutaten

125 cm³ Meersalz

2 EL Olivenöl

10 Trpf. ätherisches Zitronenöl

5 Trpf. ätherisches Zypressenöl (dieses Öl hilft, Ihrer Haut überschüssiges Wasser zu entziehen, sollte aber während einer Schwangerschaft nicht verwendet werden)

Zubereitung

- Besonders grobes Salz mahlen Sie besser zunächst in der elektrischen Kaffeemühle, damit es sanfter zu Ihrer Haut ist.

- Vermischen Sie das gemahlene Salz mit dem Olivenöl und den ätherischen Ölen.

- Füllen Sie das Peeling in ein Behältnis Ihrer Wahl ab.

- Verwenden Sie das Peeling unter der Dusche: Massieren Sie es ungefähr 5 Minuten lang sanft in die Problemzonen Ihrer Haut, um die Blutzirkulation tüchtig anzuregen und spülen Sie es anschließend mit warmem Wasser ab.

Wenn Sie mit dem sogenannten Orangenhaut-Effekt zu kämpfen haben, ist es wichtig, die Blutzirkulation sowohl in Ihrer Haut als auch in den darunter gelegenen Schichten zu verbessern. Hierzu können verschiedene ätherische Öle hilfreich sein. Beachten Sie, dass alle Anti-Cellulite-Produkte ihre Wirkung am besten entfalten können, wenn sie im Zusammenspiel mit regelmäßigen Massagen, körperlicher Aktivität und gesunder Ernährung angewendet werden.

 Für alle Hauttypen geeignet

 5 Minuten

 2–3-mal pro Woche

 6 Monate haltbar

Tragen Sie das Peeling zunächst auf einen kleinen Hautbereich auf und testen Sie so, ob Sie allergisch auf die enthaltenen ätherischen Zitrusöle reagieren.

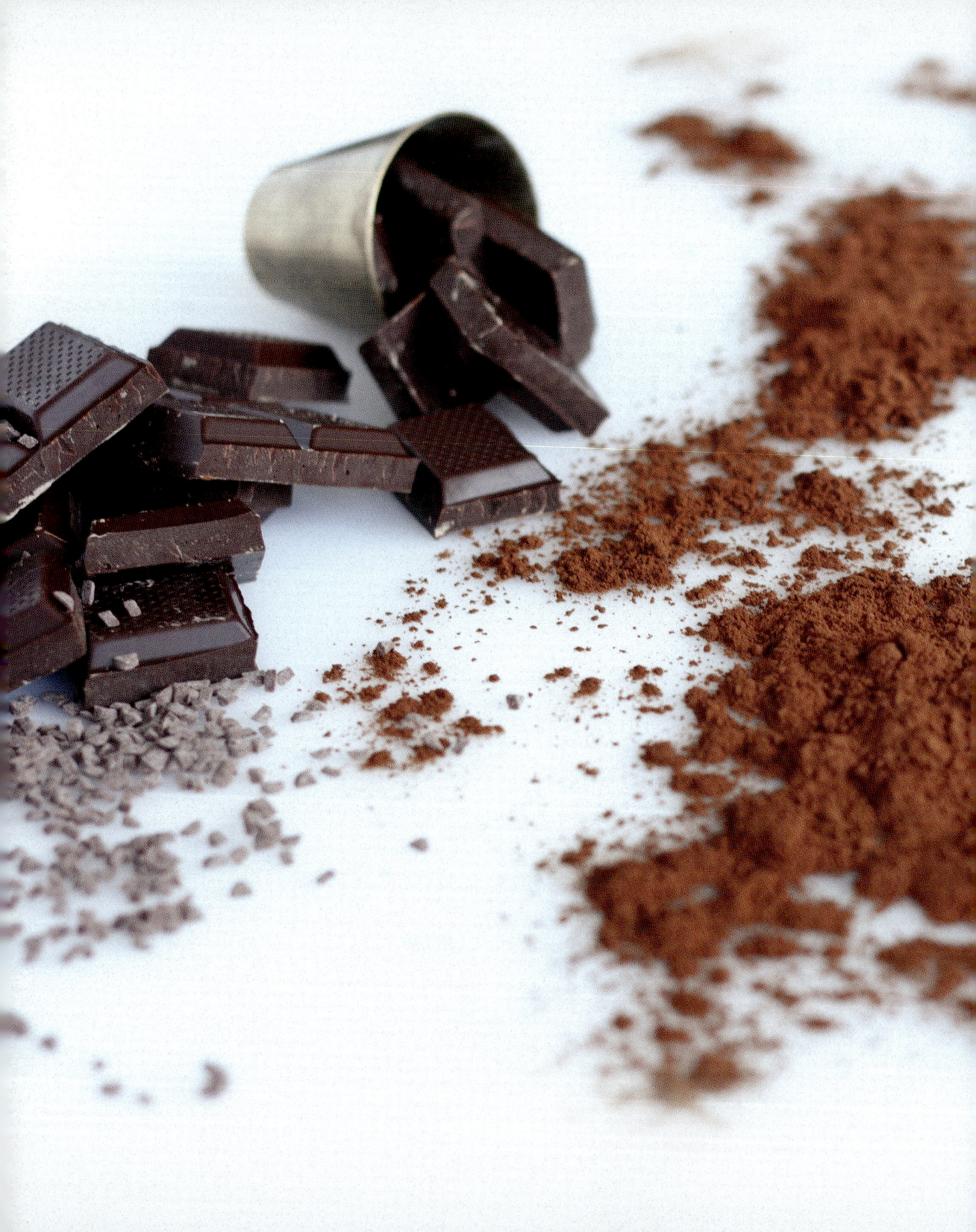

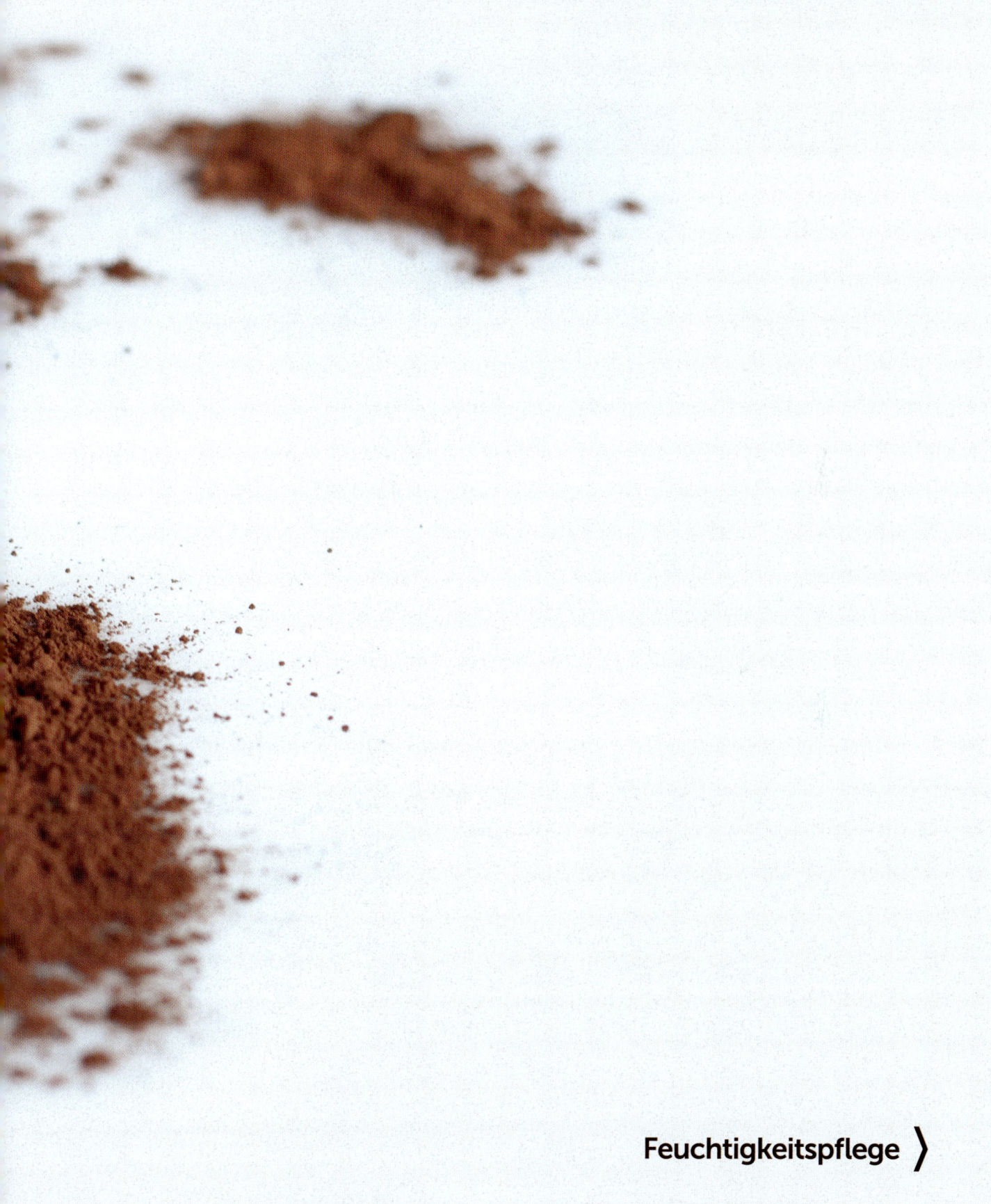

Feuchtigkeitspflege ❯

Körperbutter
für Kaffeeliebhaber

Das Rezept ist nicht nur für diejenigen interessant, die gern Kaffeeduft schnuppern, sondern auch für all jene, die unter besonders trockener Haut leiden. Diese Körperbutter kombiniert Öle, die stark feuchtigkeitsspendend und nährend wirken und nur langsam einziehen. Der hautbildverbessernde Effekt sollte also schon nach wenigen Anwendungen zu spüren sein!

 Für alle Hauttypen geeignet, insbesondere für trockene, schuppige Haut

 40 Minuten

 Täglich

 1 Monat haltbar

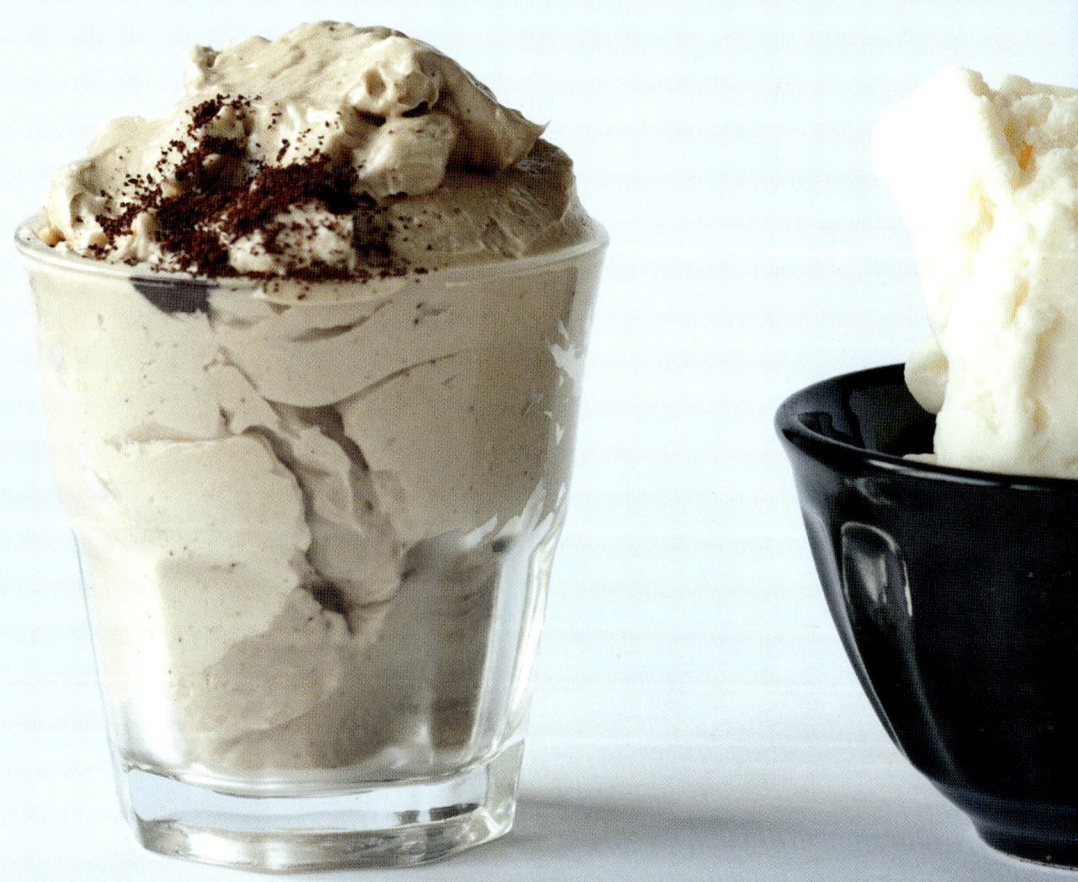

Zutaten

12 g Kaffee

24 g Sheabutter

14 g Kakaobutter

10 g Mandelöl

Bewahren Sie die Körperbutter an einem vor Licht, Wasser und Verunreinigungen geschützten Ort auf, und Sie werden lange Freude daran haben.

Zubereitung

- Brühen Sie eine Tasse starken Kaffee auf und filtern Sie den Satz erst nach einiger Ziehzeit ab.

- Erwärmen Sie die Kakaobutter, die Sheabutter und das Mandelöl im Wasserbad.

- Nehmen Sie die flüssigen Öle aus dem Bad und rühren Sie weiter, bis sie abgekühlt sind.

- Wenn die Öle beginnen fest zu werden, gießen Sie sie langsam in den gefilterten Kaffee. Rühren Sie dabei stetig entweder mit dem Schneebesen oder dem elektrischen Mixer.

- Füllen Sie die Butter anschließend in ein Behältnis Ihrer Wahl ab.

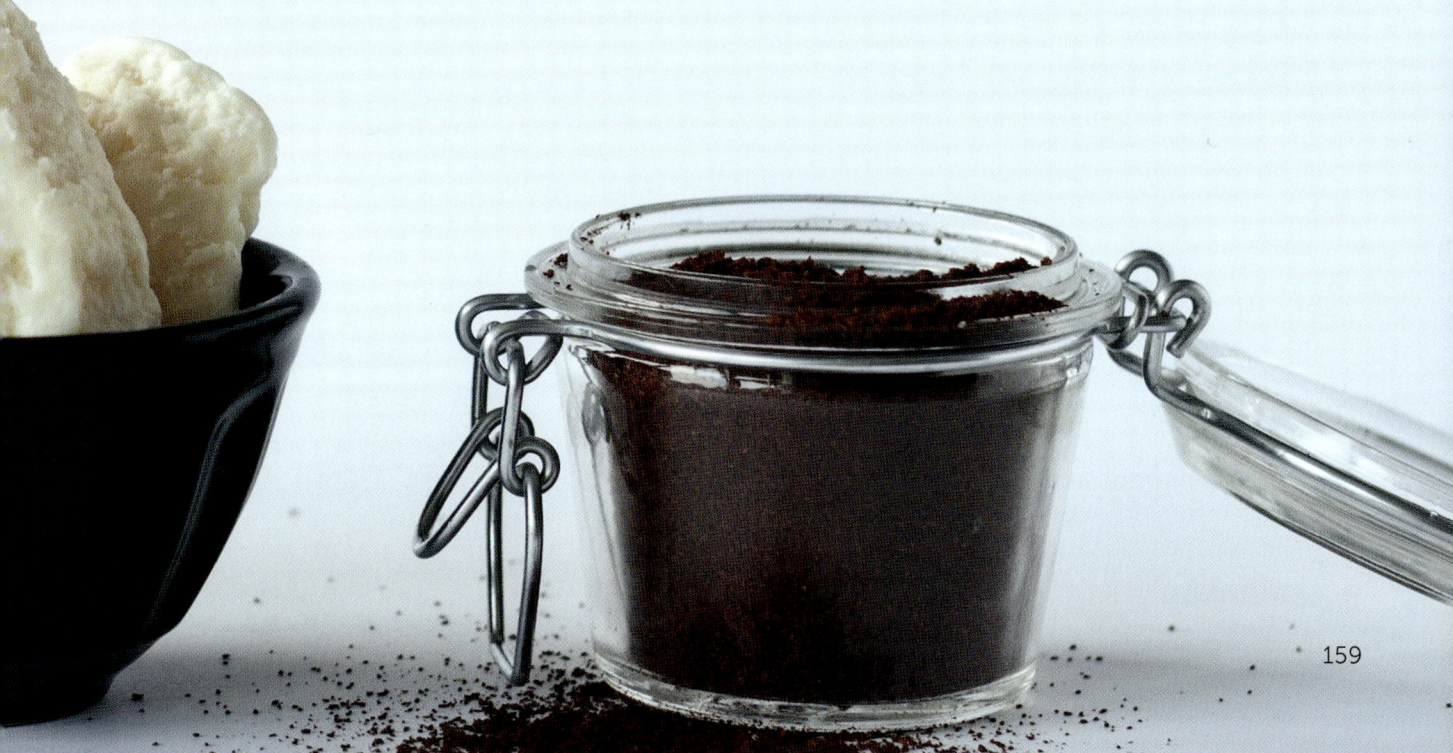

Ölmischung mit Kokosnuss und Vanille

Kokosöl wird in Asien schon seit Jahrtausenden verwendet – und zwar nicht nur in der Haarpflege, sondern auch auf der Haut, denn es zieht schnell ein und macht die Haut wunderbar weich. In diesem Rezept verstärken wir die tollen Eigenschaften der Kokosnuss mit denen von Oliven- und Mandelöl. Der angenehme Duft der Kokosnuss erinnert an Urlaub und wird durch die Vanille noch süßer.

Zutaten

125 ml Kokosöl

60 ml Olivenöl

60 ml Mandelöl

2–3 frische Vanilleschoten

1 Trpf. Vitamin E (eine Kapsel)

 Für alle Hauttypen geeignet

 10 Minuten in der Zubereitung, 2 Monate Ziehzeit

 Täglich

 Etwa 6 Monate haltbar

Zubereitung

- Erhitzen Sie das Kokosöl im Wasserbad, bis es flüssig ist.

- Füllen Sie das flüssige Kokosöl zusammen mit dem Mandel- und dem Olivenöl in ein luftdichtes Behältnis.

- Stechen Sie die Kapsel mit dem Vitamin E an und geben Sie ihren Inhalt ebenfalls in das Behältnis mit den Ölen. Dann schütteln Sie das Ganze gut durch.

- Schlitzen Sie die Vanilleschote seitlich auf und geben Sie sie ebenfalls in die Flasche.

- Diese Ölmischung können Sie sofort verwenden. Wenn Sie sie jedoch etwa 2 Monate lang ziehen lassen, wird sie mehr und mehr den süßen Vanilleduft annehmen. Ein wenig Warten lohnt sich also! Denken Sie daran, die Flasche an einem kühlen, dunklen Ort aufzubewahren und sie ab und zu gut durchzuschütteln.

Denken Sie daran, dass sich unraffinierte, kaltgepresste Öle am besten für die Hautpflege eignen.

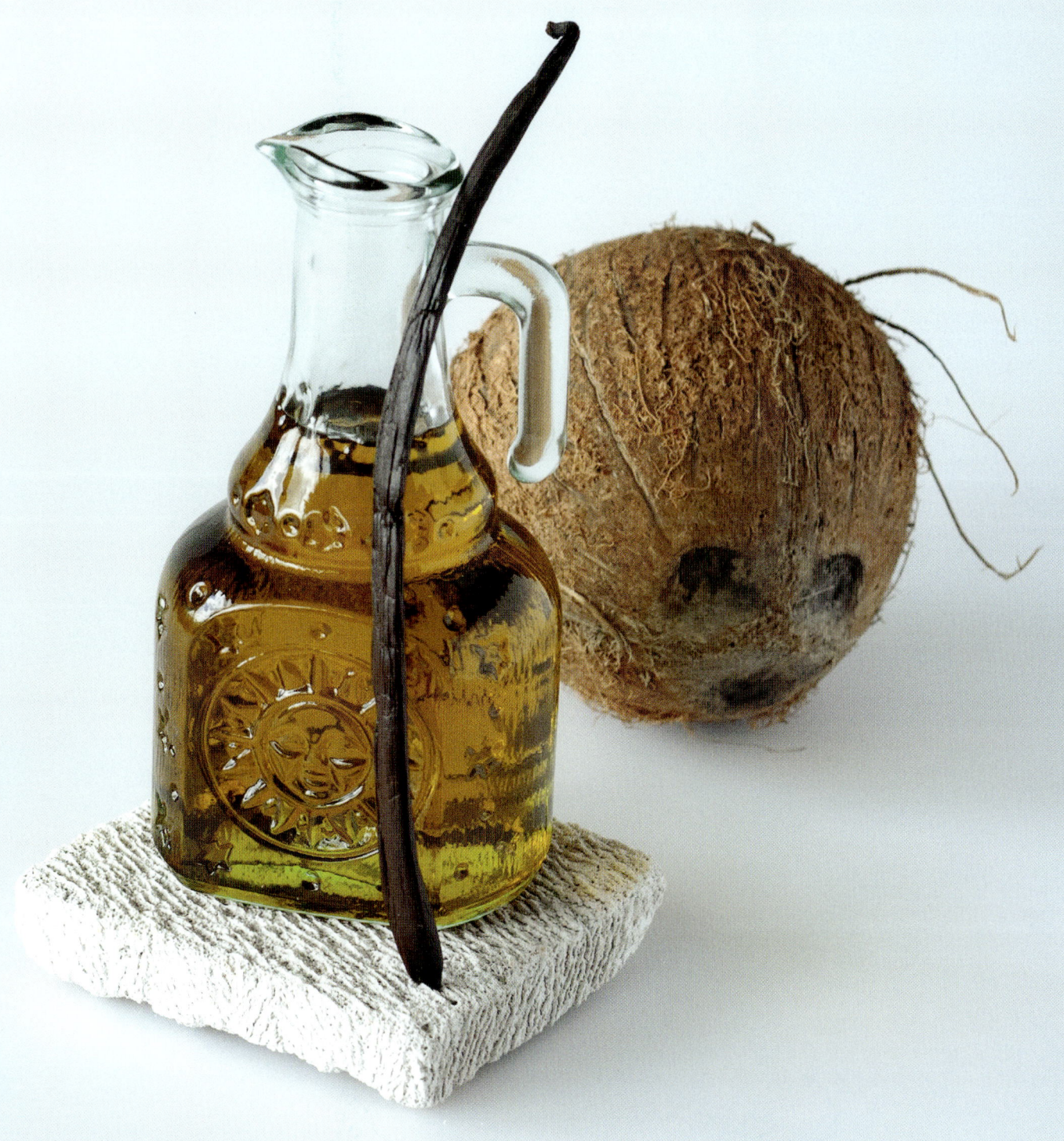

Reichhaltige Sheabuttercreme mit Preiselbeeren

Sheabutter und Olivenöl eignen sich perfekt, um die natürliche Barrierefunktion Ihrer Haut wiederherzustellen, die leicht unter täglichem Baden oder regelmäßigem Schwimmen leidet. Unsere Hautbarriere ist wichtig, denn sie schützt die Haut vor schädlichen Umwelteinflüssen wie gefährlichen Sonnenstrahlen, Wind und Kälte. Der Saft der Preiselbeeren reichert diese Creme mit Vitamin C und A an, die Ihre Haut geschmeidig machen und regenerieren lassen.

Zutaten

14 g Preiselbeersaft

26 g Sheabutter

20 g Olivenöl

 Für alle Hauttypen geeignet

 1 Stunde

 Täglich

 1 Monat haltbar

Zubereitung

- Pürieren Sie die Preiselbeeren mit einer Gabel und fangen Sie ihren Saft auf, indem Sie die Beeren anschließend durch ein Seihtuch streichen.

- Erwärmen Sie den Saft etwa 20 Minuten lang im Wasserbad, bis er etwa 70 °C erreicht hat, und nehmen Sie ihn dann aus dem Wasser.

- Während der Saft abkühlt, erhitzen Sie die Sheabutter im Wasserbad, bis sie flüssig ist. Nehmen Sie den Topf aus dem Wasser und gießen Sie die flüssige Butter unter Rühren in das Olivenöl.

- Gießen Sie dann langsam und unter stetigem Rühren den Preiselbeersaft in die Ölmixtur. Verwenden Sie dafür einen Schneebesen oder einen elektrischen Mixer.

- Füllen Sie die Creme zum Schluss in ein Behältnis Ihrer Wahl ab und lassen Sie sie dort komplett abkühlen. Bewahren Sie sie an einem kühlen, vor Wasser und Verunreinigungen geschützten Ort auf.

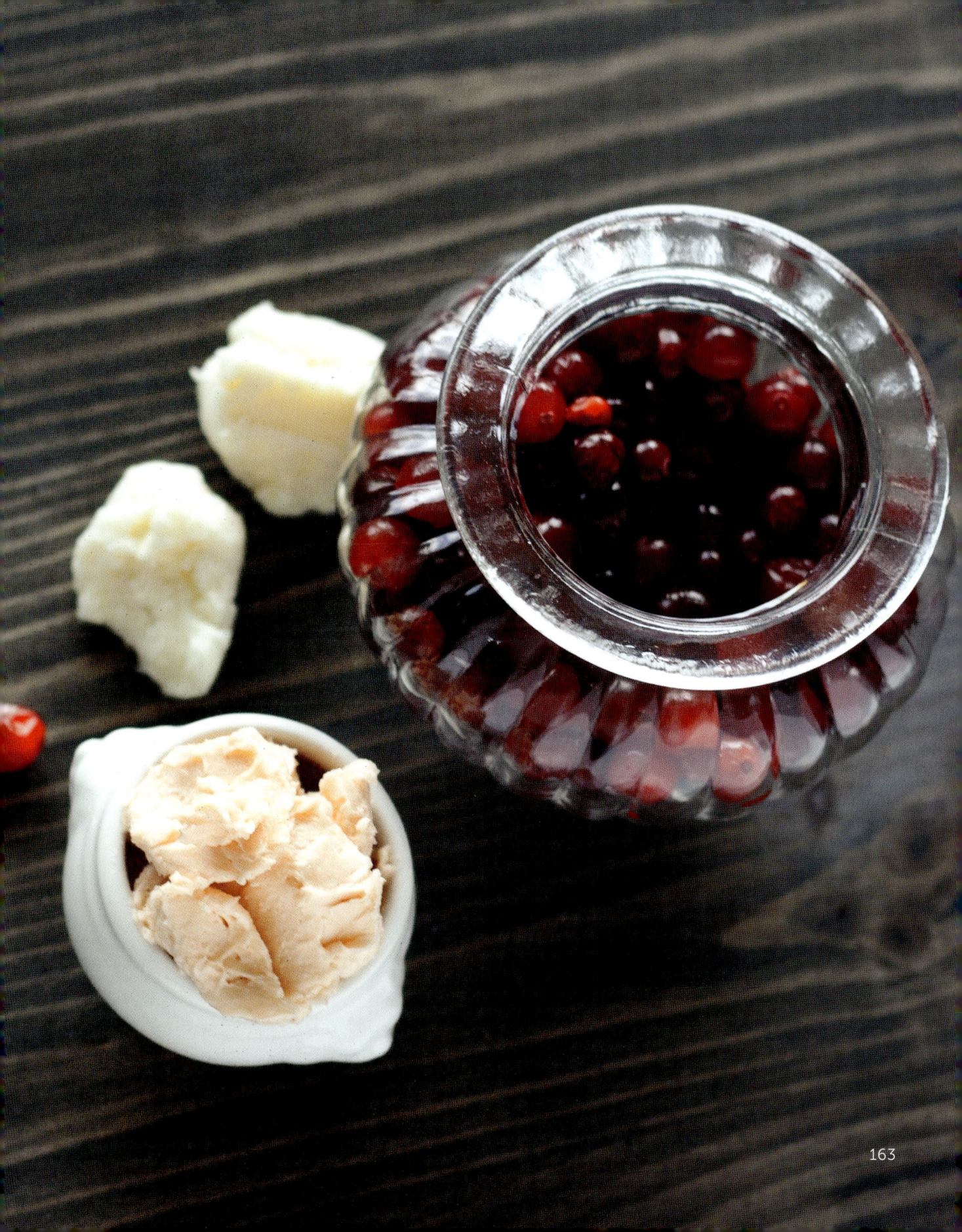

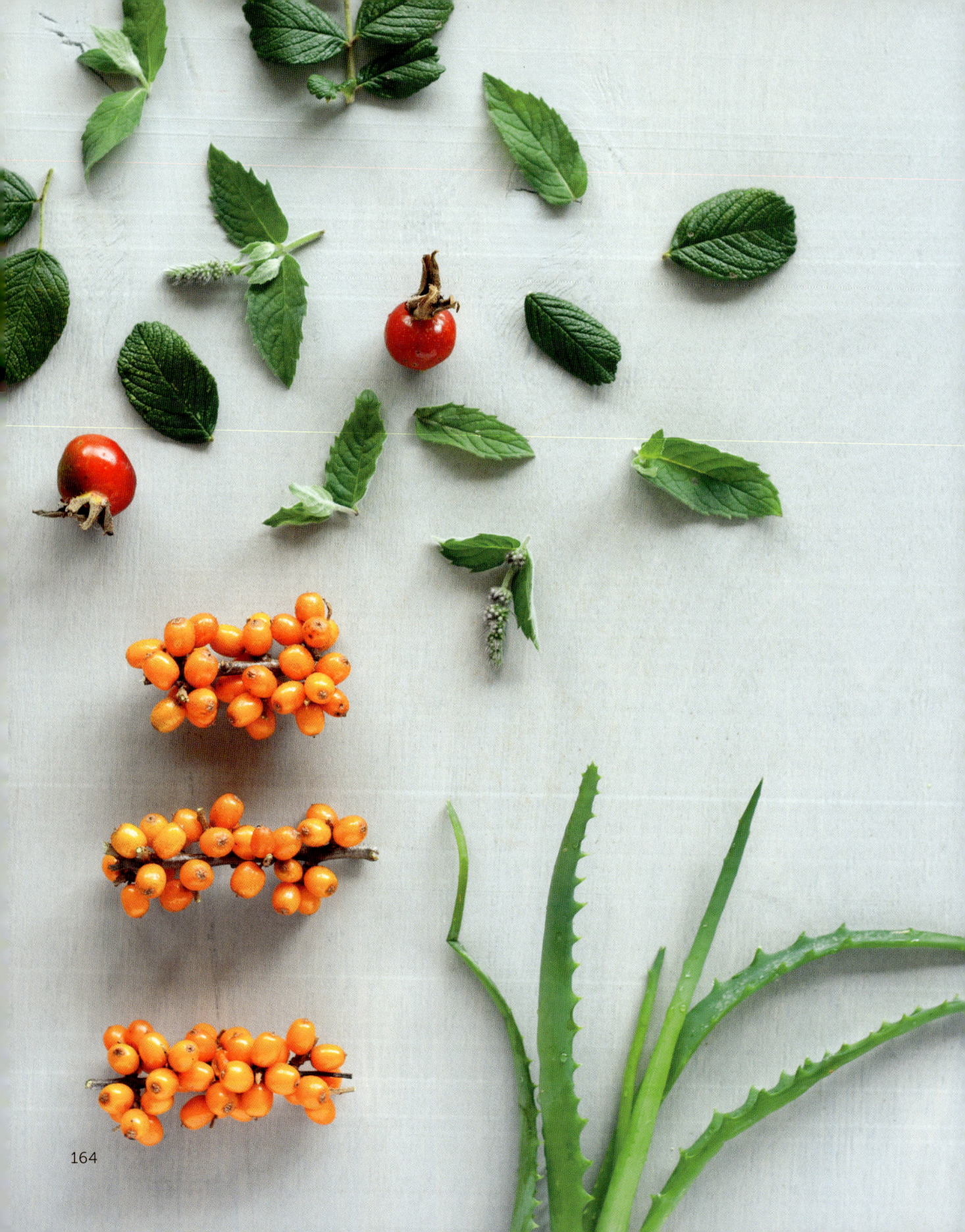

Beruhigende Creme mit Hagebutten und Sanddorn

Eine beruhigende Körpercreme ist besonders angenehm nach dem Sonnenbad, einem Körperpeeling oder wenn Ihre Haut durch Wind und Kälte gereizt ist. Der frische Saft der Aloe Vera beruhigt die Haut und wirkt entzündungshemmend, während Hagebutten-, Sanddorn- und Tamanuöl Rötungen und kleine Verletzungen lindern. Diese Creme eignet sich besonders für die Pflege empfindlicher Haut.

Zutaten

12 g Saft eines frischen Aloe-Vera-Blatts

8 g Bienenwachs

34 g Aprikosenkernöl

4 g Hagebuttenöl

2 g Tamanuöl

10 Trpf. ätherisches Sanddornöl

3–4 Trpf. ätherisches Pfefferminzöl (wenn Sie einen erfrischenden Duft hinzufügen möchten)

 Für alle Hauttypen geeignet, insbesondere für empfindliche Haut

 40 Minuten

 Täglich

 Im Kühlschrank etwa 2 Wochen haltbar

Zubereitung

- Lesen Sie sich vor der Zubereitung bitte zunächst noch einmal unsere Anleitung zur Herstellung von Cremes durch (s. S. 48).

- Quetschen Sie den Saft aus dem Aloe-Vera-Blatt.

- Wir benötigen diesmal zwei parallele Wasserbäder, also am besten zwei kleinere Töpfe, die in einen großen passen.

- Erwärmen Sie das Bienenwachs zusammen mit dem Aprikosenkern-, Hagebutten- und Tamanuöl und in dem anderen Topf den Aloe-Vera-Saft.

- Sobald das Bienenwachs mit den Ölen verschmilzt, nehmen Sie beide Töpfe aus dem Wasserbad heraus.

- Gießen Sie die Ölmixtur in den warmen Aloe-Vera-Saft und rühren Sie stetig mit einem Schneebesen oder dem elektrischen Mixer.

- Ist die Mixtur auf ca. 40 °C abgekühlt, geben Sie die ätherischen Öle hinzu. Anschließend können Sie das Öl in ein Behältnis Ihrer Wahl abfüllen.

Wenn Sie keine Aloe Vera besitzen, können Sie ihren Saft durch destilliertes Wasser ersetzen. Ohne den Zusatz von Aloe Vera ist die Creme etwa 2 Monate lang haltbar.

Rosencreme für den Körper

Das Rezept basiert auf der sogenannten „Cold Cream". Es heißt, die Methode zur Herstellung einer Cold Cream und ihrer vielen Variationen sei schon seit etwa 2000 Jahren im Umlauf. Unsere Creme beinhaltet Olivenöl, das reich an Omega-9-Fettsäuren und Vitamin E ist. Sie macht Ihre Haut schön weich, regeneriert sie und lindert kleine Entzündungen. Das enthaltene Rosenwasser kombiniert mit Rosenextrakt wirkt wohltuend auf gereizte und dehydrierte Haut.

Zutaten

12 g Rosenwasser

8 g Bienenwachs

26 g Olivenöl

14 g Aprikosenkernöl

2 Trpf. Rosenextrakt

 Für alle Hauttypen geeignet

 40 Minuten

 Täglich

 Etwa 2 Monate haltbar

Zubereitung

- Lesen Sie sich vor der Zubereitung bitte zunächst noch einmal unsere Anleitung zur Herstellung von Cremes durch (s. S. 48).

- Wir benötigen diesmal zwei parallele Wasserbäder, also am besten zwei kleinere Töpfe, die in einen großen passen.

- Im ersten Topf erwärmen Sie das Bienenwachs mit dem Aprikosenkern- und Olivenöl und im zweiten Topf das Rosenwasser.

- Sobald das Bienenwachs zu schmelzen beginnt, nehmen Sie beide Töpfe aus dem Wasser.

- Gießen Sie das warme Rosenwasser in die Ölmischung und rühren Sie stetig mit dem Schneebesen oder dem elektrischen Mixer. Rühren Sie solange, bis die Mischung etwa 40 °C erreicht hat. Geben Sie jetzt das ätherische Öl hinzu und rühren Sie noch einmal gut um.

- Füllen Sie die Creme in ein Behältnis Ihrer Wahl ab und lassen Sie sie komplett abkühlen. Bewahren Sie die Creme am besten an einem kühlen, dunklen, vor Wasser und Verunreinigungen geschützten Ort auf.

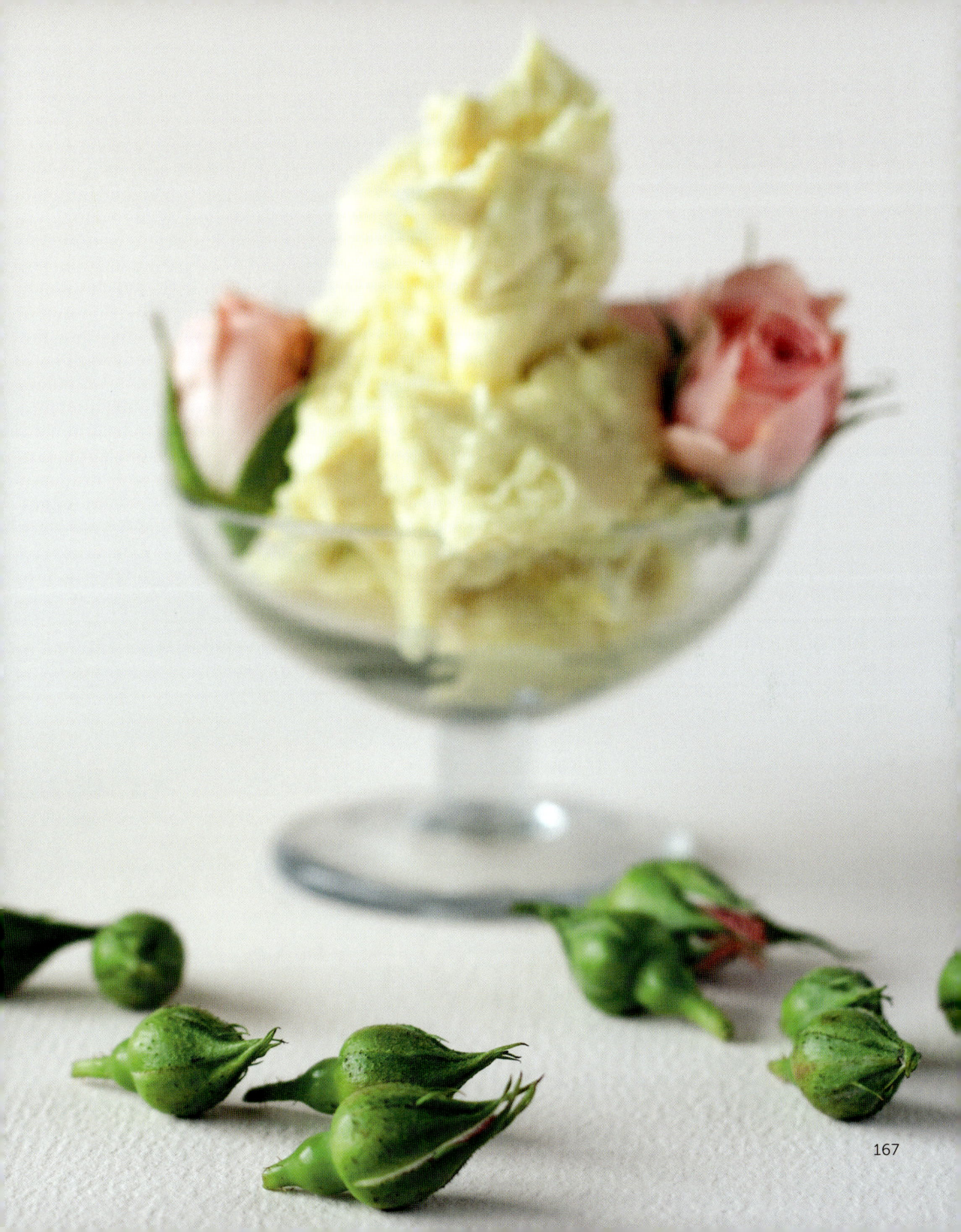

Fester Körperbalsam mit Kakao

Auf Reisen, insbesondere Flugreisen, ist ein fester Körperbalsam eine tolle Alternative zur flüssigen Variante: Es kann nichts auslaufen und die zulässige Menge an erlaubten Flüssigkeiten wird nicht überschritten. Dabei pflegt ein fester Balsam Ihre Haut genauso nachhaltig, wie es übliche Körpercremes tun.

Zutaten

20 g Kakaobutter

4 g Macadamiaöl

¼ TL Kakaopulver

 Für alle Hauttypen geeignet

 40 Minuten

 Täglich

 1 Jahr haltbar

Der Körperbalsam rutscht Ihnen nicht so leicht aus der Hand, wenn Sie während des Festwerdens einen Stoffstreifen (beispielsweise aus Leinen) einlegen, an dem Sie den Balsam bei der Körperpflege dann festhalten können.

Zubereitung

- Wählen Sie ein Förmchen aus, in dem Ihr fester Körperbalsam seine endgültige Gestalt annehmen soll. Das kann eine Backform aus Silikon, eine leere Bonbon- oder eine Seifendose oder jedes andere Behältnis sein, aus dem der Balsam sich leicht wieder herauslösen lässt.

- Erhitzen Sie die Kakaobutter im Wasserbad.

- Gießen Sie das Macadamiaöl und das Kakaopulver unter stetigem Rühren unter und heben Sie den Topf anschließend aus dem Wasser.

- Rühren Sie weiter, bis die Mixtur abkühlt und an Transparenz verliert. Füllen Sie sie jetzt in die ausgewählte Form.

- Lassen Sie den Balsam komplett abkühlen und fest werden.

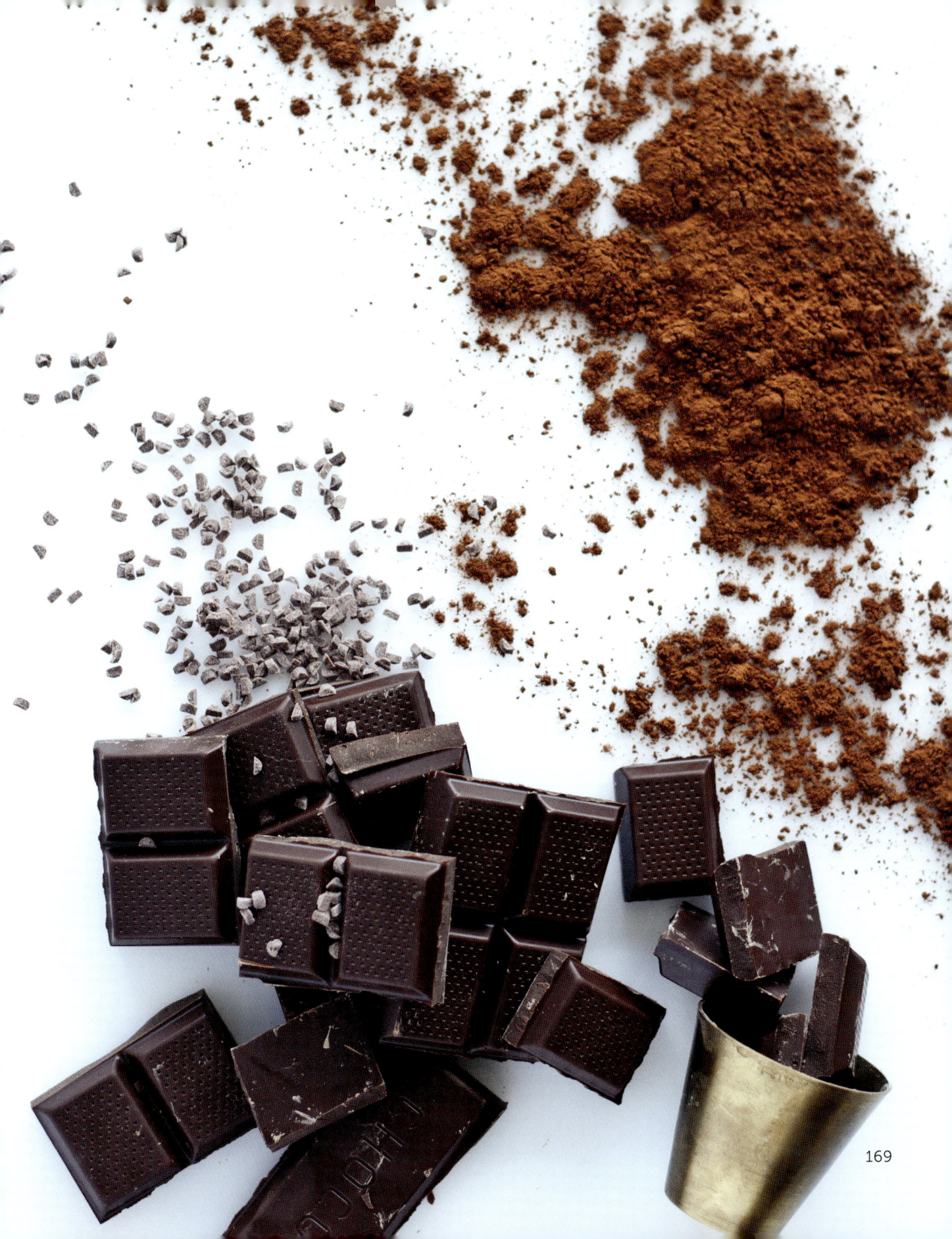

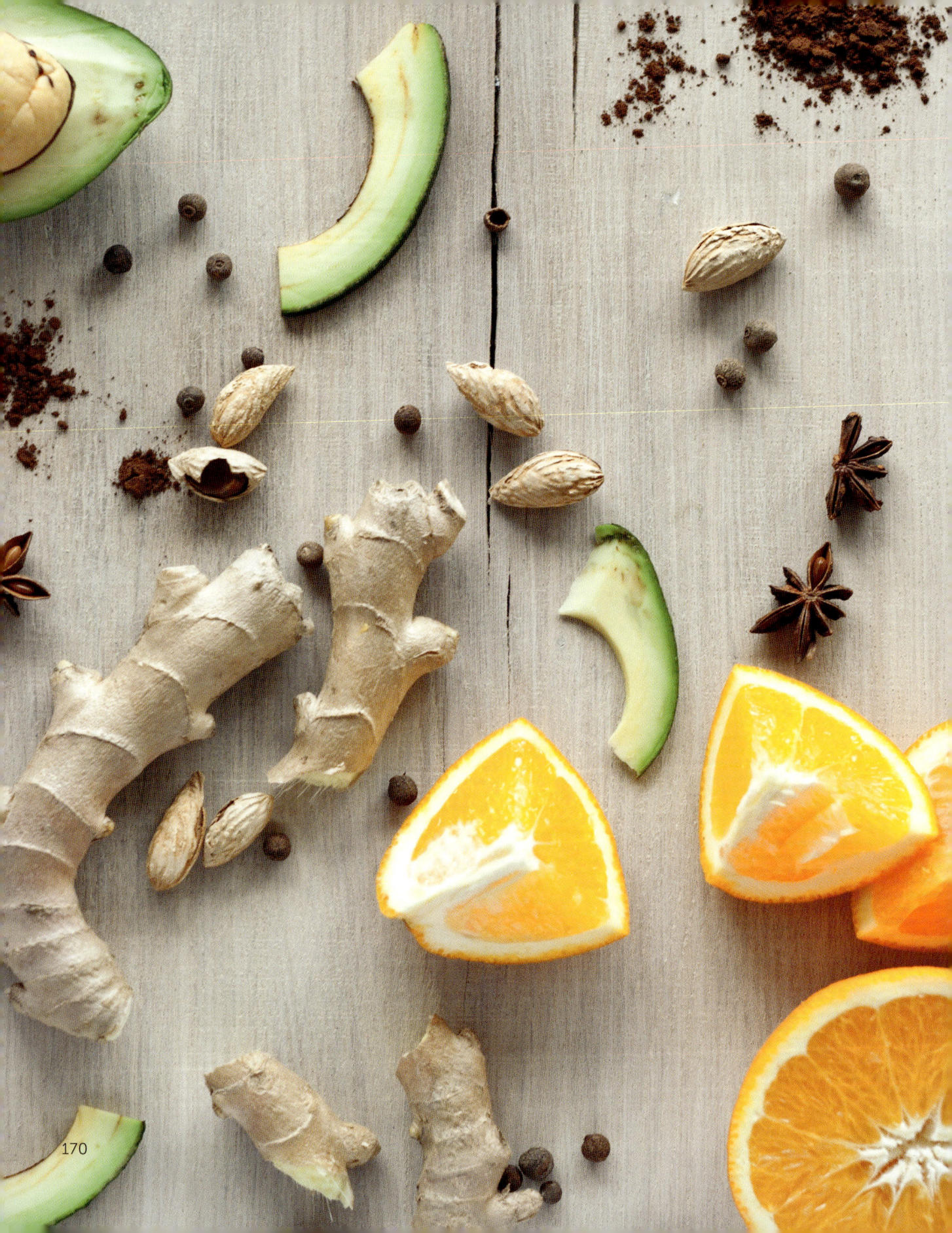

Scharfes, wärmendes Massageöl

Mandel- und Avocadoöle sind eine exzellente Wahl für Massagen, da sie sich leicht auf der Haut verteilen lassen und viele Nährstoffe enthalten. Die enthaltenen ätherischen Öle machen dieses Massageöl zu einem ganz besonders wohltuenden Erlebnis. Zimtöl weist wärmende sowie antibakterielle Eigenschaften auf und lindert Muskelschmerzen, während das ätherische Öl vom schwarzen Pfeffer diesen Effekt verstärkt und zudem die Blutzirkulation anregt. Anissterne verleihen dem Öl nicht nur ein hübsches Aussehen, sondern geben mit der Zeit zudem ihr feines Aroma an das Öl ab.

Zutaten

125 ml Mandelöl

1 EL Avocadoöl

2–3 Anissterne
(wenn Sie ein zusätzliches Aroma wünschen)

1 Trpf. Vitamin E (eine Kapsel)

12 Trpf. ätherisches Zimtöl

8 Trpf. ätherisches Öl vom schwarzen Pfeffer

8 Trpf. ätherisches Ingweröl

20 Trpf. ätherisches Orangenöl

 Für alle Hauttypen geeignet

 5 Minuten

 Täglich

 6 Monate haltbar

Zubereitung

- Geben Sie die Anissterne in eine Flasche mit Drehverschluss und bedecken Sie sie komplett mit dem Mandel- und Avocadoöl. Fügen Sie die ätherischen Öle hinzu und das Vitamin E aus der angestochenen Kapsel.

- Bewahren Sie die Flasche an einem kühlen, dunklen Ort auf. Schütteln Sie sie vor jeder Anwendung gut durch.

Es ist wichtig, dass Sie das Öl zunächst auf einem kleinen Hautbereich testen, um auszuschließen, dass Sie allergisch auf einen der Inhaltsstoffe reagieren.

Achtung! Auf Grund der enthaltenen ätherischen Öle ist dieses Massageöl nicht für schwangere Frauen empfohlen.

Heilender Körperbalsam mit Ringelblumen und Sanddorn

Die Ringelblume war schon in der Antike eine der bekanntesten Heilkräuter in der Schönheitspflege. Sie beschleunigt die Heilung kleiner Verletzungen und Verbrennungen, von Entzündungen und Hautausschlägen. Alkohol oder Öl können bestimmte Eigenschaften der Ringelblume noch verstärken. Wenn Sie dieses Rezept aufmerksam gelesen haben, können Sie einen Aufguss und eine Tinktur herstellen, in denen die heilenden Eigenschaften der Ringelblume hoch konzentriert enthalten sind. Diese werden durch das Sanddornöl, das für seine entzündungshemmende Wirkung bekannt ist, noch verstärkt.

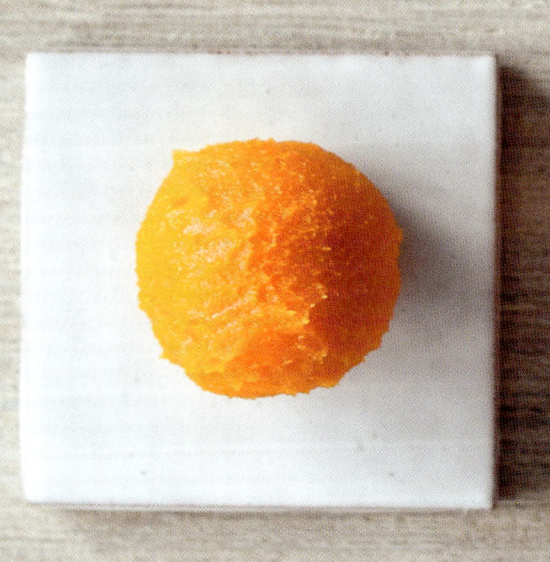
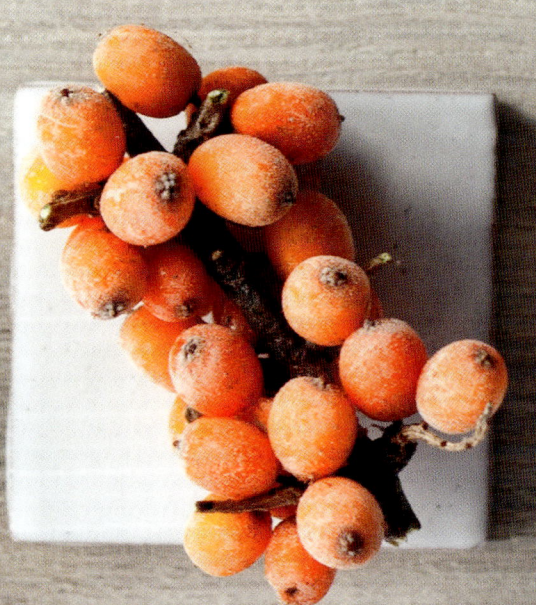

Zutaten

15 g Bienenwachs

65 g Ringelblumenöl

1 g Sanddornöl

15 g Ringelblumentinktur

Zutaten für das Ringelblumenöl und die Ringelblumentinktur:

200 cm³ getrocknete Ringelblumen-blüten

125 ml Wodka (40–45 % Vol.)

125 ml Olivenöl

 Für alle Hauttypen geeignet.

 Mindestens 2 Wochen Ziehzeit, 40 Minuten in der Zubereitung

 Nach Bedarf

 6 Monate haltbar

Zubereitung

- Für die Herstellung dieses Balsams benötigen Sie zwei Glasflaschen mit jeweils ca. 100 ml Fassungsvermögen.

Ringelblumentinktur

- Geben Sie die Hälfte der Ringelblumenblüten in eine Flasche mit Drehverschluss und bedecken Sie sie komplett mit Wodka. Lassen Sie die Tinktur 2 Wochen lang ziehen und schütteln sie die Flasche täglich.

Ringelblumenöl

- Geben Sie die restlichen Ringelblumenblüten in eine zweite Flasche mit Drehverschluss und bedecken Sie sie komplett mit Olivenöl. Das Öl sollten Sie mindestens 2, besser 4 Wochen ziehen lassen. Denken Sie daran, es alle paar Tage gut durchzuschütteln.

- Nach der Ziehzeit seihen Sie die festen Bestandteile aus beiden Flaschen ab.

Herstellung des Balsams

- Lesen Sie sich vor der Zubereitung bitte zunächst noch einmal unsere Anleitung zur Herstellung eines Balsams durch (s. S. 46).

- Erwärmen Sie das Bienenwachs zusammen mit 65 g des Ringelblumenöls im Wasserbad, bis das Wachs zu schmelzen beginnt.

- Nehmen Sie den Topf aus dem Wasser und rühren Sie stetig, bis die Mixtur auf etwa 40 °C abgekühlt ist und an Transparenz verliert.

- Gießen Sie unter stetigem Rühren mit einem Schneebesen oder elektrischen Mixer langsam das Sanddornöl und 15 g der Ringelblumentinktur hinzu.

- Füllen Sie den Balsam anschließend in ein Behältnis Ihrer Wahl und lassen Sie ihn abkühlen.

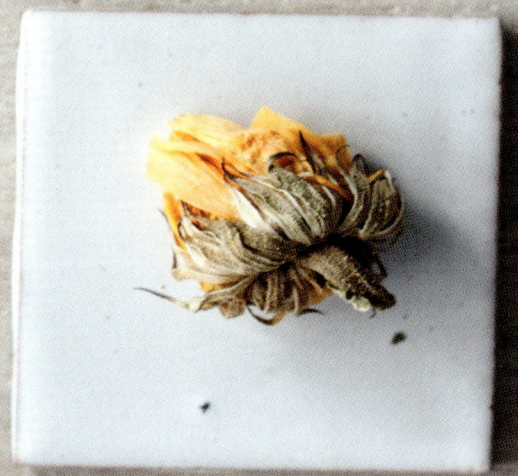

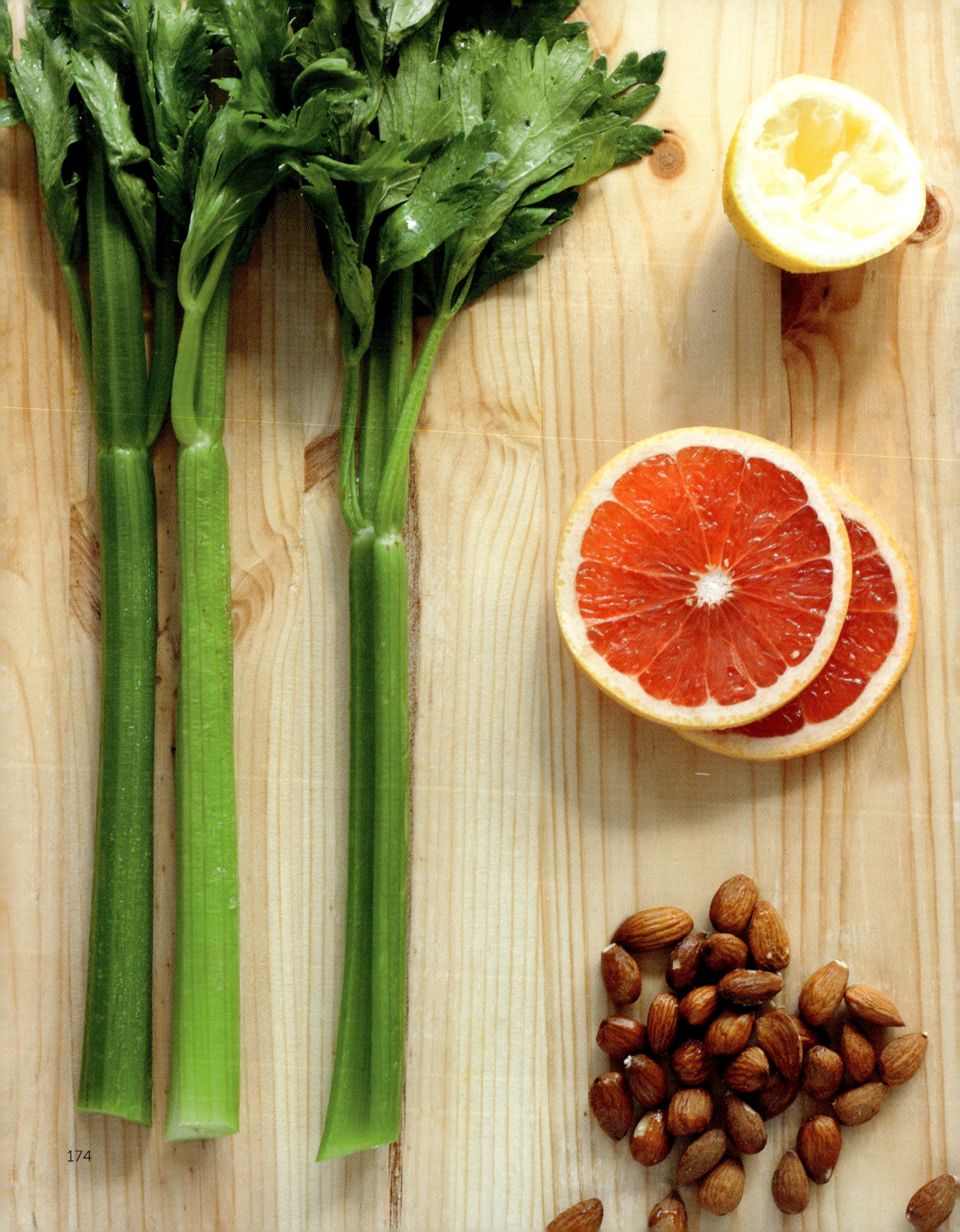

Ölmischung für Orangenhaut (Cellulite)

Zutaten

2 EL Aprikosenkernöl

2 EL Sesamöl

2 EL Mandelöl

1 Trpf. Vitamin E (eine Kapsel)

15 Trpf. ätherisches Grapefruitöl

10 Trpf. ätherisches Zitronenöl

5 Trpf. ätherisches Rosmarinöl

5 Trpf. ätherisches Sellerieöl (dieses Öl hilft, überschüssiges Wasser aus der Haut zu ziehen, und sollte während der Schwangerschaft gemieden werden!)

Zubereitung

- Füllen Sie alle Öle (inklusive der ätherischen Öle) und das Vitamin E aus der angestochenen Kapsel in eine Flasche mit luftdichtem Drehverschluss. Schütteln Sie alles gut durch.

- Verwenden Sie diese Ölmischung, um Ihre Problemzonen zu massieren. Noch effektiver ist der Einsatz von Massage Cups, Massagebällen oder anderen Massagegeräten. Gönnen Sie sich 5 Minuten täglich für die Prozedur. Denken Sie daran, die Ölflasche vor jedem Einsatz gut zu schütteln.

Für die Behandlung von Cellulite eignen sich am besten schnell einziehende Öle, die auch gut für Massagen sind und eine Mischung aus ätherischen Ölen enthalten, die die Blutzirkulation anregen sowie Hautunregelmäßigkeiten ausgleichen.

 Für alle Hauttypen geeignet

 5 Minuten

 Täglich

 6 Monate haltbar

Um stets die besten Ergebnisse zu erzielen, vergessen Sie nicht, außerdem das gegen den Orangenhaut-Effekt wirkende Körperpeeling anzuwenden (s. S. 155). Testen Sie das Öl zunächst auf einem kleinen Hautbereich, um etwaige Reaktionen auf die enthaltenen ätherischen Zitrusöle auszuschließen.

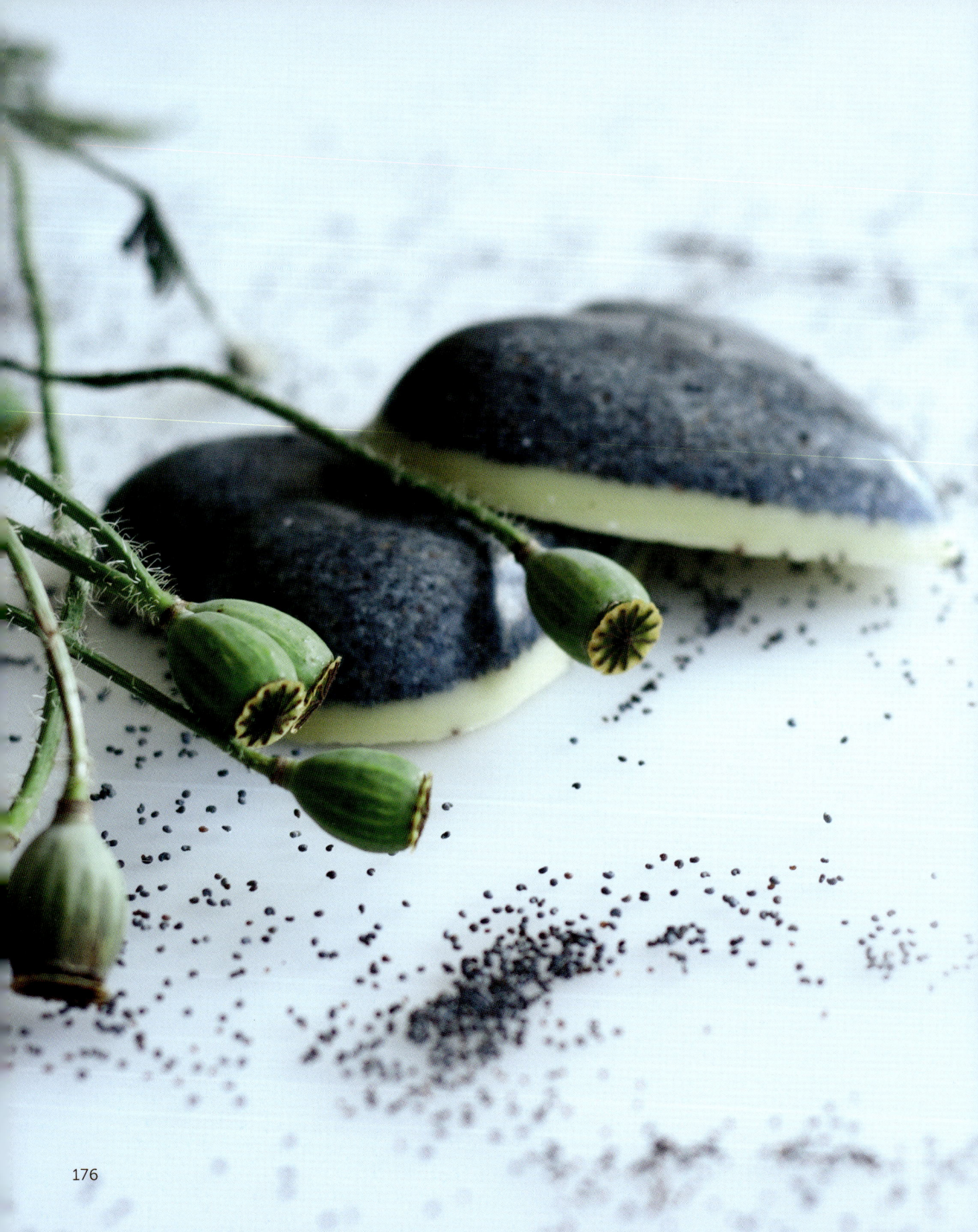

Fester Peelingbalsam mit Mohn

Dieses Produkt wirkt auf zweierlei Weise: Die Mohnsamen massieren und peelen sanft Ihre Haut, während die enthaltenen Kakao- und Mandelöle Feuchtigkeit spenden. Wenn Sie den Peelingbalsam beim Duschen angewendet haben, können Sie auf das anschließende Eincremen verzichten.

Zutaten

20 g Kakaobutter

4 g Mandelöl

17 g Mohnsamen

 Für alle Hauttypen geeignet

 40 Minuten

 Täglich

 6 Monate haltbar

Der Körperbalsam rutscht Ihnen unter der Dusche nicht so leicht aus der Hand, wenn Sie während des Festwerdens einen Stoffstreifen (beispielsweise aus Leinen) einlegen, an dem Sie den Balsam später festhalten können. Sie können ihn in einem Behältnis Ihrer Wahl oder in einer Seifendose aufbewahren.

Zubereitung

- Wählen Sie für Ihren festen Körperbalsam eine kleine Form aus, die Ihnen gefällt. Das kann eine Backform aus Silikon, eine leere Bonbon- oder eine Seifendose oder jedes andere Behältnis sein, aus dem der Balsam sich leicht wieder herauslösen lässt.

- Schmelzen Sie die Kakaobutter im Wasserbad und gießen Sie unter kontinuierlichem Rühren das Mandelöl hinzu. Nehmen Sie den Topf anschließend aus dem Wasser.

- Geben Sie die Mohnsamen hinzu und rühren Sie weiter, während die Mixtur abkühlt und an Transparenz verliert. Füllen Sie sie jetzt in die Form ab und lassen Sie den Balsam dort komplett abkühlen.

Fester Bienenwachsbalsam mit Avocado

Für dieses Rezept haben wir die intensiv feuchtigkeitsspendende Sheabutter ausgewählt und dazu Avocadoöl, das in der Behandlung von zu Trockenheit neigender Haut unersetzliche Dienste leistet. Der Balsam eignet sich perfekt für die Pflege rauer Haut an Händen, Ellenbogen, Füßen und Fußsohlen. Bienenwachs bewahrt Ihre Haut vor schädlichen Umwelteinflüssen, da es einen schützenden Film aufzubauen vermag.

 Für alle Hauttypen geeignet

 40 Minuten

 Täglich

 6 Monate haltbar

Zutaten

10 g Bienenwachs

10 g Sheabutter

6 g Avocadoöl

4 g festes Mangokernöl

5–10 Trpf. Ihres liebsten ätherischen Öls (gut passen würden beispielsweise Mandarinen-, Orangen- oder Lavendelöl)

Zubereitung

- Wählen Sie für Ihren Körperbalsam eine kleine Form aus, die Ihnen gefällt.

- Erwärmen Sie das Bienenwachs, das Mangokern- und das Avocadoöl im Wasserbad. Sobald das Wachs und die Öle komplett geschmolzen sind, nehmen Sie den Topf aus dem Wasser.

- Rühren Sie stetig, bis die Mixtur auf etwa 40 °C abgekühlt ist, geben Sie dann das ätherische Öl Ihrer Wahl hinzu und rühren Sie noch einmal gut um.

- Füllen Sie den Balsam in die Form ab und lassen Sie ihn komplett abkühlen und fest werden.

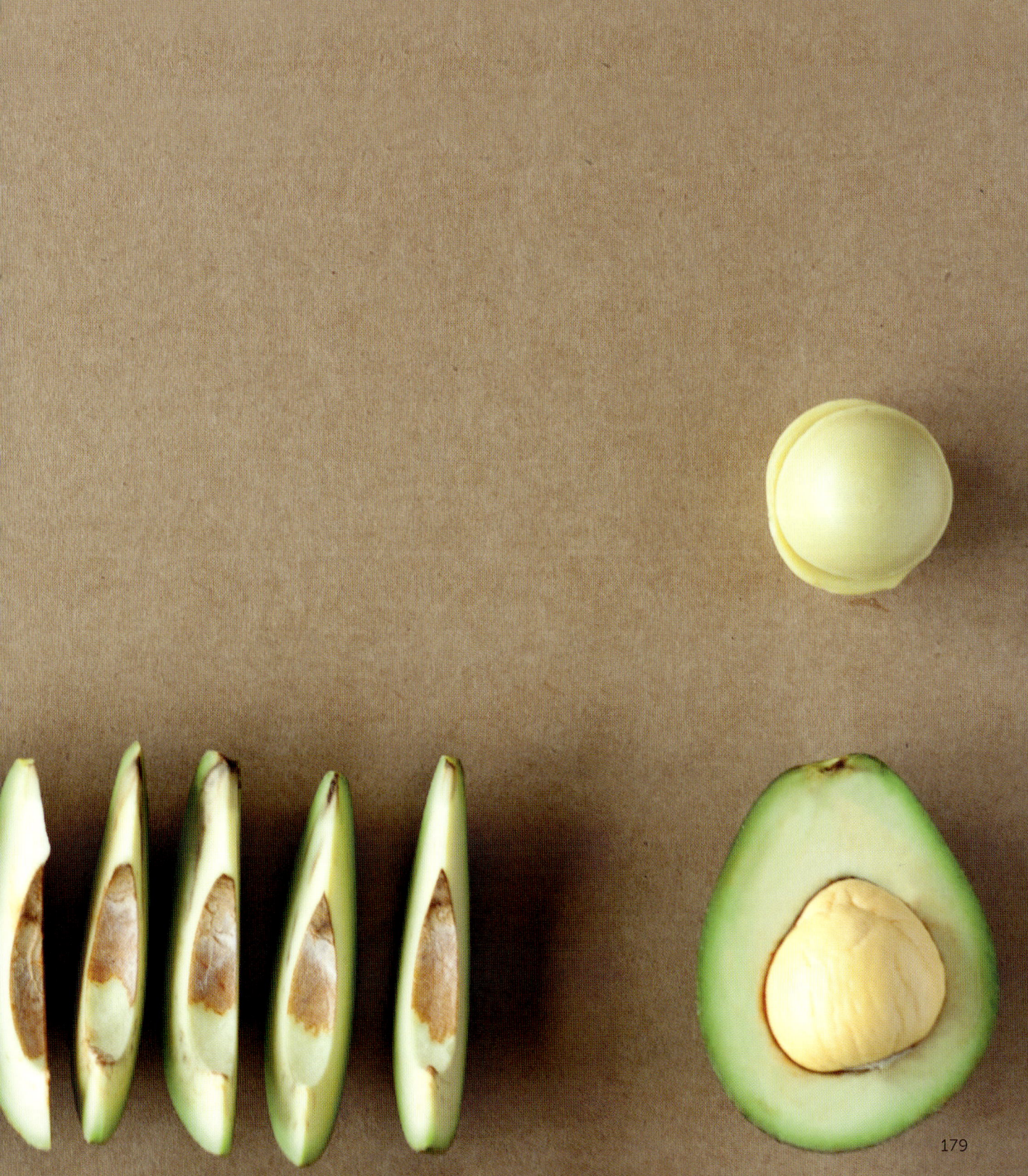

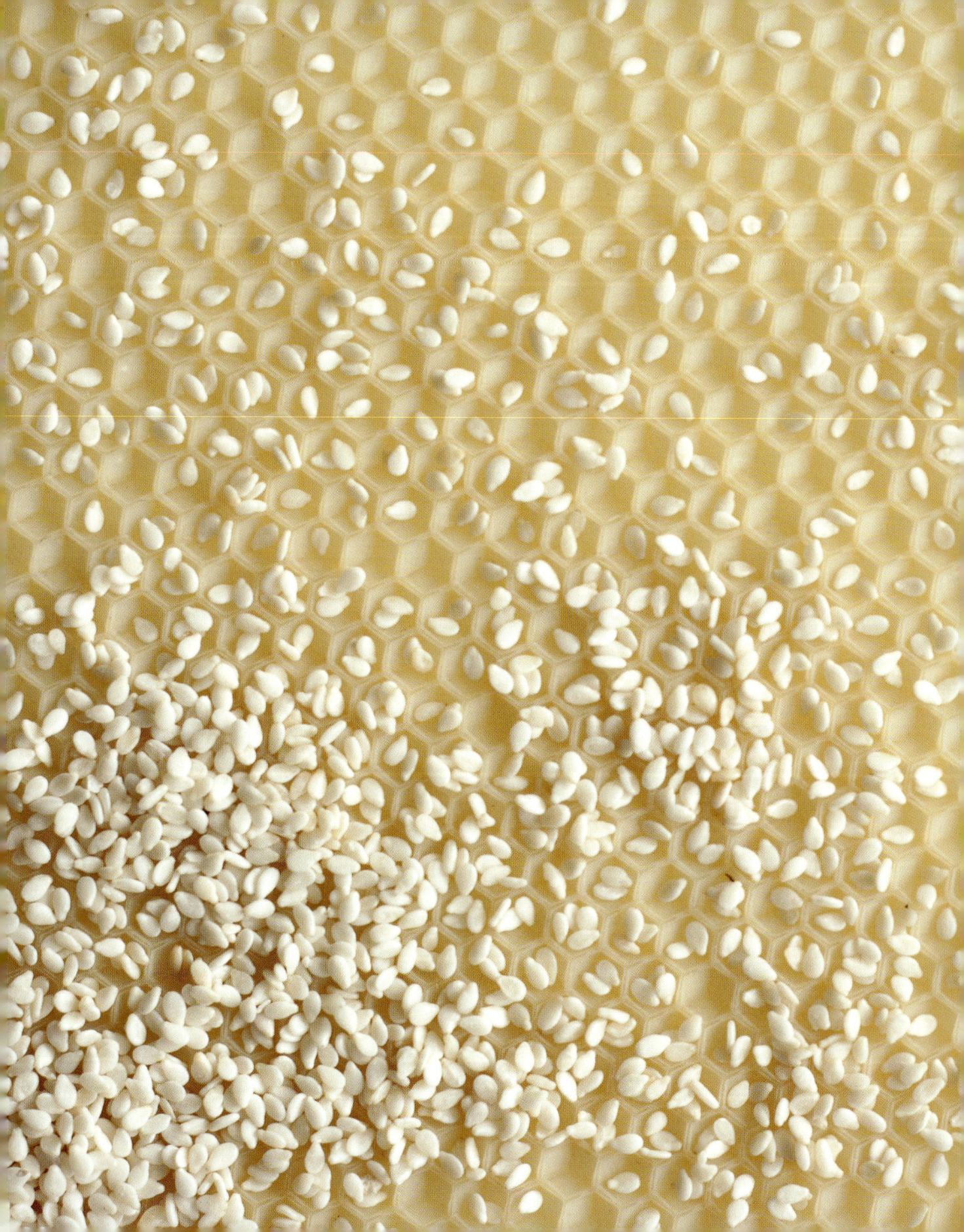

Hautpflege für Hände und Füße ❭

Schützender Handbalsam mit Sanddorn

Das Rezept beinhaltet kein Wasser, sondern nur Öle, die Ihre Haut vor Wind und Wetter schützen. Der Balsam bekämpft Austrocknung, Schuppung und rissige Haut. Wussten Sie, dass Sie bei Kälte Ihre Haut besser mit Produkten schützen sollten, die kein Wasser enthalten? Das zu wissen ist wichtig, denn die in Cremes enthaltenen Wassermoleküle können Ihre Haut schädigen, anstatt sie zu schützen.

 Für trockene Hände

 40 Minuten

 Täglich morgens und abends

 6 Monate haltbar

Zutaten

15 g Bienenwachs

15 g Sheabutter

35 g Mandelöl

35 g Macadamiaöl

1 g Sanddornöl

2 Trpf. ätherisches Kamillenöl

Zubereitung

- Lesen Sie sich vor der Zubereitung bitte zunächst noch einmal unsere Anleitung zur Herstellung eines Balsams durch (s. S. 46).

- Erwärmen Sie das Bienenwachs, die Sheabutter, das Mandel- und das Macadamiaöl im Wasserbad. Rühren Sie stetig.

- Sobald das Bienenwachs komplett geschmolzen ist, nehmen Sie den Topf aus dem Wasser und rühren Sie weiter, bis die Mixtur auf etwa 40 °C abgekühlt ist.

- Geben Sie das ätherische Kamillenöl in den abgekühlten Balsam und rühren Sie noch einmal gut um, bevor Sie ihn in ein Behältnis Ihrer Wahl abfüllen.

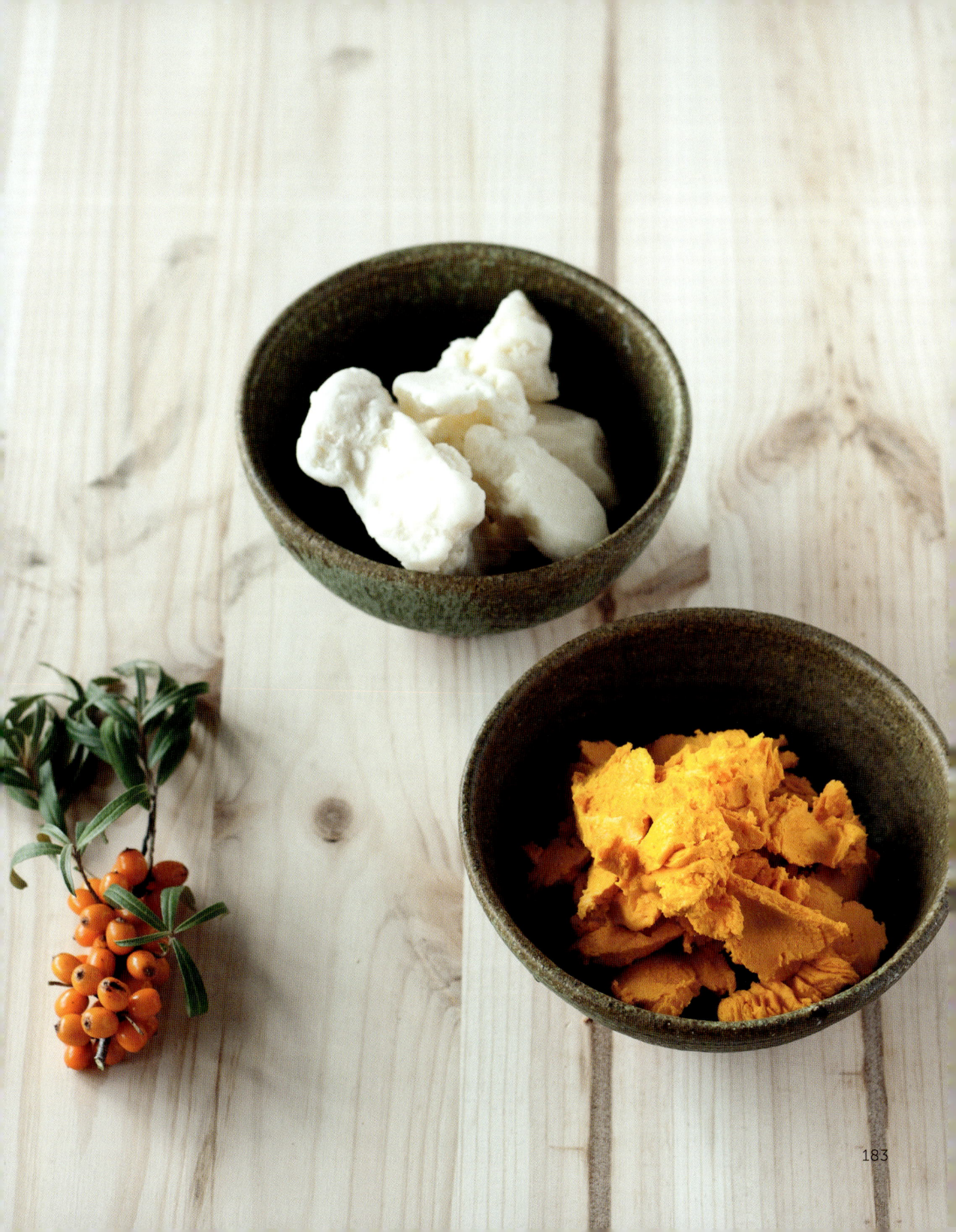

Handcreme mit Lavendel und Tamanu

Zutaten

10 g Lavendelwasser

20 g Sheabutter

5 g Aprikosenkern-, Mandel- oder Sesamöl

3 g Tamanuöl

1–2 Trpf. ätherisches Lavendelöl

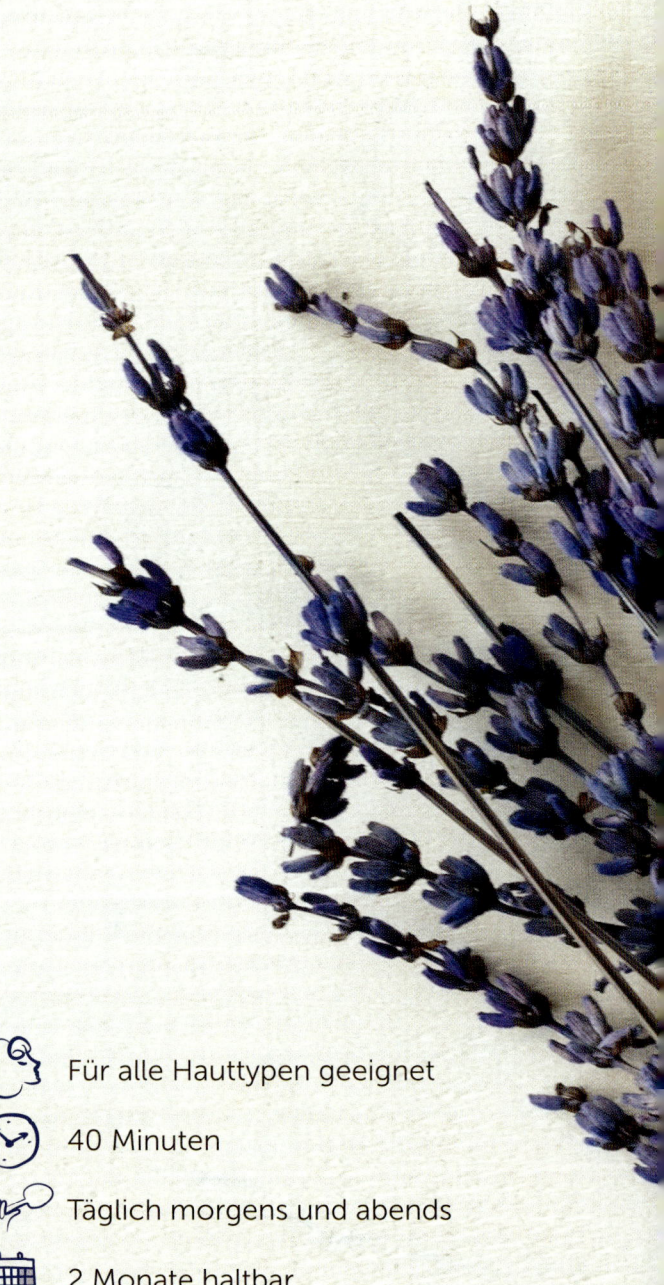

Zubereitung

- Erwärmen Sie die Sheabutter im Wasserbad, aber lassen Sie sie nicht komplett schmelzen.

- Nehmen Sie den Topf mit der weichen Butter aus dem Wasser, gießen Sie die anderen Öle hinzu und rühren Sie gut um.

- Wenn die Mixtur beginnt abzukühlen, rühren Sie langsam das Lavendelwasser unter. Rühren Sie mit einem Schneebesen oder dem elektrischen Mixer.

- Füllen Sie die Creme in ein Behältnis Ihrer Wahl ab.

Für alle Hauttypen geeignet

40 Minuten

Täglich morgens und abends

2 Monate haltbar

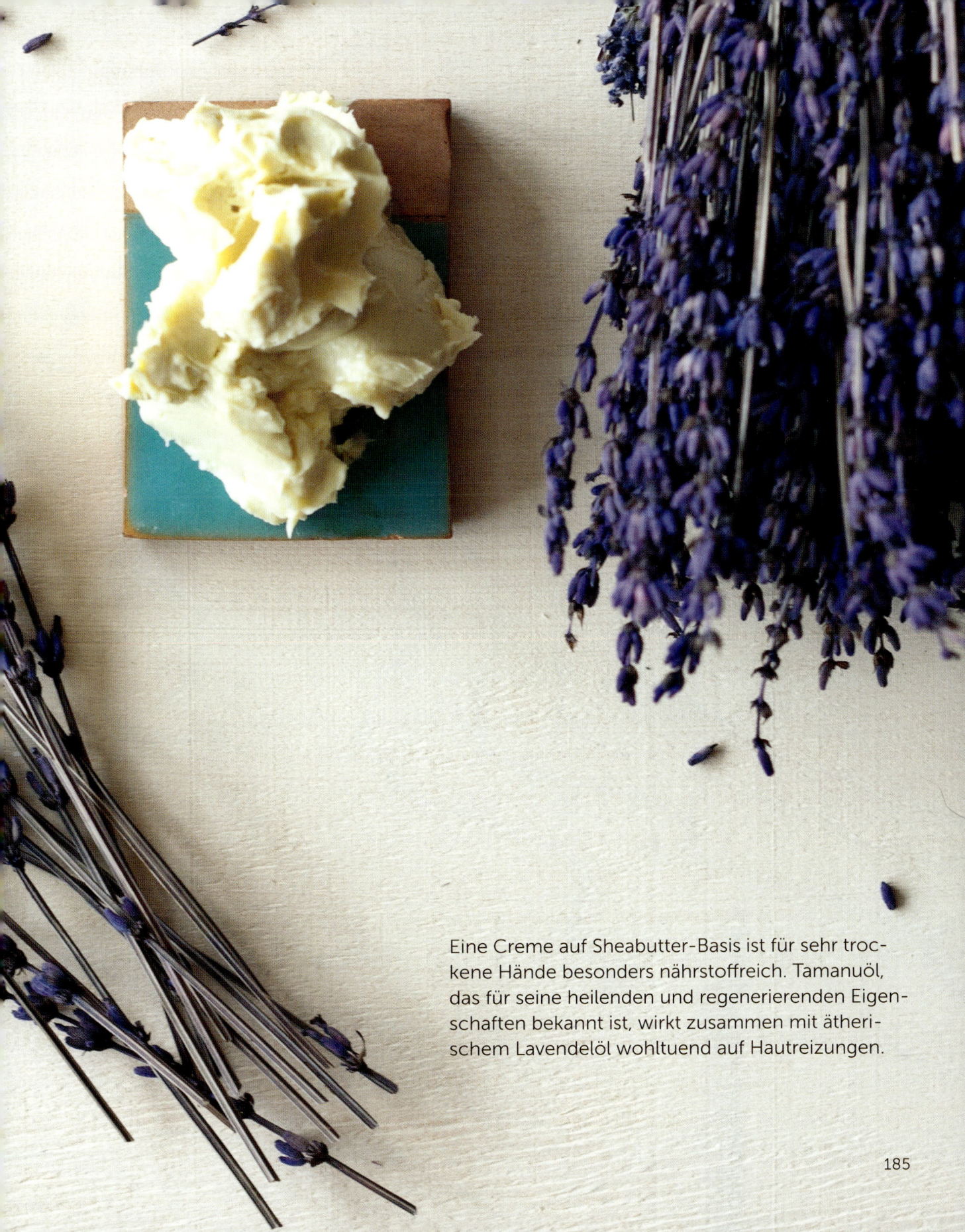

Eine Creme auf Sheabutter-Basis ist für sehr trockene Hände besonders nährstoffreich. Tamanuöl, das für seine heilenden und regenerierenden Eigenschaften bekannt ist, wirkt zusammen mit ätherischem Lavendelöl wohltuend auf Hautreizungen.

Wärmendes Handbad mit Gänsedisteln und Ringelblumen

Ein warmes Handbad mit Ringelblumen und Gänsedisteln hilft, trockene, rissige Hände zu regenerieren, kleinere Läsionen zu lindern und Schuppungen zu mindern. Gänsedisteln sagt man nach, mehr Vitamin A als Mohrrüben zu enthalten, was in der Hautpflege von essenzieller Bedeutung ist. Sind Ihre Hände besonders im Winter anfällig für Temperaturschwankungen, sollten Sie dieses Handbad auf jeden Fall einmal ausprobieren.

Zutaten

125 ml Olivenöl

60 ml Kokosöl

1 TL getrocknete Ringelblumenblüten

1 TL getrocknete Gänsedistelblüten und -blätter

Achtung! Lassen Sie das Handbad gut abkühlen, bevor Sie Ihre Finger eintauchen, damit Sie sich nicht verbrennen. Das Bad sollte in etwa Körpertemperatur haben.

 Für alle Hauttypen geeignet

 5 Minuten

 2–3-mal pro Woche

 Etwas 6 Monate haltbar

Zubereitung

● Erhitzen Sie das Kokos- und Olivenöl im Wasserbad und geben Sie die Ringelblumenblüten und die Gänsedisteln hinzu. Nehmen Sie den Topf aus dem Wasser und lassen Sie ihn vor Benutzung abkühlen.

● Baden Sie Ihre Hände 10–15 Minuten lang in der warmen Ölmischung und trocknen Sie sie danach mit einem Handtuch.

Ist Ihre Haut ganz besonders trocken, trocknen Sie sie nach dem Bad nicht ab. Ziehen Sie stattdessen Handschuhe an und lassen Sie das wohltuende Bad über Nacht einwirken. Am nächsten Morgen werden sich Ihre Hände wie Seide anfühlen!

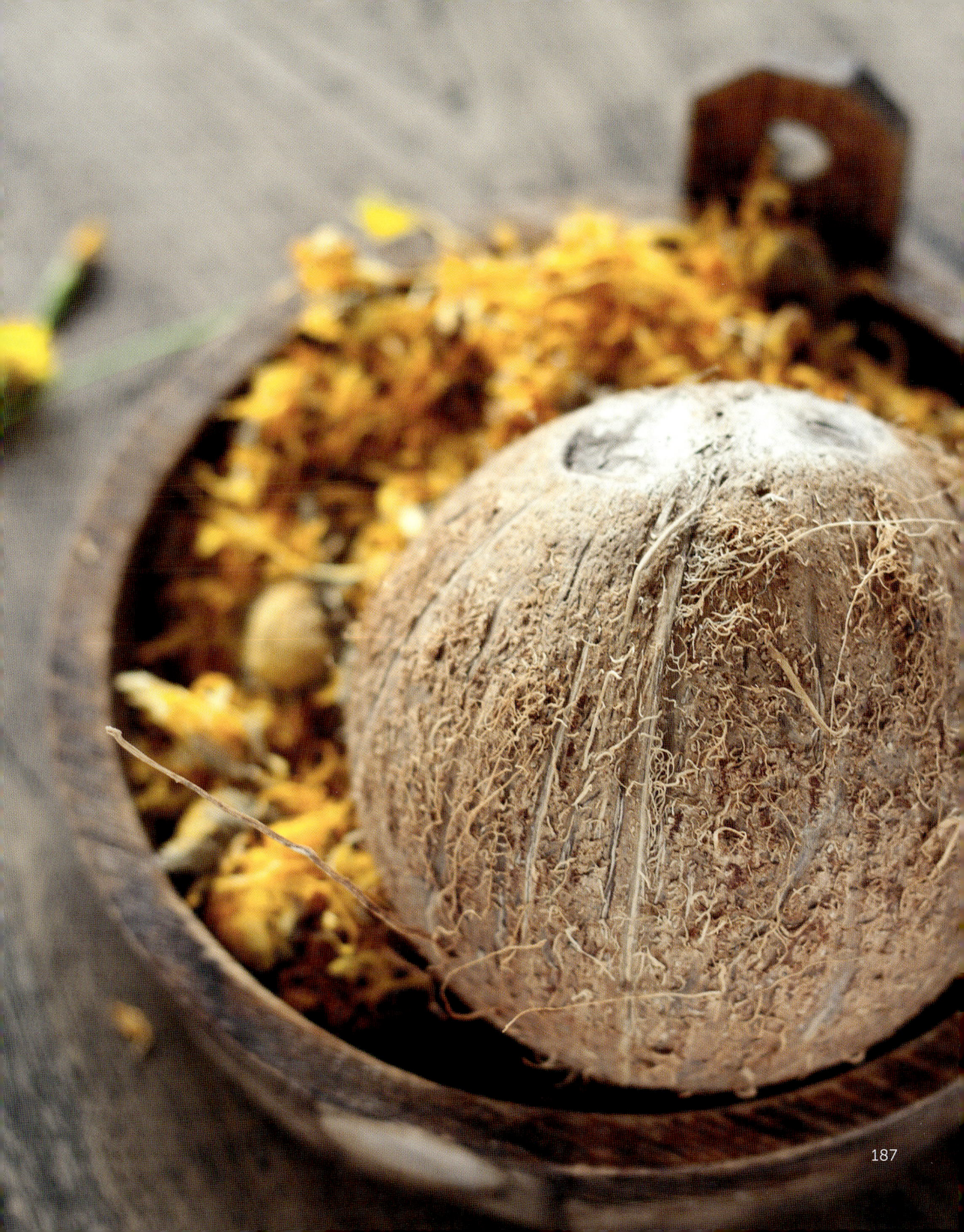

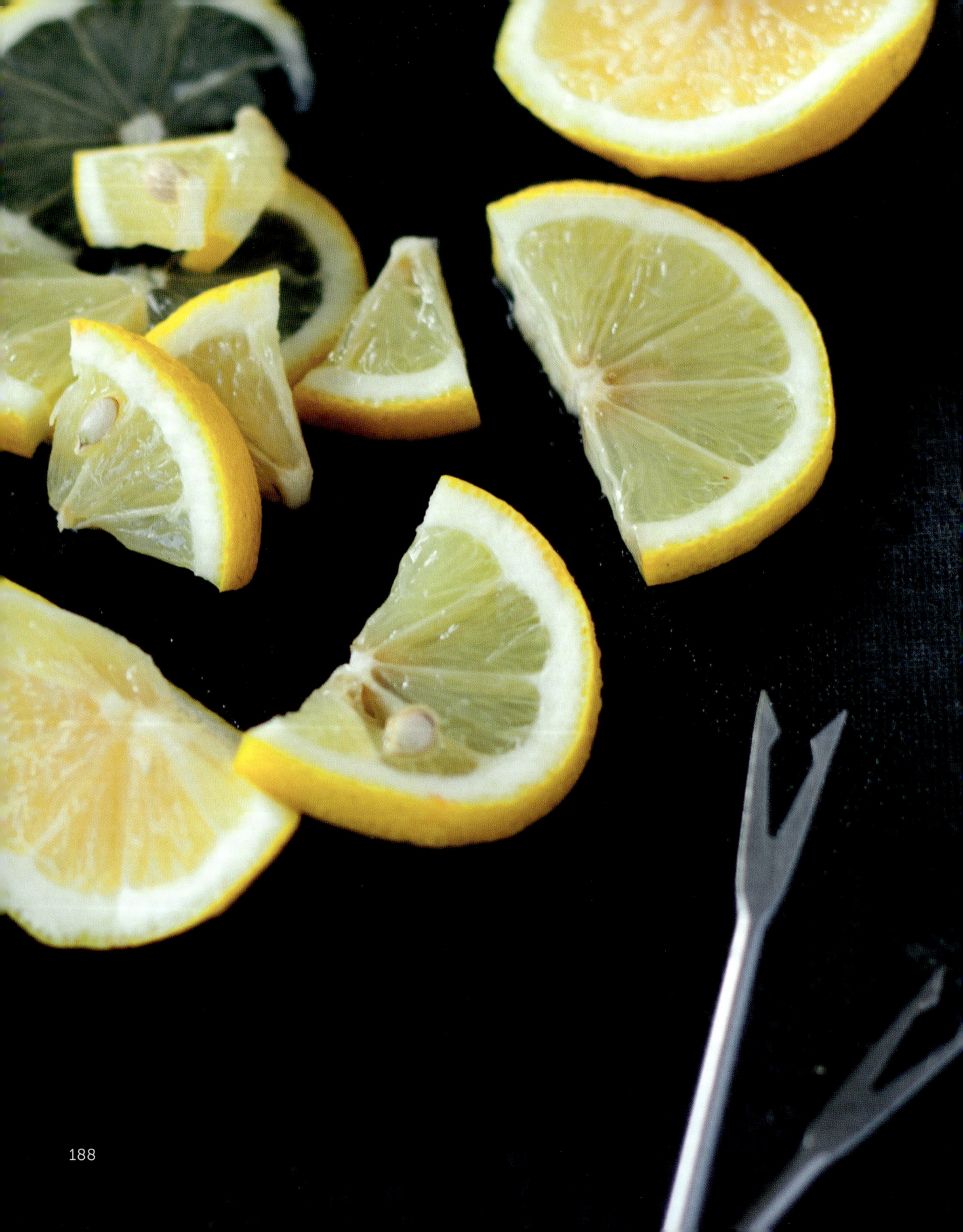

Nagelbalsam

Zutaten

1 TL Rizinusöl

½ TL Bienenwachs

½ TL Zitronensaft

Zubereitung

- Schmelzen Sie das Bienenwachs und das Rizinusöl im Wasserbad.

- Nehmen Sie den Topf aus dem Wasser und lassen Sie die Mixtur auf etwa 40 °C abkühlen. Gießen Sie dann langsam den Zitronensaft dazu und rühren Sie stetig mit einem Schneebesen.

- Füllen Sie den Balsam anschließend in ein Behältnis Ihrer Wahl und lassen Sie ihn abkühlen.

- Nach einiger Zeit trennt sich der Zitronensaft vom Balsam. Das hat aber keinerlei Auswirkungen auf die Qualität des Balsams.

Verwenden Sie diesen Balsam, wann immer Ihnen einfällt, wie sehr Sie schöne Nägel schätzen … Er eignet sich ideal für die rissige Nagelhaut.

Der beste Freund der Nägel ist das Rizinusöl: Es stärkt nicht nur die feine Nagelhaut, sondern fördert auch das Nagelwachstum. Dabei ist es wichtig, nicht die Geduld zu verlieren und sie regelmäßig zu pflegen. Wir empfehlen, Bienenwachs hinzuzufügen, um dem Balsam eine angenehmere Konsistenz zu geben. Der Zitronensaft als weitere Zutat hellt Ihre Nägel auf.

 Für die Nagelhaut

 40 Minuten

 Täglich

 Etwa 2 Monate haltbar

Kühlender Fußbalsam mit Minze

Der Balsam macht raue und rissige Fußsohlen geschmeidig, während die enthaltene Minztinktur und die ätherischen Öle Ihre Füße kühlen. Das ist besonders angenehm an einem heißen Sommertag. Der Balsam leistet auch auf Reisen gute Dienste, wenn Ihre Füße stärker belastet sind – Sie mehr laufen als gewöhnlich oder lange im Flugzeug unterwegs sind oder im Zug sitzen oder gar stehen müssen.

Zutaten

5 g Minztinktur

6 g Bienenwachs

19 g Sonnenblumenöl

6–8 Trpf. ätherisches Öl der Pfeffer- oder Grünen Minze

Zutaten für die Minztinktur:

1 EL getrocknete Minze

30 g Wodka (40–45 % Vol.)

 Für Fußsohlen

 2 Wochen Ziehzeit, 40 Minuten in der Zubereitung

 Täglich

 Etwa 6 Monate haltbar

Zubereitung

Herstellung der Minztinktur

- Bedecken Sie die Minze mit Wodka und bewahren Sie die Mischung in einer fest verschlossenen Flasche einige Wochen lang auf. Schütteln Sie täglich.

Herstellung des Balsams

- Lesen Sie sich vor der Zubereitung bitte zunächst noch einmal unsere Anleitung zur Herstellung eines Balsams durch (s. S. 46).

- Erwärmen Sie das Bienenwachs und das Sonnenblumenöl im Wasserbad.

- Wenn das Wachs komplett geschmolzen ist, nehmen Sie den Topf aus dem Wasser.

- Rühren Sie stetig, bis die Mischung auf etwa 40 °C abgekühlt ist. Geben Sie dann langsam 5 g der Minztinktur und das ätherische Öl hinzu und rühren Sie noch einmal alles gut unter.

- Füllen Sie den Balsam in ein Behältnis Ihrer Wahl ab. Bewahren Sie ihn an einem kühlen, dunklen Ort auf.

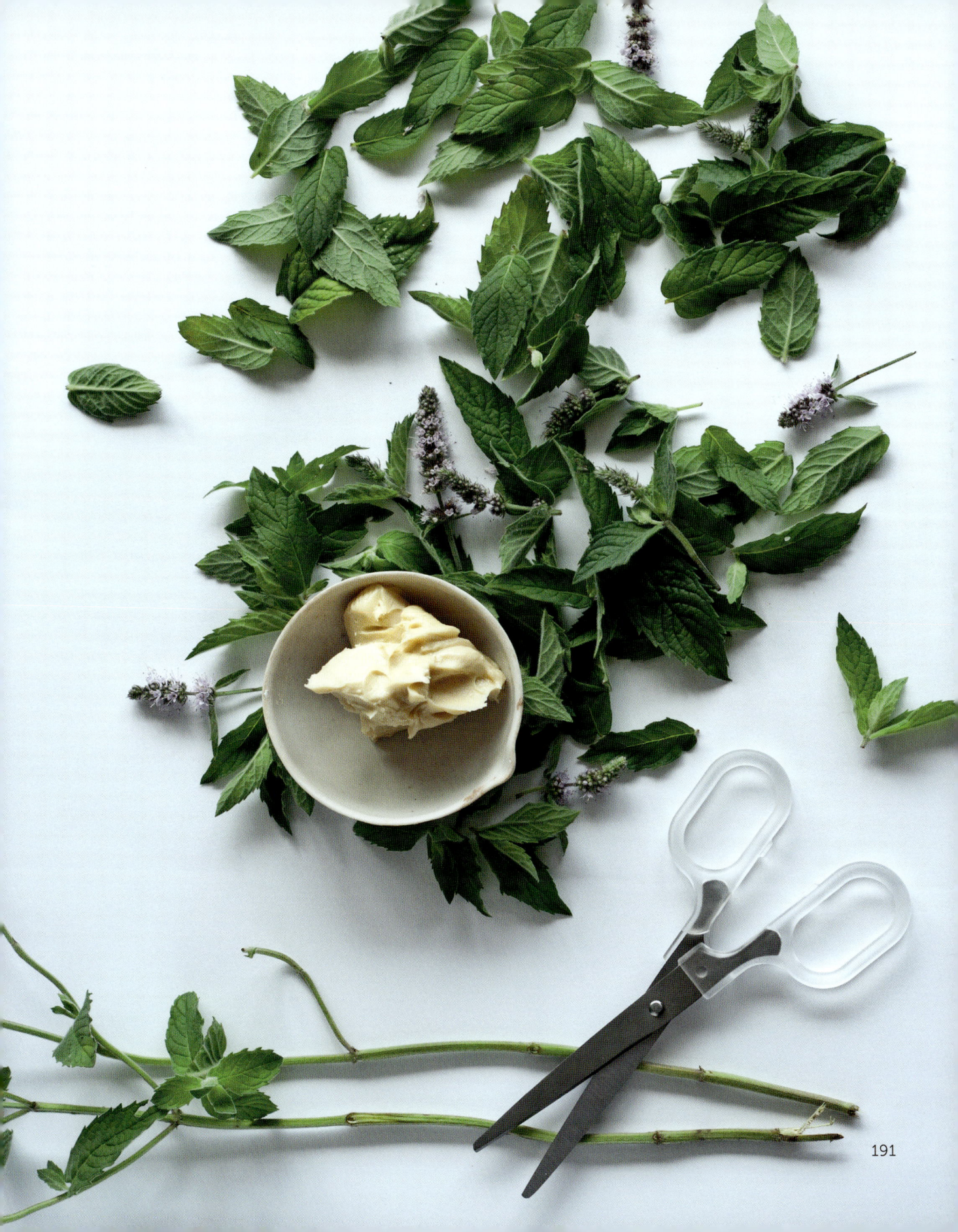

Haarpflege

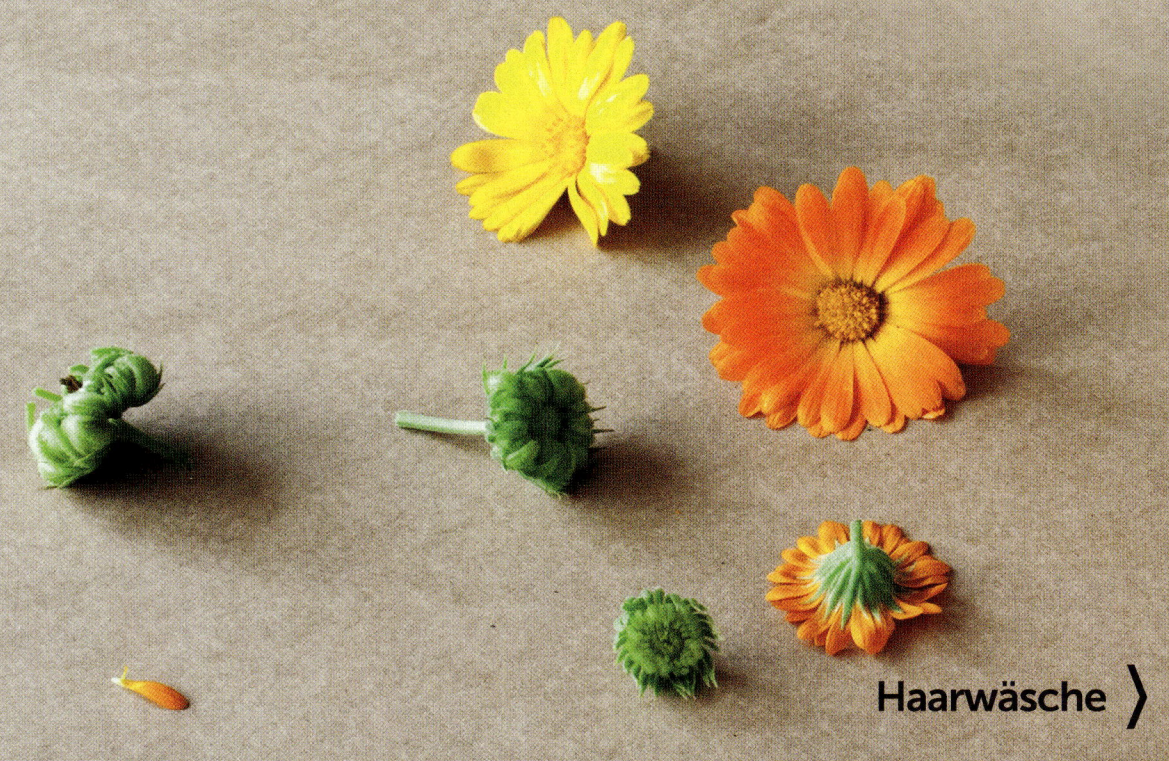

Haarwäsche ⟩

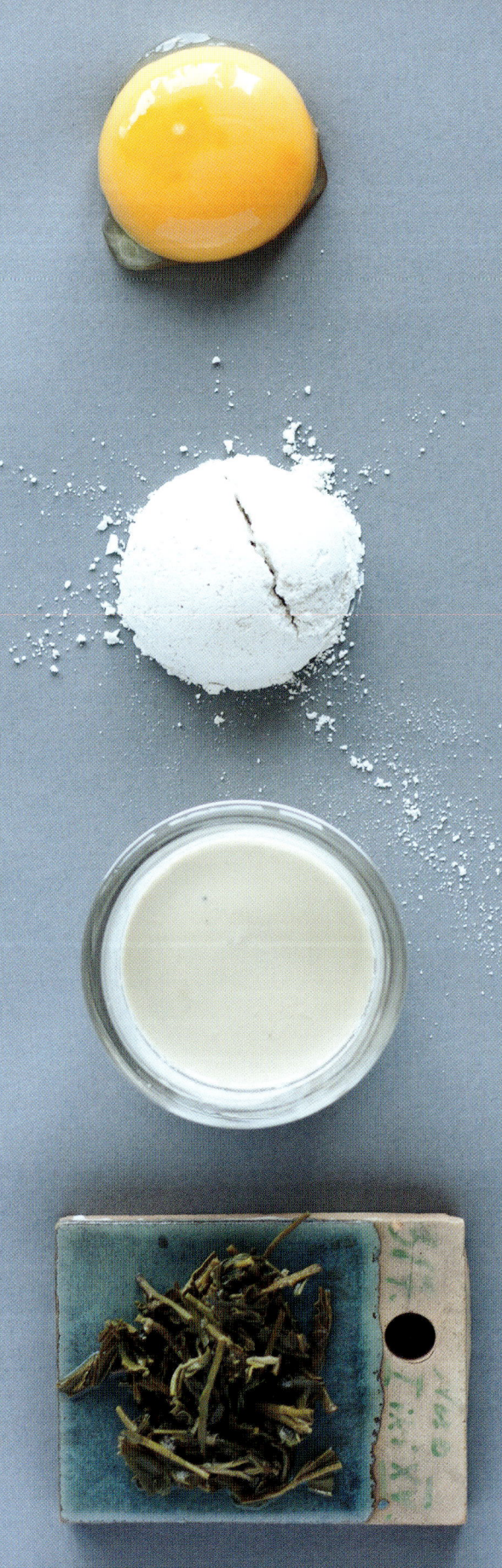

Shampoo mit Eigelb und grünem Tee für trockenes Haar

Zutaten

1 Eigelb

3 EL starker grüner Tee

½ EL weiße Tonerde

2–3 Trpf. ätherisches Orangen-, Geranien-, Ylang-Ylang- oder Lavendelöl

 Für normales und trockenes Haar geeignet

 15 Minuten

 Täglich

 Bereiten Sie das Shampoo jedes Mal frisch zu und verwenden Sie es sofort

Zubereitung

- Brühen Sie den grünen Tee mit heißem, jedoch nicht mehr kochendem Wasser auf.

- Trennen Sie das Ei und vermischen Sie das Eigelb mit dem grünen Tee und der weißen Tonerde. Geben Sie danach das ätherische Öl hinzu und rühren Sie noch einmal gut um.

- Massieren Sie das Shampoo in Ihre Kopfhaut und spülen Sie die Haare anschließend gut aus.

Die in diesem Shampoo enthaltene weiße Tonerde reinigt Ihr Haar sanft, während das Eigelb es mit wichtigen Proteinen versorgt. Die Antioxidantien des grünen Tees fördern das Haarwachstum.

Shampoo mit Natron und Eichenrinde für dunkles Haar

Eichenrinde und Salbei bringen Ihr dunkles Haar zum Glänzen, straffen Ihre Kopfhaut, stärken Ihr Haar und fördern das Haarwachstum. Natron hilft bei der Reinigung und neutralisiert überschüssigen Talg.

Zutaten

500 ml Wasser

1 EL Eichenrinde

1 EL getrocknete Brennnesseln

1 EL Birkenknospen

1 TL getrockneter Salbei

4 EL Natron

 Für dunkles Haar

 1 Stunde

 Täglich

Ein paar Tage im Kühlschrank haltbar

Zubereitung

● Zerkrümeln oder hacken Sie die Eichenrinde fein und weichen Sie sie mindestens eine halbe Stunde lang in kaltem Wasser ein. Lassen Sie die Mischung anschließend etwa 15 Minuten auf kleiner Flamme köcheln.

● Geben Sie anschließend die Brennnesseln, Birkenknospen und den Salbei hinzu und lassen Sie alles zusammen weitere 5–10 Minuten lang köcheln.

● Sie können bei der Herstellung von Haarpflegeprodukten frische Zutaten anstelle von getrockneten verwenden. In diesem Fall jedoch müssten Sie die Mengenangaben verdoppeln.

● Mischen Sie 4–5 EL Kräuteraufguss mit dem Natron und massieren Sie das Shampoo in Kopfhaut und Haar. Spülen Sie Ihre Haare anschließend gründlich aus. Anschließend können Sie Ihr Haar zusätzlich mit einer Apfelessigspülung behandeln (s. S. 222–224).

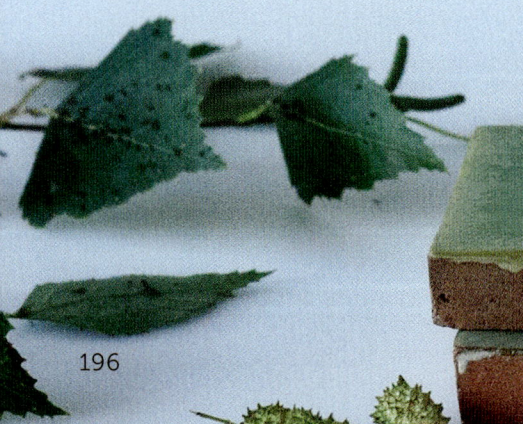

Shampoo mit Blumen und Zitronen für blondes Haar

Das Shampoo kann viel – Natron und weiße Tonerde sorgen für eine gründliche und schonende Reinigung Ihrer Haare, während Zitrone und Kamille aufhellend und zusammen mit der Ringelblume auch desinfizierend auf die Kopfhaut wirken.

 Für blondes Haar

 15 Minuten

 Täglich

 Etwa 1 Woche im Kühlschrank haltbar

Zutaten

½ Zitrone

1 TL getrocknete Kamillenblüten

1 TL getrocknete Ringelblumen

125 ml Wasser

3 EL Natron

1 EL weiße Tonerde

Zubereitung

- Schälen Sie die Zitrone und vermischen Sie die kleingehackte Schale in einem Topf mit den Ringelblumen- und Kamillenblüten. Gießen Sie kochendes Wasser an und lassen Sie die Mischung zugedeckt etwa 10 Minuten ziehen.

- Vermengen Sie das Natron mit der weißen Tonerde, geben Sie den Saft der halben Zitrone sowie 3 EL des zuvor zubereiteten Blütenaufgusses hinzu. Rühren Sie gut um.

- Massieren Sie das Shampoo in Kopfhaut und Haar ein und spülen Sie Ihre Haare anschließend gründlich aus.

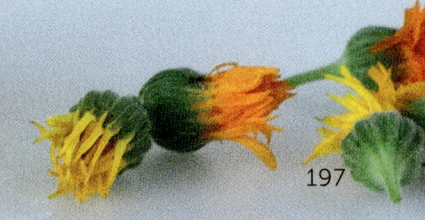

Shampoo mit Apfelessig für normales und fettiges Haar

Ein Shampoo ist einfach selbst herzustellen und kann ein nicht organisches Produkt problemlos ersetzen. Es lohnt sich, diese Alternative einmal auszuprobieren, denn erstens enthalten unsere Shampoos im Gegensatz zu nicht organischen kein Sodium Laureth Sulfat (SLS), dessen negativer Einfluss auf Kopfhaut und Umwelt durch zahlreiche Forschungen wiederholt belegt werden konnte. Weitere Informationen über die schädlichen Effekte von SLS können Sie leicht im Internet finden, während wir Ihnen schlicht und einfach ans Herz legen, Ihre Haare mit Tonerde zu waschen ... Sie kann nicht nur Ihre Haut sehr gründlich und schonend reinigen, sondern auch Ihre Haare. In diesem Rezept empfehlen wir die marokkanische Lavaerde und eine dem Haar wohltuende Apfelessigmixtur. Der enthaltene Brennnesselaufguss und das ätherische Rosmarinöl kräftigen das Haar und regulieren die Talgproduktion.

Zutaten

125 ml Wasser

2 TL getrocknete Brennnesseln

4 EL Lavaerde

2 EL Apfelessig

¼ TL Sonnenblumen- oder Hanfsamenöl

3–4 Trpf. ätherisches Rosmarinöl

 Für normales und fettiges Haar geeignet

 15 Minuten

 Täglich

 Im Kühlschrank etwa 2 Wochen haltbar

Zubereitung

- Übergießen Sie die Brennnesseln mit heißem, jedoch nicht kochendem Wasser und lassen Sie den Aufguss zugedeckt etwa 10 Minuten ziehen.

- Vermischen Sie die Lavaerde mit dem Apfelessig und 3 EL Brennnesselaufguss. Wenn Ihnen die Masse zu dickflüssig erscheint, können Sie sie noch etwas verdünnen.

- Hat das Shampoo die gewünschte Konsistenz, dann geben Sie das Sonnenblumen- oder Hanfsamenöl sowie das ätherische Rosmarinöl hinzu und rühren Sie gut um.

- Massieren Sie das Shampoo in Ihre Kopfhaut und tragen Sie es auch auf die volle Länge Ihrer Haare auf. Spülen Sie es anschließend gründlich aus.

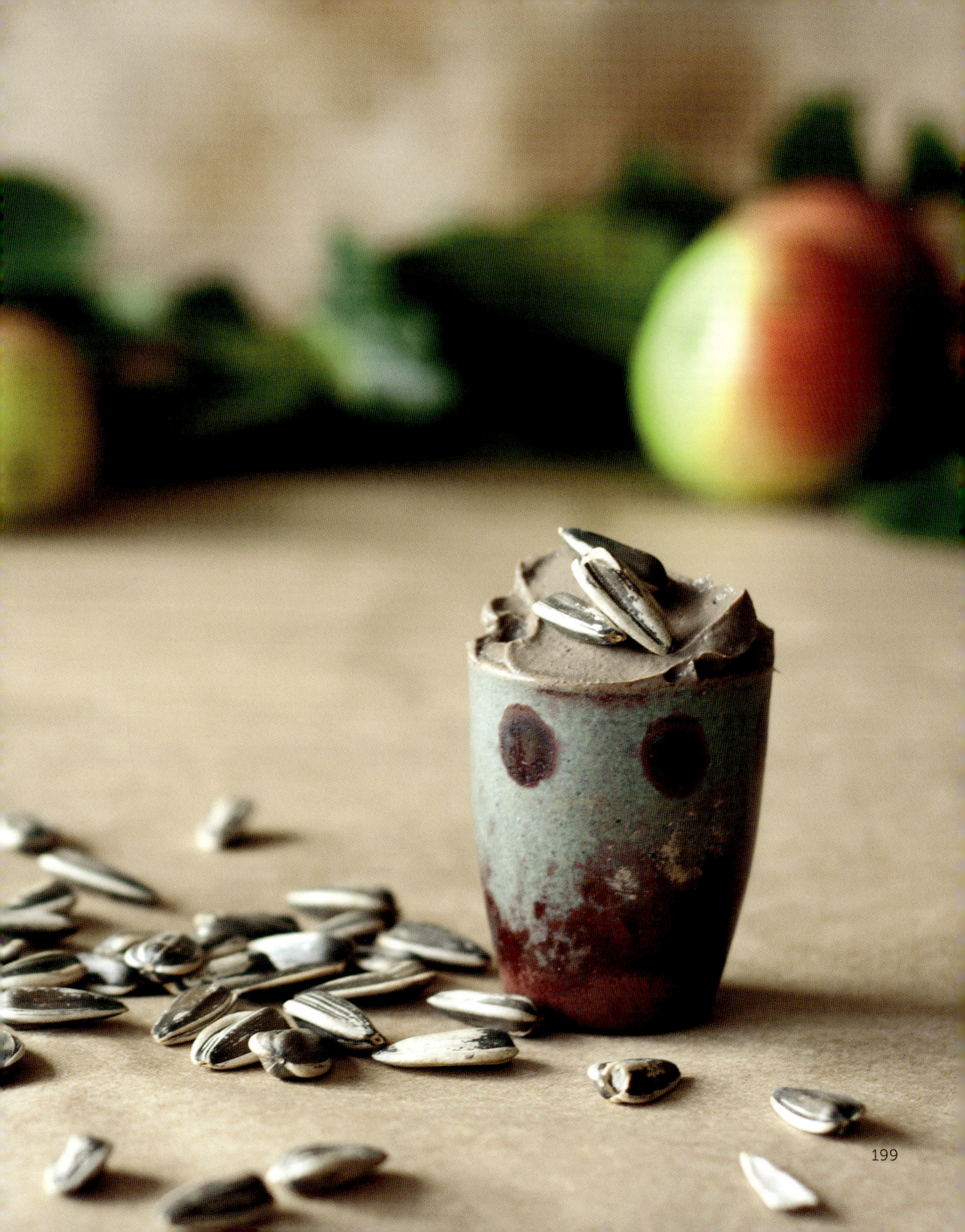

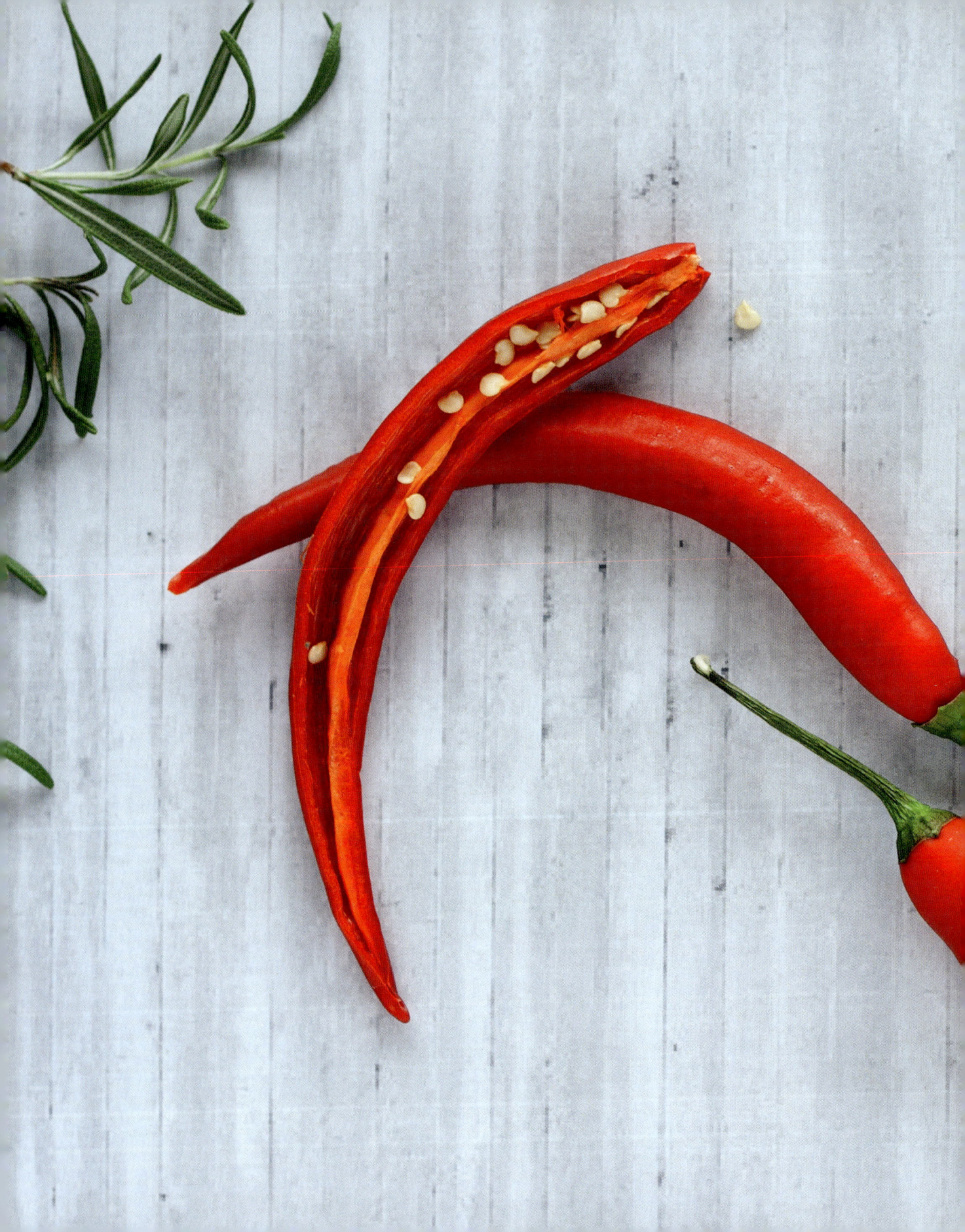

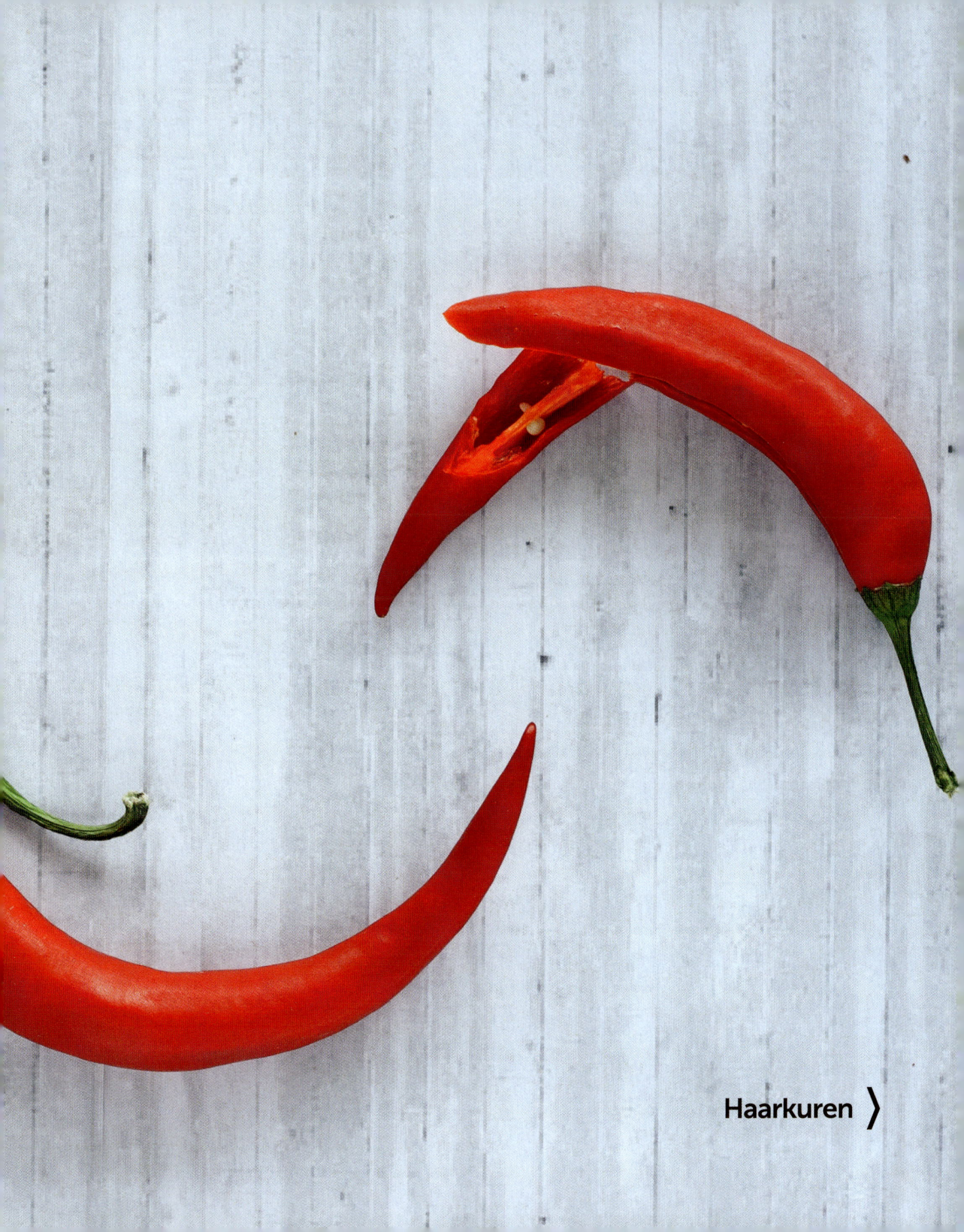

Haarkuren ❯

Aufbauende Haarkur mit Mandelöl für blondes Haar

Macadamiaöl – ein wunderbares Haarpflege-produkt! Es zieht schnell in Haare und Kopfhaut ein, wirkt dort stark feuchtigkeitsspendend und baut einen Schutzfilm auf. Sonnenblu-menblüten und das Johanniskraut hellen die natürlichen Nuancen Ihrer Haarfarbe auf.

Zutaten

2 EL getrocknete Sonnenblumenblüten

2 EL getrocknete Lindenblüten

2 EL getrocknetes Johanniskraut

100 ml Macadamiaöl

100 ml Mandelöl

3 Trpf. ätherisches Lavendelöl

6 Trpf. ätherisches Grapefruitöl

1 Trpf. Vitamin E (eine Kapsel)

 Für blondes Haar

 5 Minuten in der Zubereitung, mindestens 2 Wochen Ziehzeit

 2–3-mal pro Woche

 6 Monate haltbar

Zubereitung

- Geben Sie die Sonnenblumenblüten, das Johanniskraut und die Lindenblüten in eine Flasche mit Schraubverschluss und gießen Sie das Macadamia- und das Man-delöl an, bis alles bedeckt ist.

- Stechen Sie die Kapsel mit dem Vitamin E an und geben Sie ihren Inhalt ebenfalls in die Flasche. Fügen Sie anschließend die ätherischen Öle hinzu. Verschließen Sie die Flasche gut und schütteln Sie kräftig.

- Lassen Sie die Haarkur vor der ersten Anwendung einige Wochen an einem dunklen, kühlen Ort reifen und schütteln Sie die Flasche währenddessen täglich.

- Massieren Sie die Haarkur in Ihre Kopfhaut und tragen Sie sie auch auf die volle Län-ge Ihrer Haare auf. Lassen Sie sie 10–15 Minuten einwirken und spülen Sie sie anschließend mehrmals mit einem organi-schen oder herkömmlichen Shampoo aus.

Denken Sie daran, dass Sie die getrockneten Zu-taten durch frische ersetzen können. Sie sollten in diesem Fall jedoch die jeweiligen Mengen verdop-peln.

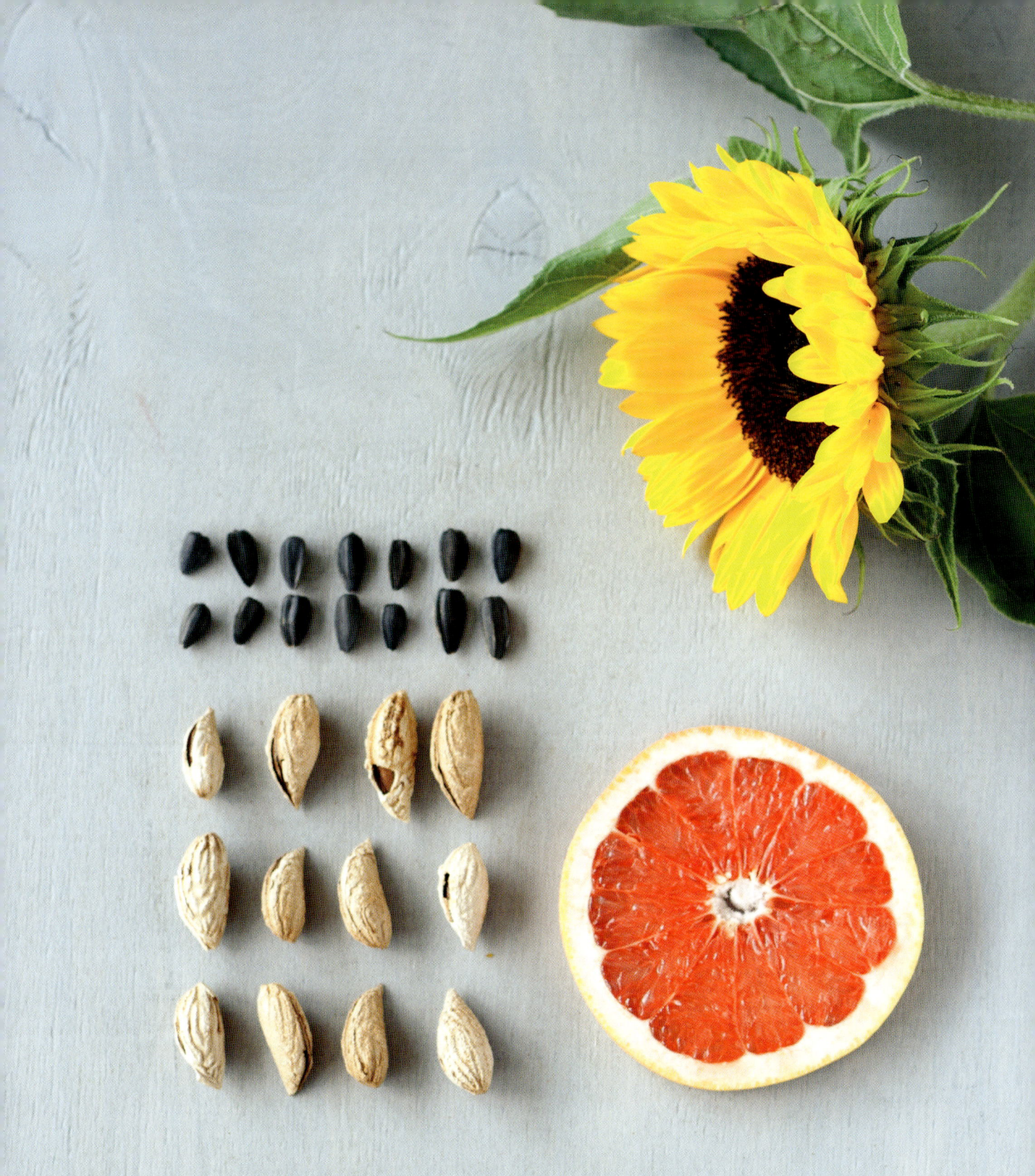

Kräftigende Haarkur mit Brennnesseln und Rosmarin für dunkles Haar

Brennnesseln, Rosmarin und Kalmus – diese Pflanzenkombination kräftigt die Haare und verleiht ihnen einen tollen Glanz. Das Olivenöl bringt Geschmeidigkeit ins Haar und schützt Ihre Kopfhaut vor dem Austrocknen, während das Kokosöl tief in den Haarschaft eindringt und das Haar von innen heraus stärkt.

Zutaten

2 EL getrocknete Brennnesseln

2 EL getrockneter Rosmarin

2 EL Kalmuswurzel

125 ml Olivenöl

125 ml Kokosöl

1 Trpf. Vitamin E (eine Kapsel)

 Für dunkles Haar

 10 Minuten in der Zubereitung, mindestens 2 Wochen Ziehzeit

 Täglich

 6 Monate haltbar

Zubereitung

- Schmelzen Sie das Kokosöl im Wasserbad.

- Geben Sie die Brennnesseln, den Rosmarin und die gehackten Kalmuswurzeln in eine Braunglasflasche mit Schraubverschluss. Gießen das Oliven- und das Kokosöl an, sodass die Kräuter komplett bedeckt sind.

- Stechen Sie die Kapsel mit dem Vitamin E an und geben Sie ihren Inhalt ebenfalls in die Flasche, verschließen Sie sie anschließend gut und schütteln Sie kräftig.

- Lassen Sie diese Haarkur vor der ersten Anwendung einige Wochen an einem dunklen, kühlen Ort ziehen und schütteln Sie die Flasche während dieser Zeit täglich.

- Massieren Sie die Haarkur in Ihre Kopfhaut und tragen Sie sie auch auf die komplette Länge Ihrer Haare auf. Lassen Sie die Kur etwa 10–15 Minuten einwirken. Waschen Sie Ihr Haar anschließend mit einem organischen oder herkömmlichen Shampoo mehrmals und spülen Sie es gründlich aus.

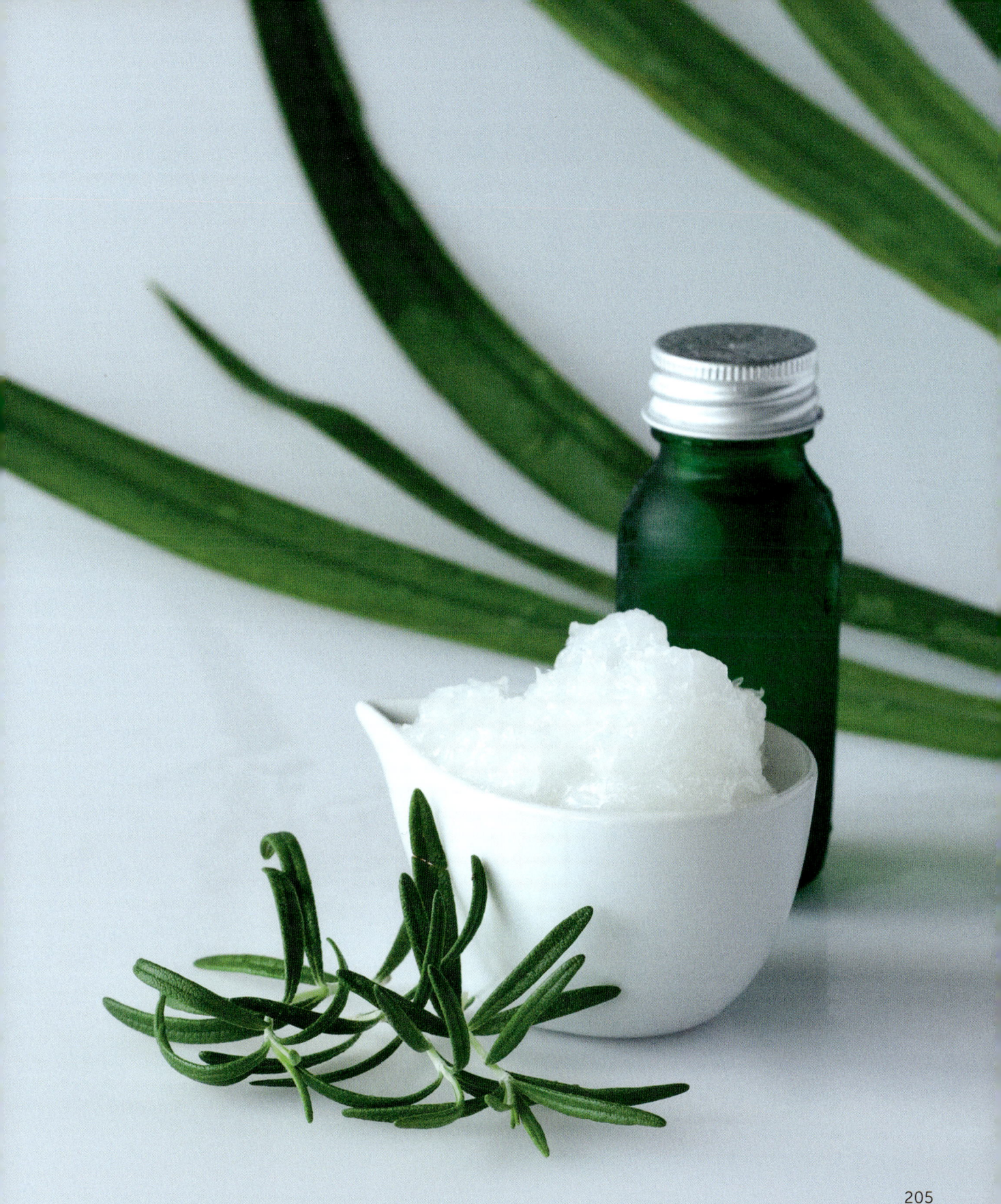

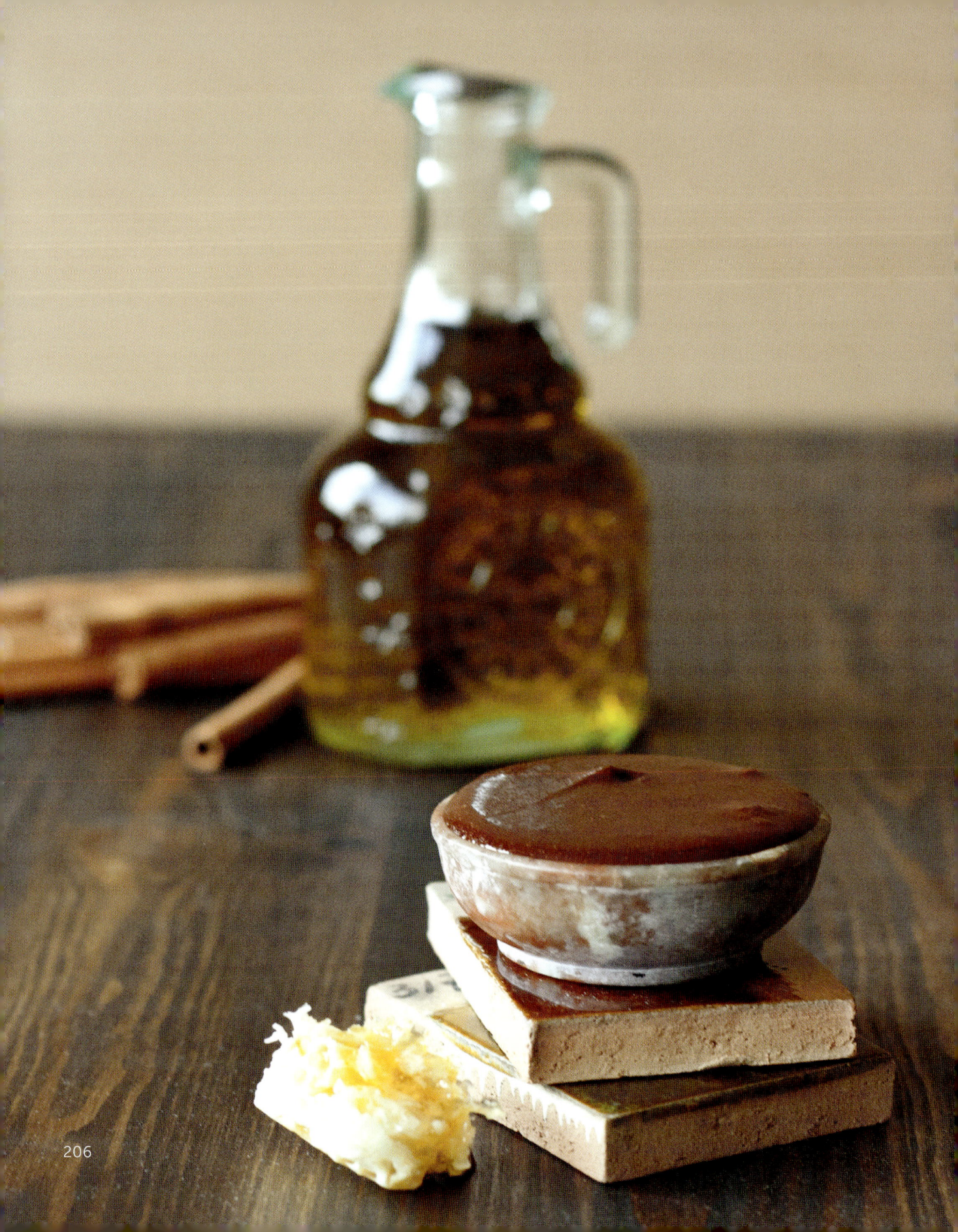

Haarkur mit Honig und Zimt für weiches, geschmeidiges Haar

Honig, die Hauptzutat dieser Haarkur, wirkt feuchtigkeitsspendend und hat Eigenschaften, die Ihr Haar weich und geschmeidig machen und ihm einen tollen Glanz verleihen. Zimt regt die Durchblutung der Kopfhaut an und fördert auf diese Weise das Haarwachstum.

Zutaten

3 TL Honig

3 TL Olivenöl

3 TL gemahlener Zimt

 Für alle Haartypen geeignet

 5 Minuten

 2–3-mal pro Woche

 6 Monate haltbar

Zubereitung

- Erwärmen Sie den Honig im Wasserbad, bis er flüssig ist.

- Verrühren Sie den flüssigen Honig mit dem Olivenöl und dem Zimt.

- Tragen Sie die Haarkur auf Ihr Haar und Ihre Kopfhaut auf und lassen Sie sie 10–15 Minuten einwirken. Waschen Sie Ihr Haar anschließend gründlich mit einem organischen oder herkömmlichen Shampoo aus.

Sie werden etwas Geduld haben müssen, wenn Sie den Honig aus Ihren Haaren wieder herauswaschen. Aber lassen Sie sich nicht entmutigen! Der Effekt, den diese Haarkur hinterlässt, ist diese Mühe wert!

Luxuriöse Haarkur mit Arganöl und Jasmin

Diese Haarkur ist aus zweierlei Gründen purer Luxus – sie enthält außergewöhnlich wirkungsvolle Öle und duftet ganz bezaubernd. Arganöl ist bekannt für seine besonders pflegenden Eigenschaften und aus der Haut- und Haarpflege nicht mehr wegzudenken. Es spendet reichhaltig Feuchtigkeit und pflegt brüchige Spitzen sowie sprödes Haar. Das Hanfsamenöl – ein weiteres Öl, das wir hier verwenden – sorgt für einen tollen Glanz und leichte Kämmbarkeit, während Jasmin und die Rosenblüten Sie mit einem angenehmen Duft umgeben.

Zutaten

125 ml Arganöl

2 EL Hanfsamenöl

1 EL getrocknete Rosenblütenblätter

1 EL getrocknete Jasminblüten

1 Trpf. Vitamin E (eine Kapsel)

1 Trpf. Jasminextrakt

4 Trpf. ätherisches Orangenöl

Zubereitung

- Geben Sie die getrockneten Blüten in eine Braunglasflasche mit Schraubverschluss und bedecken Sie sie mit dem Argan- und dem Hanfsamenöl.

- Stechen Sie die Kapsel mit dem Vitamin E an und geben Sie deren Inhalt ebenfalls in die Flasche. Fügen Sie dann das ätherische Orangenöl und den Jasminextrakt hinzu.

- Verschließen Sie die Flasche fest und schütteln Sie sie kräftig. Lassen Sie die Haarkur nun einige Wochen an einem kühlen, dunklen Ort ziehen und schütteln Sie sie während dieser Zeit mehrmals gut durch.

- Massieren Sie die Haarkur in Ihre Kopfhaut und tragen Sie sie auch auf die volle Länge Ihrer Haare auf. Lassen Sie die Maske 10–15 Minuten einwirken, bevor Sie sie mehrmals mit einem organischen oder herkömmlichen Shampoo gründlich waschen und ausspülen.

 Für alle Haartypen geeignet

 10 Minuten in der Zubereitung, mindestens 2 Monate Ziehzeit

 2–3-mal pro Woche

 Etwa 6 Monate haltbar

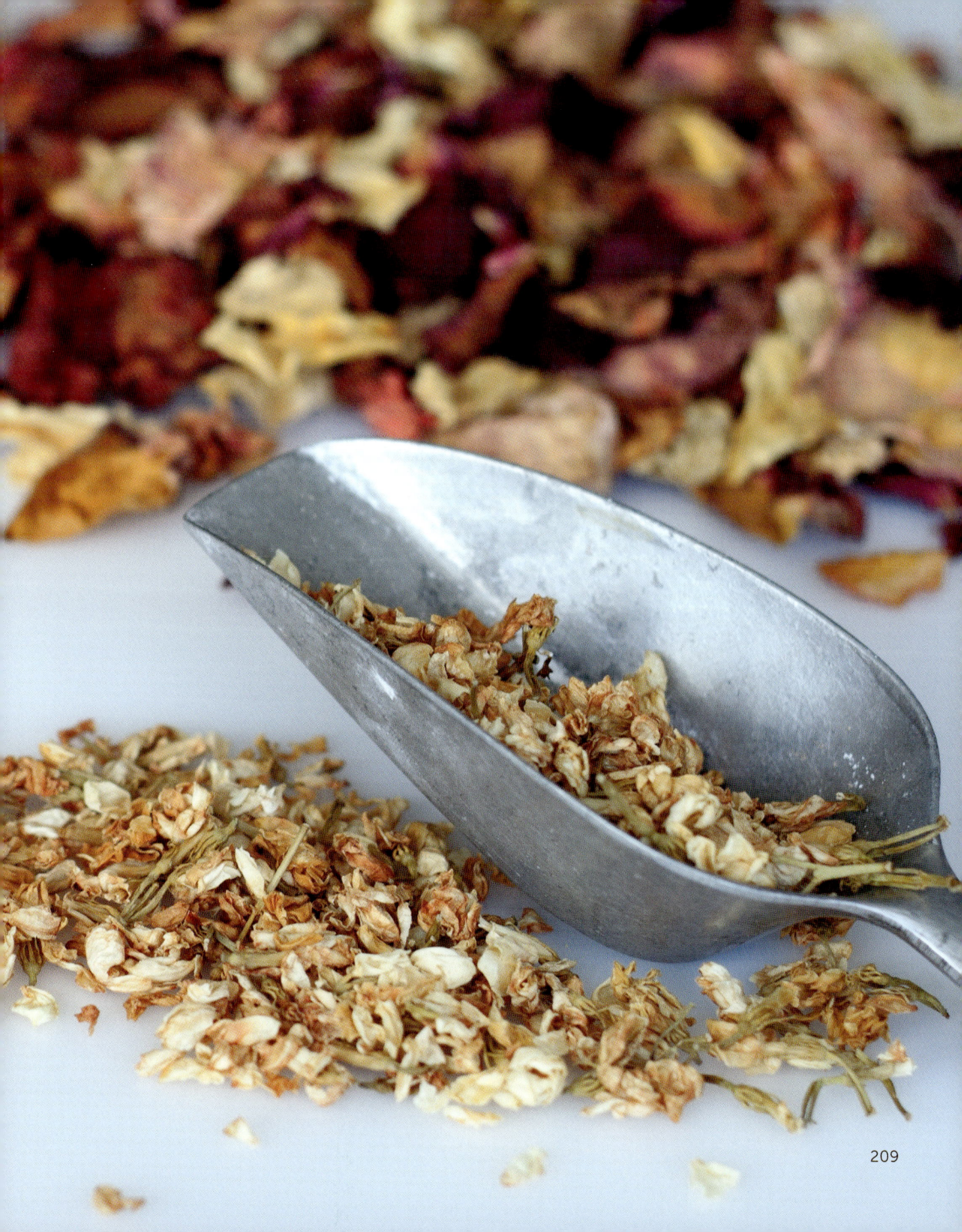

Anti-Schuppen-Haarkur mit Niembaumöl

Der Niembaum wird in Indien auch „die Dorfapotheke" genannt, da etliche seiner Bestandteile antibakterielle und antifungale Eigenschaften haben und daher in der Behandlung verschiedenster Krankheiten Anwendung finden. In der Haarpflege wird das Öl aus den Niembaumsamen verwendet, um Schuppen zu bekämpfen. Dieser Effekt kann durch ätherische Öle verstärkt werden, die zudem den starken und eher gewöhnungsbedürftigen Eigenduft des Niembaumöls kaschieren.

 Zur Anti-Schuppen-Behandlung trockener Kopfhaut

 5 Minuten

 2–3-mal pro Woche

 1 Jahr haltbar

Zutaten

3 EL Niembaumöl

2 Trpf. ätherisches Thymian- oder Salbeiöl

2 Trpf. ätherisches Teebaumöl

4 Trpf. ätherisches Öl der Grünen Minze

Zubereitung

- Geben Sie alle ätherischen Öle zum Niembaumöl und vermischen Sie alles gründlich.

- Massieren Sie die Haarkur in Ihre Kopfhaut und lassen Sie sie 10–15 Minuten einwirken. Waschen Sie Ihr Haar anschließend mehrmals mit einem organischen oder herkömmlichen Shampoo gründlich durch und spülen Sie es aus.

Niembaumöl hat einen ungewöhnlichen und nicht gerade beliebten Eigenduft. Es lohnt sich aber dennoch, das Öl einmal auszuprobieren, denn seine antibakteriellen Eigenschaften sind äußerst wirksam.

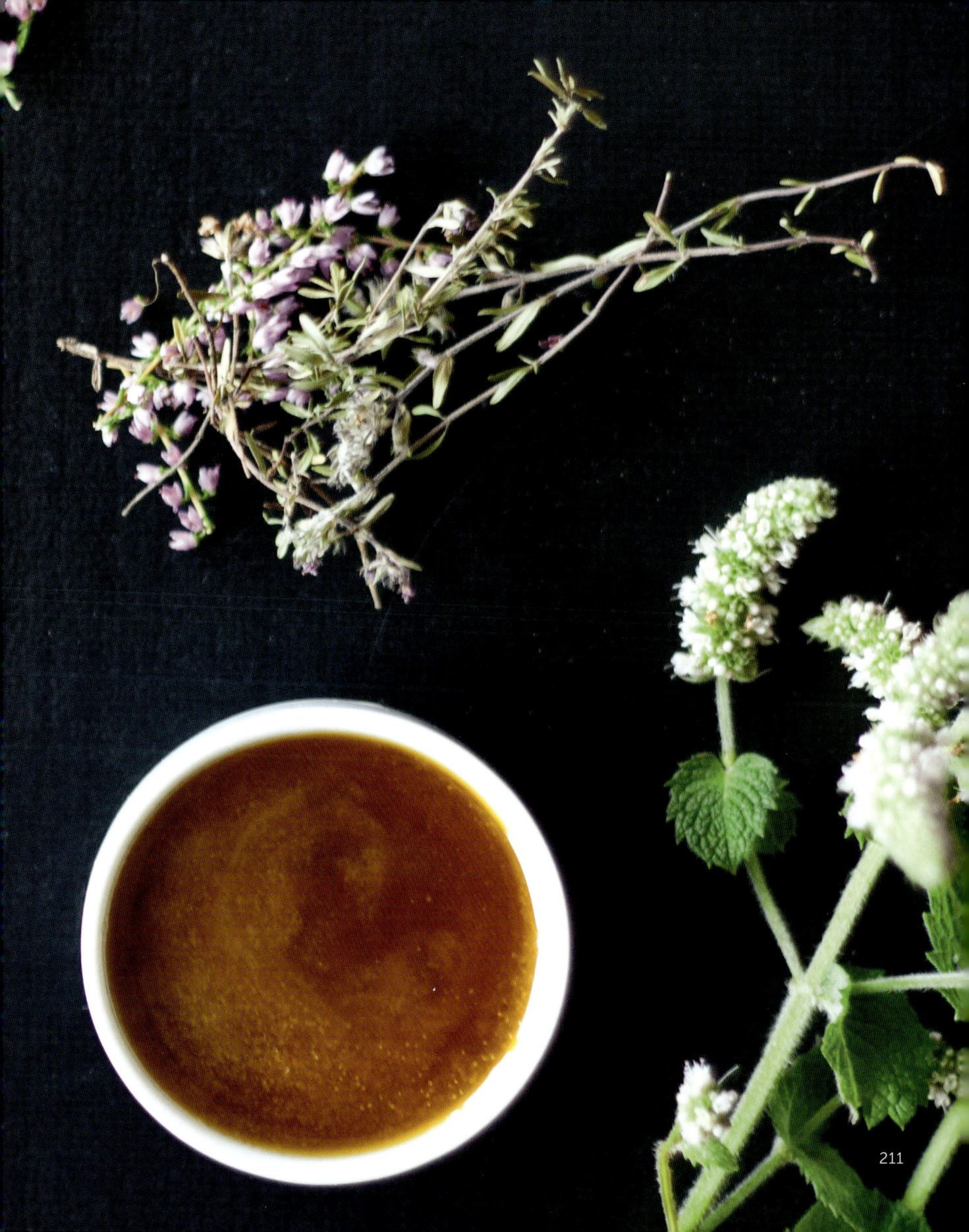

Avocado-Haarkur für weiches, geschmeidiges Haar

Zutaten

1 Eigelb

125 ml Olivenöl

½ Zitrone

½ Avocado

Die vorteilhaften Effekte von Eigelb und Olivenöl haben wir in vorangegangenen Rezepten schon vorgestellt. Aber wussten Sie, dass die Avocado auf Ihre Haare ähnlich wirkt? Sie ist reich an den Vitaminen B und E, die Ihre Haarstruktur vom Schaft bis in die Spitzen kräftigen.

Zubereitung

- Schlagen Sie das Eigelb und den Saft der halben Zitrone schaumig.

- Gießen Sie langsam und unter stetigem Rühren das Olivenöl an (dieser Vorgang ist im Prinzip der gleiche wie bei der Herstellung einer Mayonnaise). Heben Sie zuletzt die pürierte Avocado unter.

- Tragen Sie die Maske auf Ihr Haar auf und lassen Sie sie etwa 10–15 Minuten einwirken. Waschen Sie Ihr Haar anschließend mit einem organischen oder herkömmlichen Shampoo und spülen Sie es mehrmals gründlich aus.

 Für alle Haartypen geeignet

 10 Minuten

 2–3-mal pro Woche

 Etwa 2 Wochen im Kühlschrank haltbar

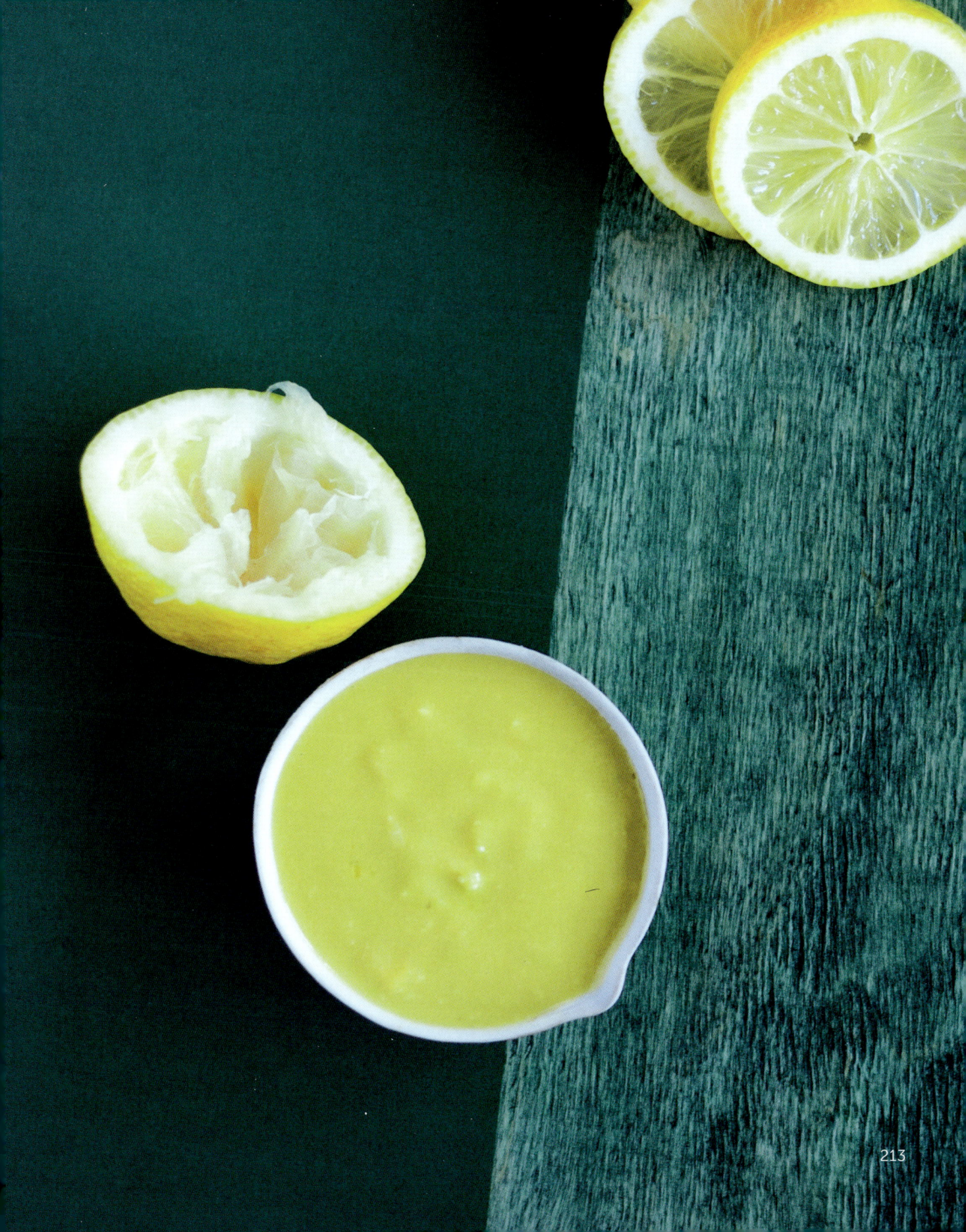

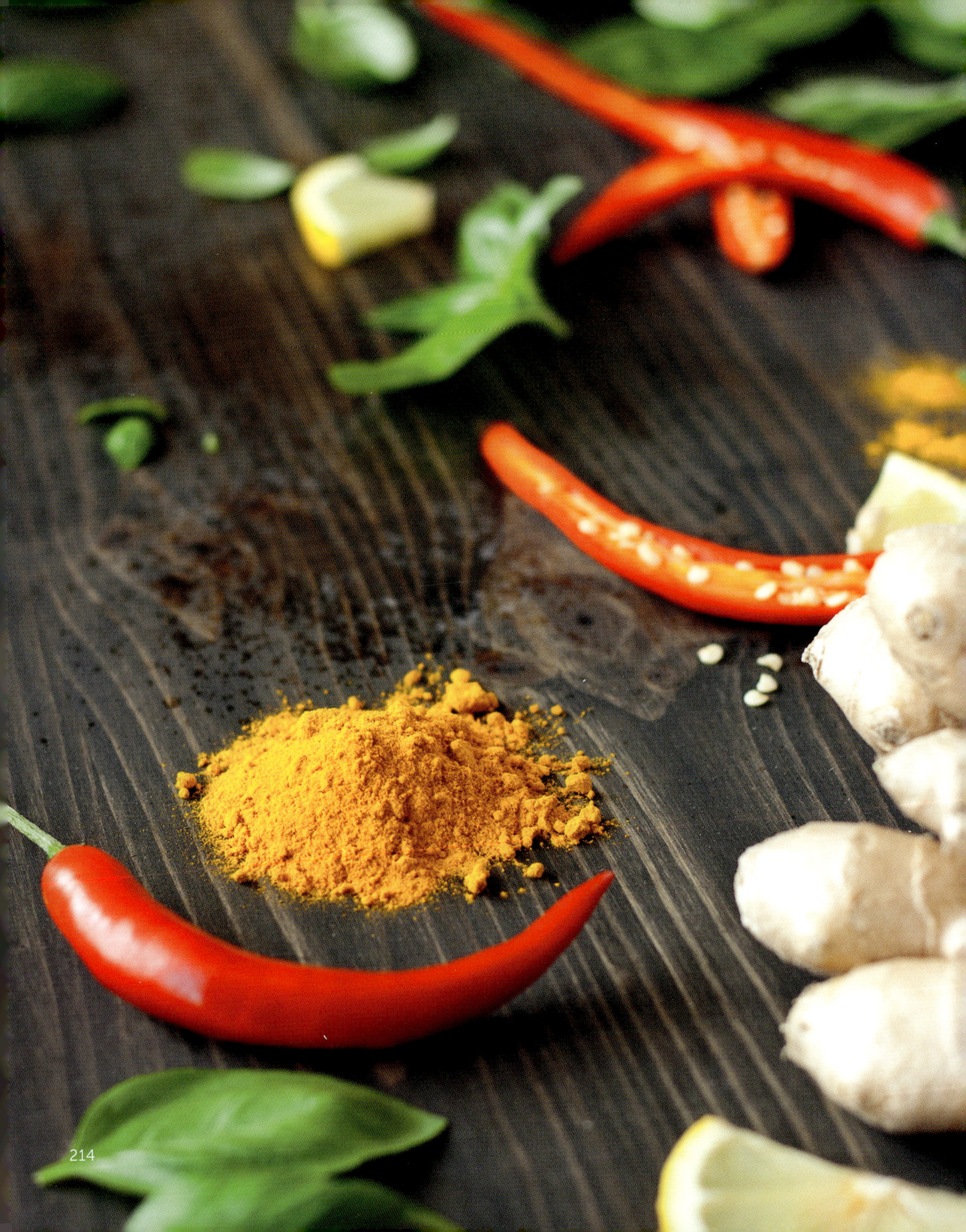

Wachstumsfördernde Haarkur mit Chili und Ingwer

Die Mischung aus Chili und Ingwer regt die Blutzirkulation in Ihrer Kopfhaut gehörig an und belebt die Haarwurzeln. Die Haarkur regeneriert die Haarstruktur, wirkt antibakteriell und kann das Wachstum beschleunigen. Diese Effekte werden durch das Rizinus- und das Kokosöl noch unterstützt.

Zutaten

125 ml Kokosöl

2 EL Rizinusöl

1 TL gemahlener Chili

2 TL geriebener Ingwer

2 TL getrocknetes Basilikum

1 TL gemahlene Gelbwurzel (Kurkuma)

 Für alle Haartypen geeignet

 10 Minuten in der Zubereitung, 2–3 Tage Ziehzeit

 2–3-mal pro Woche

 6 Monate haltbar

Zubereitung

- Schmelzen Sie das Kokosöl im Wasserbad und füllen Sie es anschließend in eine Braunglasflasche mit Schraubverschluss.

- Während das Kokosöl noch warm ist, geben Sie den Chili, Ingwer, das Basilikum und die Gelbwurzel hinzu. Gießen Sie ganz zum Schluss das Rizinusöl dazu, verschließen Sie die Flasche gut und schütteln Sie sie kräftig durch.

- Lassen Sie die Haarkur einige Tage stehen, damit die Inhaltsstoffe der Gewürze in das Öl übertreten können.

- Massieren Sie die Haarkur in Ihre Kopfhaut und lassen Sie sie 10-15 Minuten einwirken. Waschen Sie Ihre Haare anschließend mit einem organischen oder herkömmlichen Shampoo und spülen Sie es gründlich aus.

Achten Sie darauf, dass Sie diese Haarkur nicht in die Augen bekommen, insbesondere beim Ausspülen! Sollte es doch passieren, spülen Sie Ihre Augen mit viel Wasser, am besten mit der Dusche, aus.

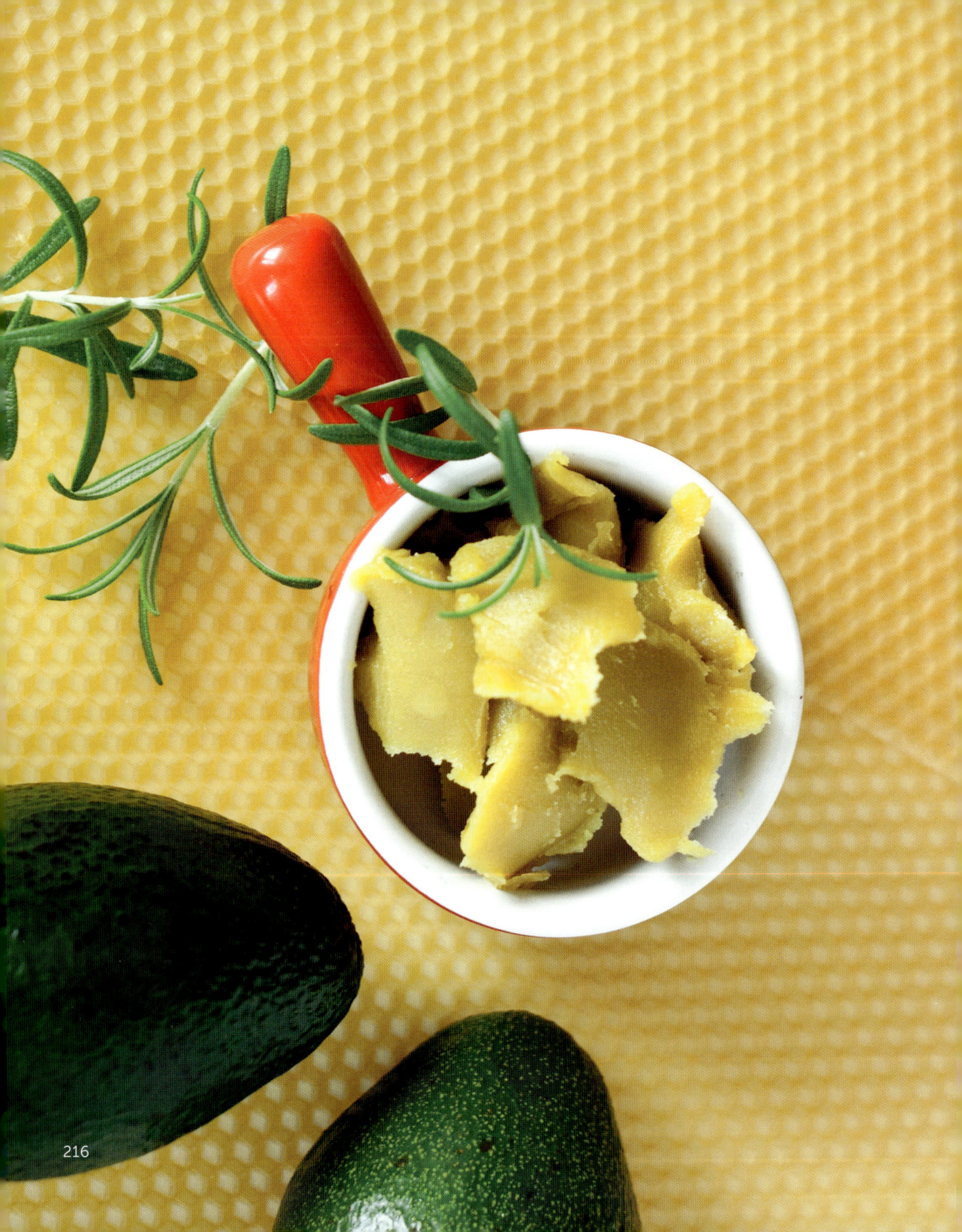

Haarspitzenbalsam mit Moringa und Avocado

Zutaten

30 g Bienenwachs

30 g Moringaöl

25 g Avocadoöl

20 g Rizinusöl

1 Trpf. Vitamin E (eine Kapsel)

2–3 Trpf. ätherisches Rosmarinöl

Dieser Haarbalsam ist anders – er ist fest und wirkt in kleinen Mengen nicht nur wohltuend auf die Haarspitzen, sondern kann auch in kürzerem Haar als Stylingprodukt verwendet werden. Moringa-, Avocado- und Rizinusöl verleihen dem Haar einen tollen Glanz. Dabei ist es wichtig, dass Sie nicht zu viel verwenden, da Ihr Haar sonst fettig erscheinen kann.

Zubereitung

- Lesen Sie sich vor der Zubereitung bitte zunächst noch einmal unsere Anleitung zur Herstellung eines Balsams durch (s. S. 46).

- Erwärmen Sie das Bienenwachs, das Moringa-, Avocado- und Rizinusöl gemeinsam im Wasserbad, bis das Bienenwachs sich komplett verflüssigt hat.

- Nehmen Sie den Topf aus dem Wasser und rühren Sie stetig, bis die Ölmischung auf etwa 40 °C abgekühlt ist. Geben Sie nun das Vitamin E aus der Kapsel und das ätherische Rosmarinöl hinzu und rühren Sie noch einmal kräftig um.

- Füllen Sie den Balsam in ein Behältnis Ihrer Wahl ab.

- Tragen Sie mit den Fingerspitzen eine kleine Menge des Balsams auf Ihre Haarspitzen auf.

 Für trockene Haarspitzen

 40 Minuten

 Täglich nach der Haarwäsche

 1 Jahr haltbar

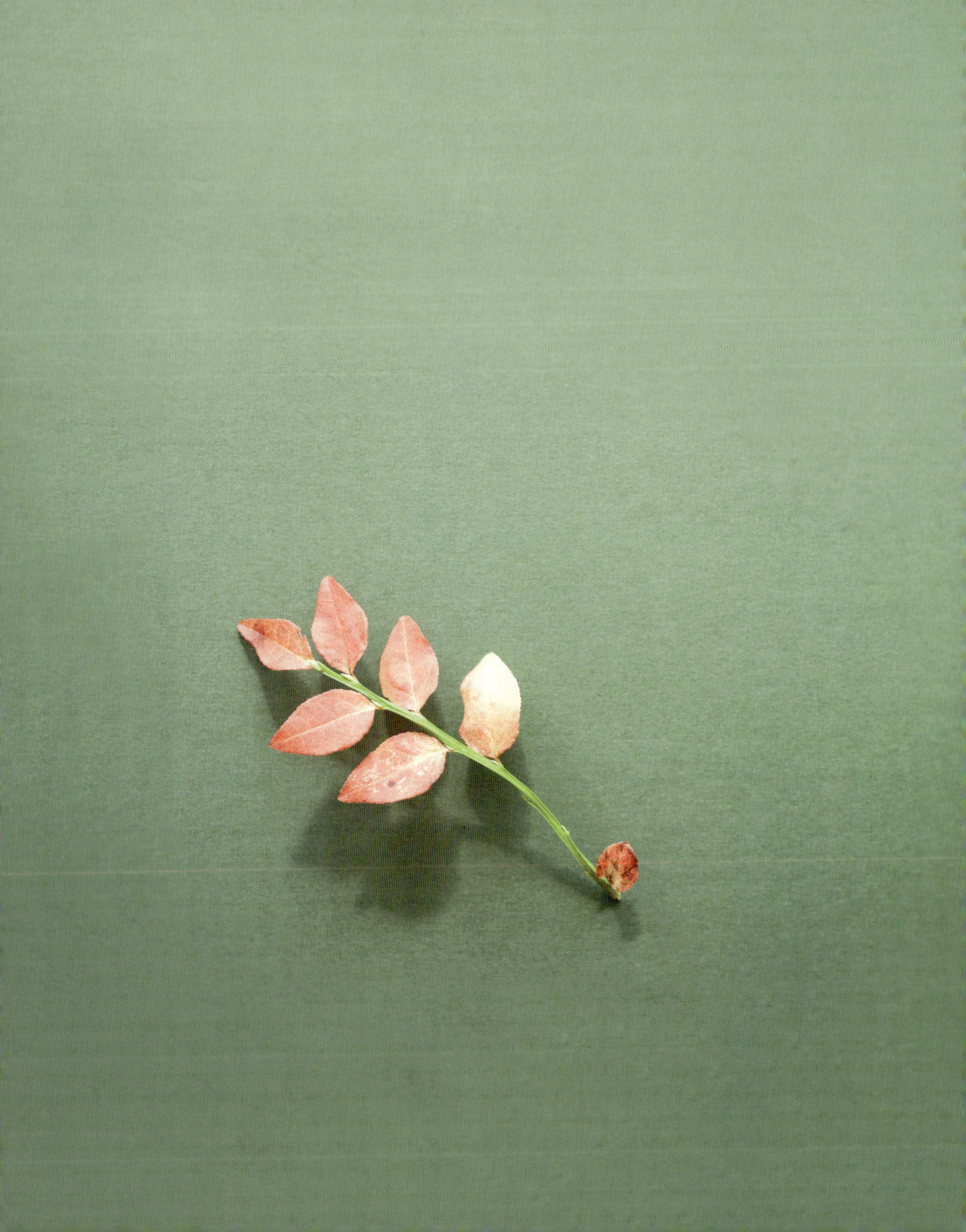

Haarpflegespülungen 〉

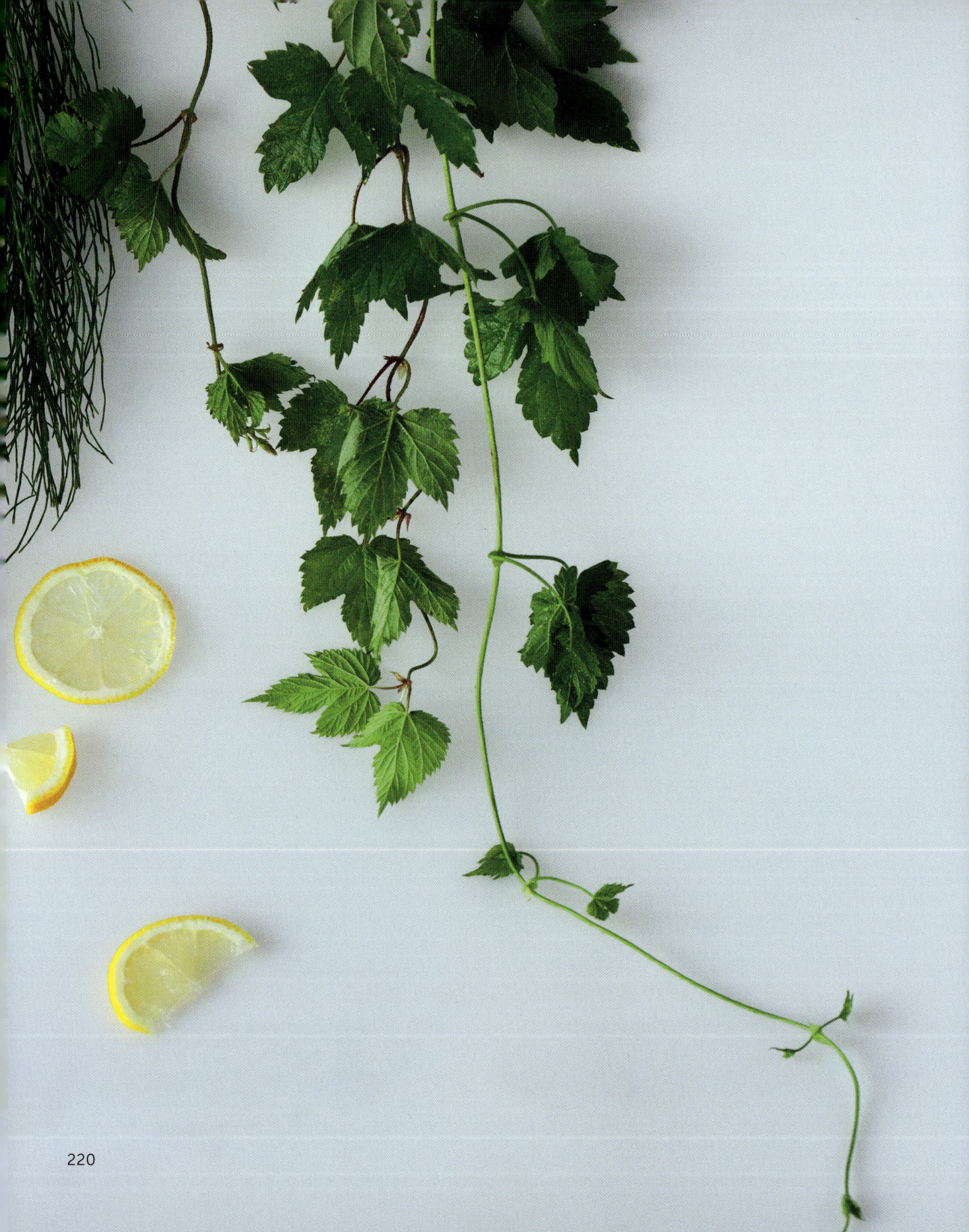

Kräftigende Pflegespülung
mit Schachtelhalm und Hopfen

Zutaten

2 EL Hopfen

2 EL fein gehackter Schachtelhalm

500 ml Wasser

½ Zitrone

Zubereitung

- Überbrühen Sie den Hopfen und Schachtelhalm mit heißem Wasser und lassen sie alles etwa 10–15 Minuten zugedeckt ziehen.

- Seihen Sie die festen Bestandteile ab und rühren Sie den Saft der halben Zitrone unter.

- Benutzen Sie diese Pflegespülung nach jeder Haarwäsche.

Schachtelhalm enthält im Vergleich zu anderen Kräutern äußerst viel Silizium. Dieses Mineral aktiviert die Haarregeneration tief in den Wurzeln, kräftigt die Haare, fördert das Wachstum und gibt ein schönes Volumen. In diesem Rezept werden die Effekte des Siliziums durch die Zugabe von Hopfen intensiviert, der die Haarstruktur immens stärkt. Der Sud eignet sich ganz besonders für sprödes, durch Färbungen und Bleichmitteln geschädigtes oder generell beanspruchtes Haar, das seinen Glanz verloren hat.

 Für beanspruchtes, glanzloses Haar

 15 Minuten

 Nach jeder Haarwäsche

 Etwa 1 Woche im Kühlschrank haltbar

Essigspülung mit Karottensamen für trockenes Haar

Apfelessig reinigt Ihre Haare nicht nur gründlich, er verschließt auch die Poren der Kopfhaut und reguliert den pH-Wert. Ihr Haar lässt sich anschließend leichter frisieren, auch einfacher zu kämmen und bekommt einen gesunden Glanz. Wenn Sie Karottensamen dazugeben, kann dieses Mittel zudem das Haarwachstum ankurbeln, während der enthaltene Salbei Ihre Kopfhaut angenehm kühlt und strafft.

Zutaten

250 ml Apfelessig

1 EL Karottensamen

1 EL getrockneter Salbei

1 EL getrocknete Petersilie

2–3 Trpf. ätherisches Kamillen-, Lavendel- oder Karottensamenöl

 Für normales bis trockenes Haar

 5 Minuten in der Herstellung, mindestens 2 Wochen Ziehzeit

 Nach jeder Haarwäsche

 Etwa 1 Jahr haltbar

Zubereitung

● Geben Sie die Karottensamen, den Salbei und die Petersilie gemeinsam in eine Braunglasflasche mit Schraubverschluss und gießen Sie den Apfelessig an, bis alles gut bedeckt ist. Geben Sie das ätherische Öl hinzu, schrauben Sie die Flache gut zu und schütteln Sie kräftig.

● Lassen Sie die Mixtur einige Wochen ziehen und schütteln Sie die Flasche währenddessen täglich, damit die Samen und Kräuter ihre Inhaltsstoffe gut an die Flüssigkeit abgeben können.

● Verdünnen Sie die Mixtur vor der Anwendung in einem separaten Behältnis im Verhältnis 1 EL Essig auf 5 EL Wasser und spülen Sie Ihre Haare nach der Wäsche damit durch. Auf Apfelessig basierende Pflegespülungen sind unersetzlich, wenn Sie auf natürliche Weise die Schönheit Ihre Haare fördern wollen.

Wenn der Essiggeruch Sie irritiert, können Sie ihn auch mit Wasser verdünnen.

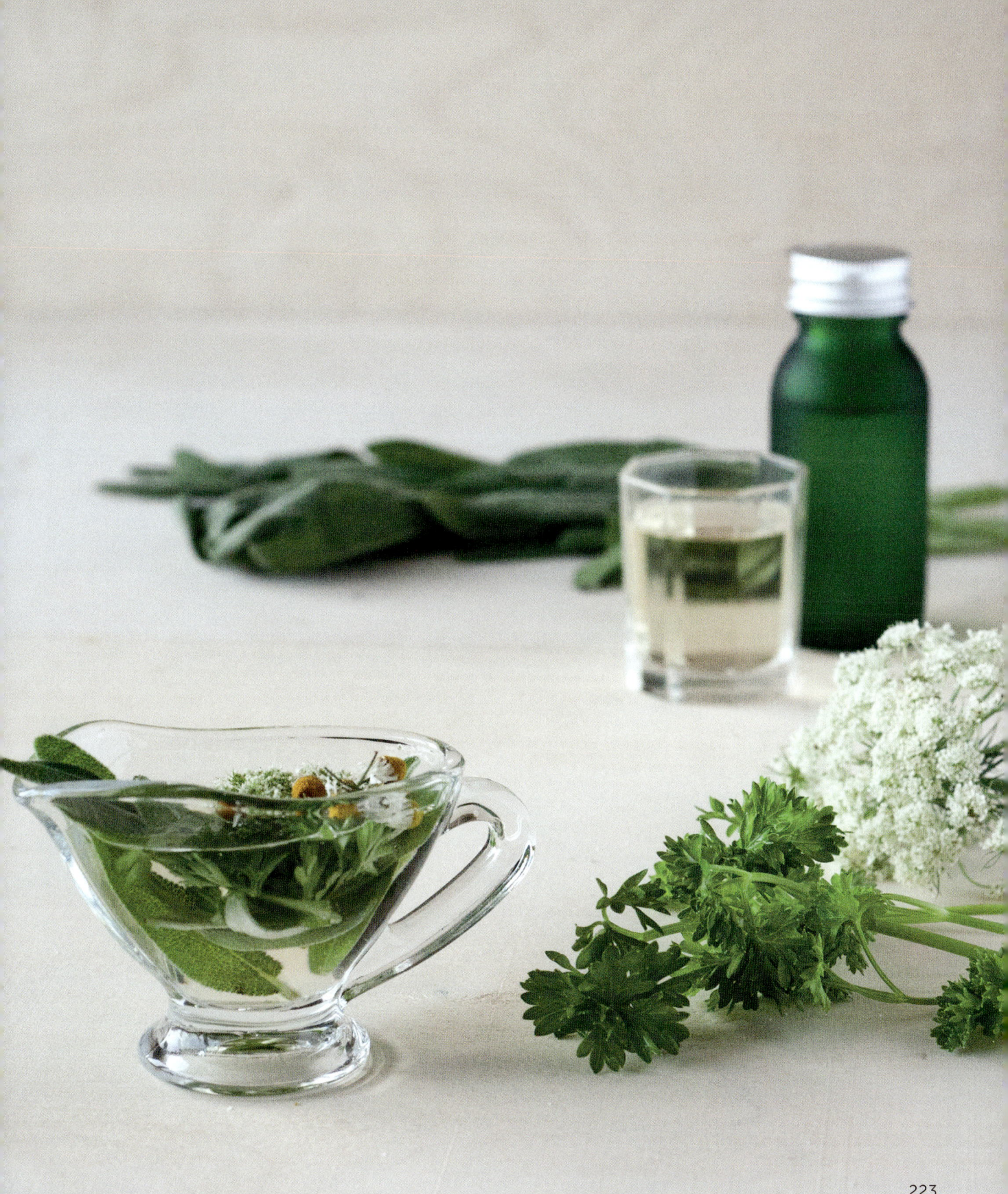

Essigspülung mit Zitronengras und Lorbeerblättern für fettiges Haar

Zutaten

250 ml Apfelessig

2 Stängel frisches Zitronengras

8 Lorbeerblätter

1 EL Schafgarbenblüten

2–3 Trpf. ätherisches Zitronen-, Grapefruit-, Pfefferminzöl oder ätherisches Öl der Grünen Minze

Eine Essigspülung kann zudem helfen, eine übermäßige Talgproduktion der Kopfhaut zu regulieren. Geben Sie einfach ein wenig Zitronengras hinzu. Zitronengras wirkt antimikrobiell und talgregulierend. Die enthaltenen Lorbeerblätter helfen dabei, das Haarwachstum anzukurbeln, während Schafgarbe Ihr Haar kräftigt.

Zubereitung

- Geben Sie das Zitronengras, die Lorbeerblätter und die Schafgarbe in eine Braunglasflasche mit Schraubverschluss und gießen Sie den Apfelessig an, bis alles komplett bedeckt ist. Geben Sie das ätherische Öl hinzu, verschließen Sie die Flasche fest und schütteln Sie gut.

- Lassen Sie die Mixtur einige Wochen lang ziehen. Schütteln Sie die Flasche währenddessen regelmäßig, damit die Kräuter, Blätter und Stängel ihre Inhaltsstoffe gut an den Essig abgeben können.

- Verdünnen Sie die Pflegespülung vor der Anwendung im Verhältnis 1 EL Essig auf 5 EL Wasser und verwenden Sie sie, um Ihr Haar nach der Wäsche durchzuspülen.

 Für normales bis fettiges Haar geeignet

 5 Minuten Vorbereitung, mindestens 2 Wochen Ziehzeit

 Nach jeder Haarwäsche

 Etwa 1 Jahr haltbar

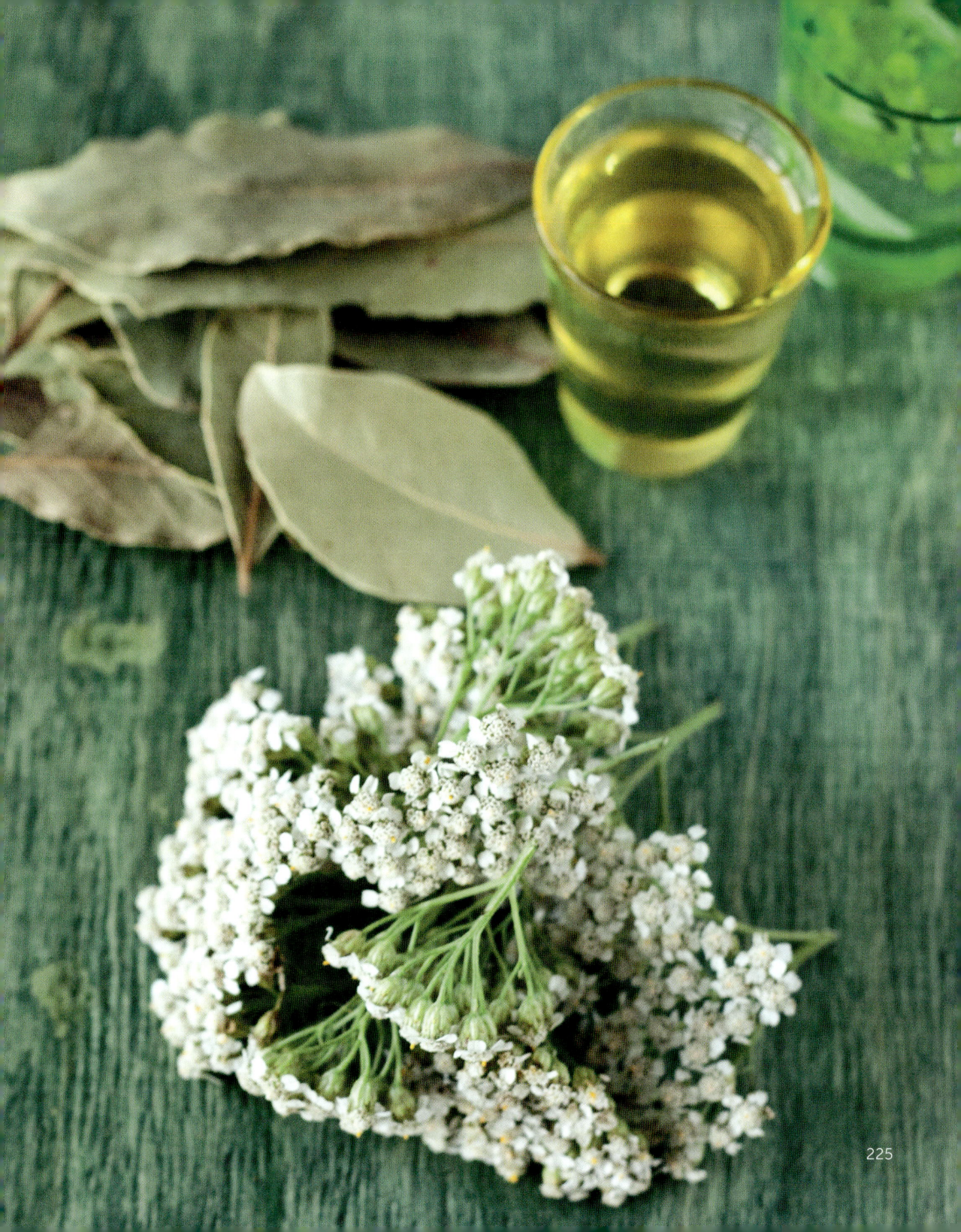

Auszeit in der Badewanne

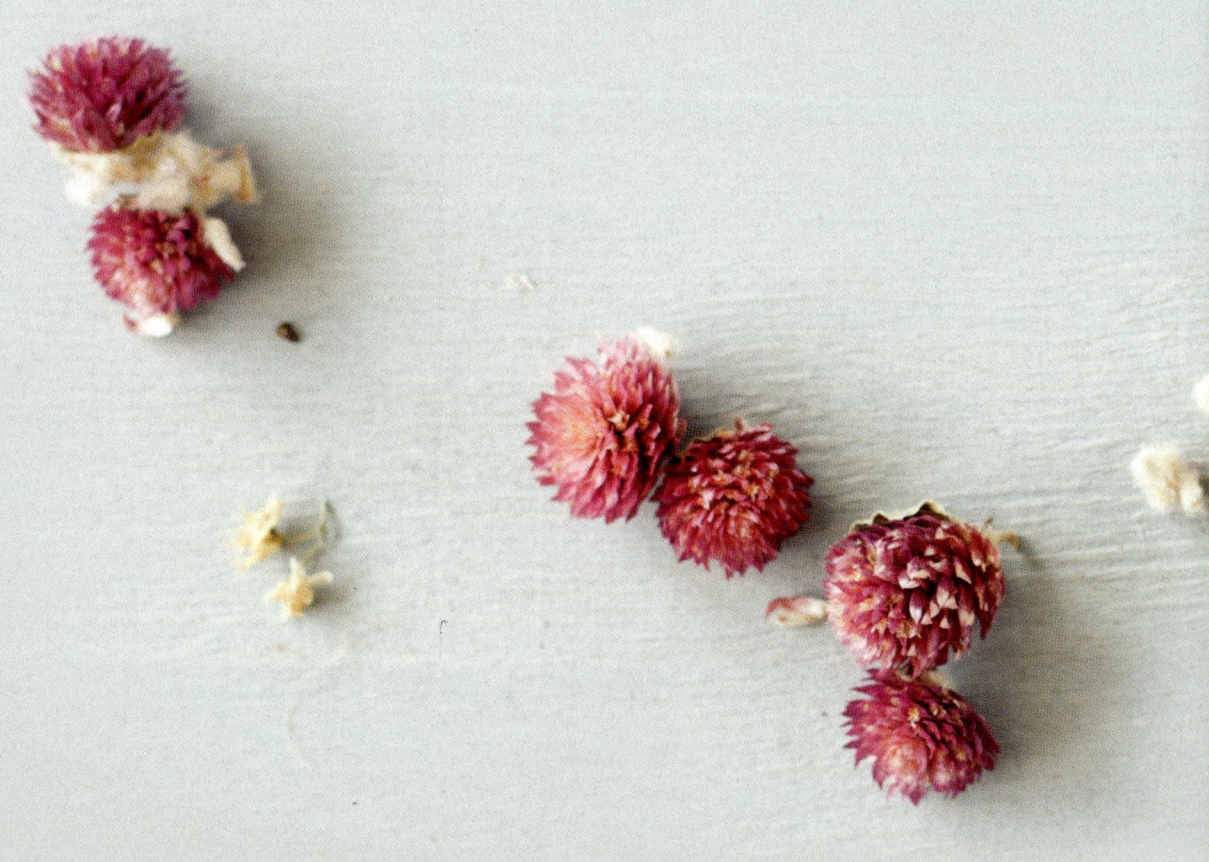

Badebomben ❯

Badebombe mit Kokosöl und Rosenblüten

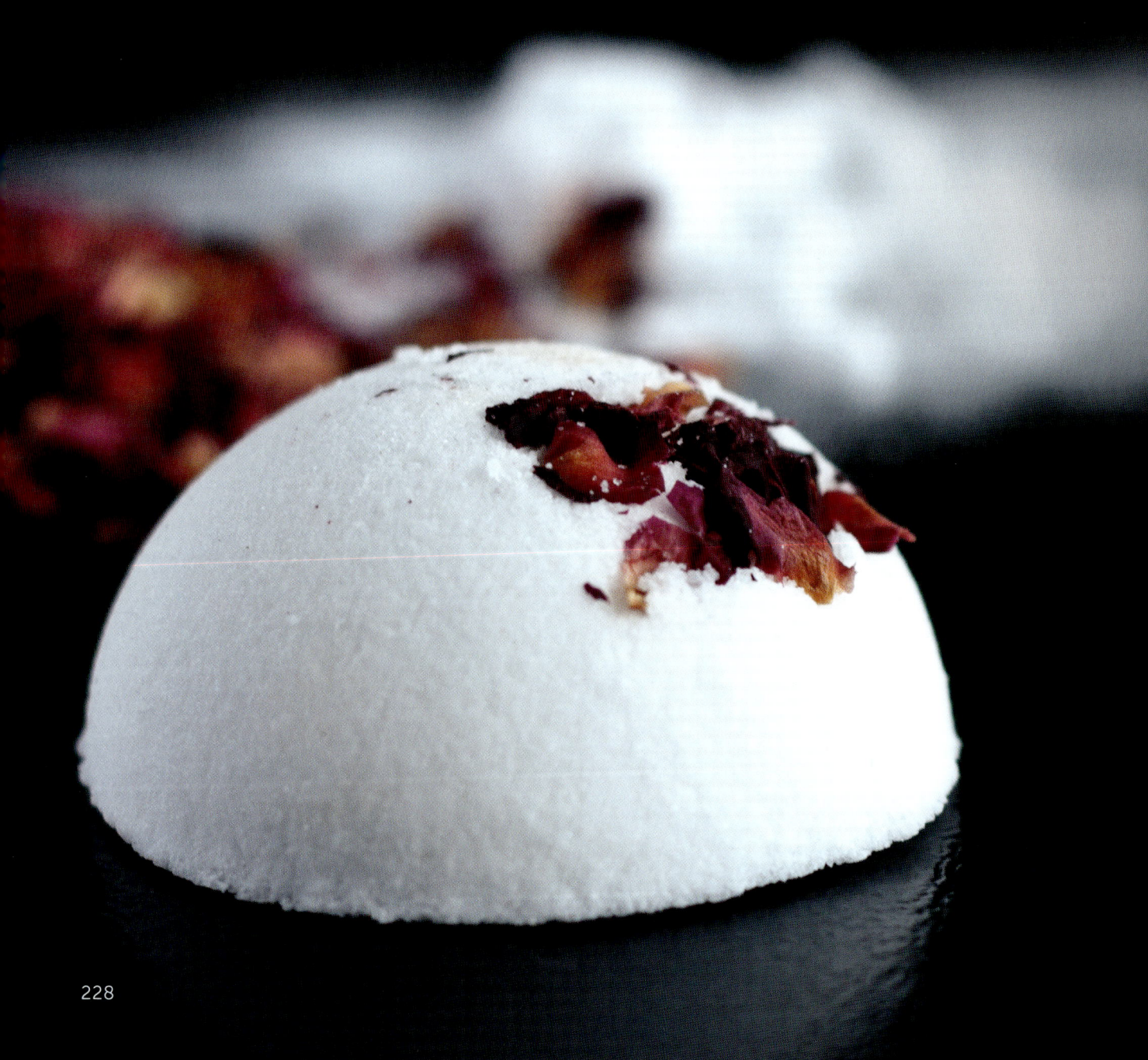

Es ist ein königliches Vergnügen, sich in der Badewanne in einem Meer aus zart duftenden Rosen zu entspannen! Die Herstellung einer aromatischen und feuchtigkeitsspendenden Badebombe erfordert dabei noch nicht einmal viel Arbeit. Meersalz reichert Ihr Badewasser mit Mineralien an, während das Kokosöl Ihre Haut mit Feuchtigkeit versorgt.

Zutaten

6 EL Natron

2 EL Zitronensäurepulver

1 EL Meersalz

1 EL Kokosöl

1 EL getrocknete Rosenblätter

2 Trpf. Rosenextrakt

Zum Baden

15 Minuten

1–2-mal pro Woche

In einem zur Konservierung des Aromas luftdicht verschlossenen Behältnis etwa 1 Monat haltbar

Zubereitung

- Halten Sie eine Sprühflasche bereit und befüllen Sie diese mit Wasser. Legen Sie Ihre Arbeitsfläche mit Backpapier aus.

- Suchen Sie sich eine hübsche kleine Form für die spätere Gestalt Ihrer Badebombe aus. Hierbei kann es sich um eine Backform, einen halbierten Tennisball oder jede andere Form Ihrer Wahl handeln.

- Legen Sie nun einige Rosenblätter in die Form.

- Vermischen Sie das Salz mit dem Natron und dem Zitronensäurepulver.

- Erwärmen Sie das Kokosöl im Wasserbad und gießen Sie es anschließend langsam und unter stetigem Rühren in die Mischung aus Salz, Natron und Zitronensäurepulver. Achten Sie darauf, dass sich das Öl gleichmäßig verteilt.

- Rühren Sie die Masse so lange, bis sie keine Klümpchen mehr enthält. Geben Sie nun den Rosenextrakt hinzu und rühren Sie noch einmal kräftig um.

- Besprühen Sie die Masse 2–3-mal an mehreren Stellen, jedoch nicht öfter. Sobald das Natron mit der Zitronensäure reagiert, wird die Masse fest.

- Geben Sie einen Teil der Masse in die Form Ihrer Wahl und pressen Sie sie gut an, um etwaige Luftblasen auszudrücken. Drehen Sie die Form um und lassen Sie Ihre Badebombe vorsichtig auf das Backpapier gleiten. Formen Sie auf diese Weise so viele Badebomben wie möglich.

- Lassen Sie Ihre Badebomben für einige Stunden komplett aushärten.

- Bewahren Sie sie in einem luftdicht verschlossenen Behältnis auf, um das Aroma länger zu konservieren.

- Wenn Sie Lust auf ein Bad bekommen, lassen sie die Badebombe in der Wanne zergehen und entspannen Sie sich!

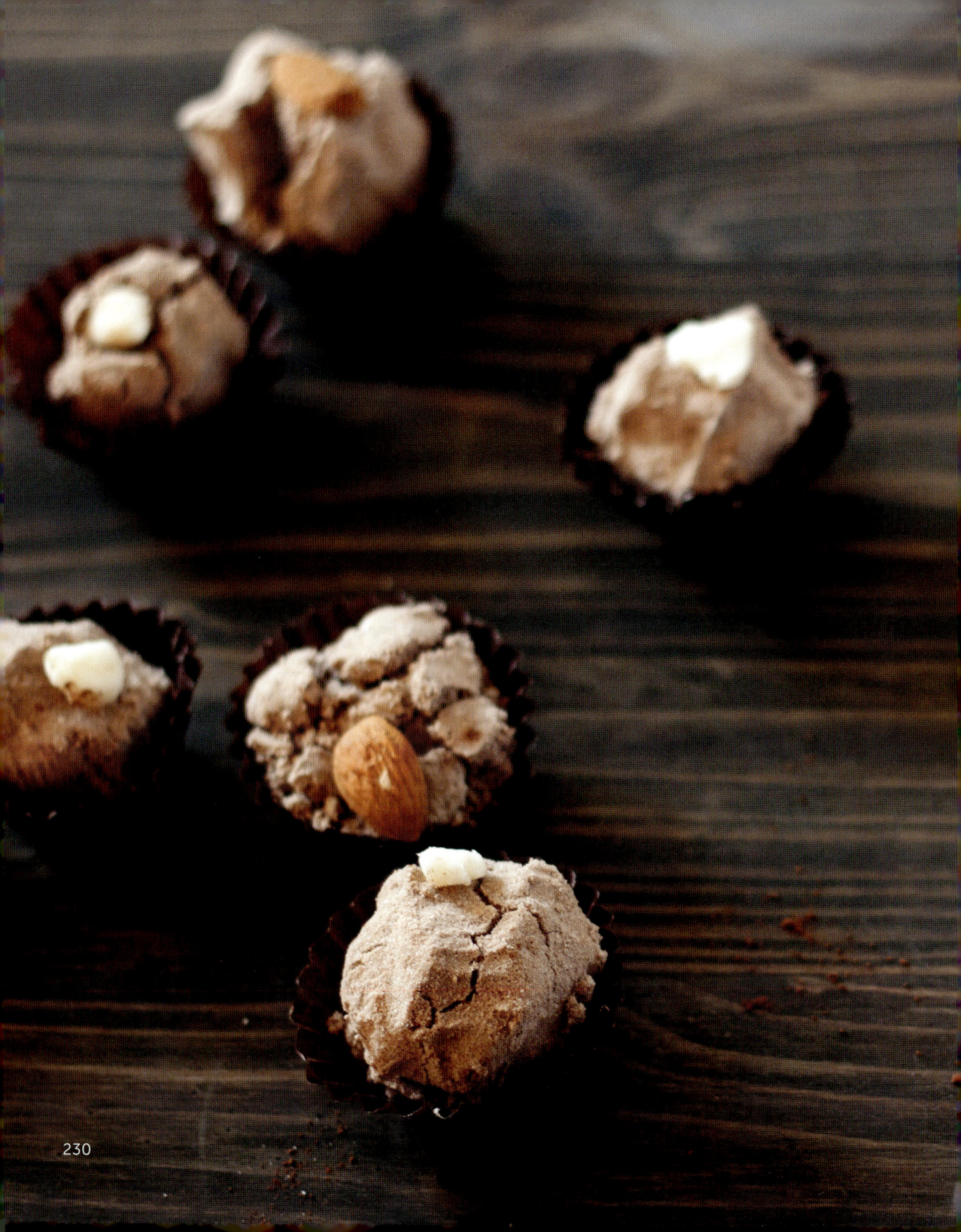

Mini-Badebombe mit Kakao und Mandeln

Mini-Badebomben tauchen Ihr Bad in einen warmen schokoladigen Duft, während die enthaltene Kakaobutter Ihre Haut mit viel Feuchtigkeit verwöhnt. Wir empfehlen diese kleinen Bomben insbesondere in einer kalten Winternacht!

Zutaten

3 EL Natron

1 EL Zitronensäurepulver

1 EL Maisstärke

½ EL Kakaobutter

1 EL Kakaopulver

4–6 Trpf. Kakaoextrakt

Mandeln zur Verzierung

 Zum Baden

 15 Minuten

 1–2-mal pro Woche

 In einem zur Konservierung des Aromas luftdicht verschlossenen Behältnis etwa 1 Monat haltbar

Zubereitung

- Halten Sie eine mit Wasser befüllte Sprühflasche bereit.

- Vermischen Sie das Natron, die Stärke und das Kakaopulver mit der Zitronensäure.

- Erwärmen Sie die Kakaobutter im Wasserbad. Sobald sie sich verflüssigt hat, gießen Sie sie langsam und unter stetigem Rühren zu der Mischung aus Natron, Stärke, Kakao und Zitronensäure. Achten Sie darauf, dass das Öl sich gleichmäßig verteilt.

- Rühren Sie solange, bis die Masse keine Klümpchen mehr enthält. Geben Sie den Kakaoextrakt hinzu und rühren Sie noch einmal gut um.

- Besprühen Sie die Masse an verschiedenen Stellen nicht öfter als 2–3-mal mit Wasser. Sobald das Natron mit der Zitronensäure reagiert, wird die Masse fest.

- Formen Sie mit Ihren Händen kleine Bällchen und drücken Sie sie fest zusammen, um die Luft herauszupressen. Verzieren Sie Ihre Badebomben mit Mandeln und lassen Sie sie einige Stunden lang stehen, damit sie komplett aushärten können.

Wenn Sie diese Mini-Badebomben verschenken möchten, empfehlen wir, den Empfänger ausdrücklich darauf hinzuweisen, dass sie nicht zum Verzehr geeignet sind!

Bademuffin mit ätherischem Geranienöl

Lösen Sie diesen Muffin in Ihrem Badewasser auf, verwöhnen Sie Ihre Haut mit feuchtigkeitsspendenden Ölen, während der Duft von Geranien Ihre Sinne entspannt.

Zutaten

6 EL Natron

2 EL Zitronensäurepulver

½ EL Mandel-, Aprikosenkern- oder Haselnussöl

5–8 Trpf. ätherisches Geranienöl

Getrockneter Klee oder andere Blüten zur Verzierung

 Zum Baden

 15 Minuten

 1–2-mal pro Woche

 In einem zur Konservierung des Aromas luftdicht verschlossenen Behältnis etwa 1 Monat haltbar

Zubereitung

- Halten Sie eine mit Wasser befüllte Sprühflasche bereit.

- Um die Gestalt eines Muffins zu erhalten, benötigen Sie zwei Formen – eine sollte rund sein (hier können Sie beispielsweise einen halbierten Tennisball benutzen), während es sich bei der anderen um eine Muffinform handeln sollte. Achten Sie darauf, dass beide Formen etwa den gleichen Durchmesser haben.

- Vermischen Sie das Natron mit dem Zitronensäurepulver.

- Gießen Sie langsam und unter stetigem Rühren das Öl Ihrer Wahl in die Mischung aus Natron und Zitronensäure. Achten Sie darauf, dass sich das Öl gleichmäßig verteilt.

- Rühren Sie solange, bis die Masse keine Klümpchen mehr enthält. Geben Sie das ätherische Geranienöl hinzu und rühren Sie noch einmal gut um.

- Besprühen Sie die Masse an verschiedenen Stellen nicht öfter als 2–3-mal mit Wasser. Sobald das Natron mit der Zitronensäure reagiert, wird die Masse fest.

- Geben Sie einen Teil der Masse in die runde Form und pressen Sie sie gut fest, um die Luft herauszudrücken. Häufen Sie dann ungefähr die gleiche Menge noch einmal oben drauf. Das wird die Basis des Muffins.

- Drehen Sie Ihren Muffin nun vorsichtig um und drücken Sie den nun unterhalb des Tennisballs liegenden Teil der Masse fest in die Muffinform. Nehmen Sie den Tennisball ab und verzieren Sie den Muffin mit einer Blüte.

- Lassen Sie alles einige Stunden lang gut aushärten.

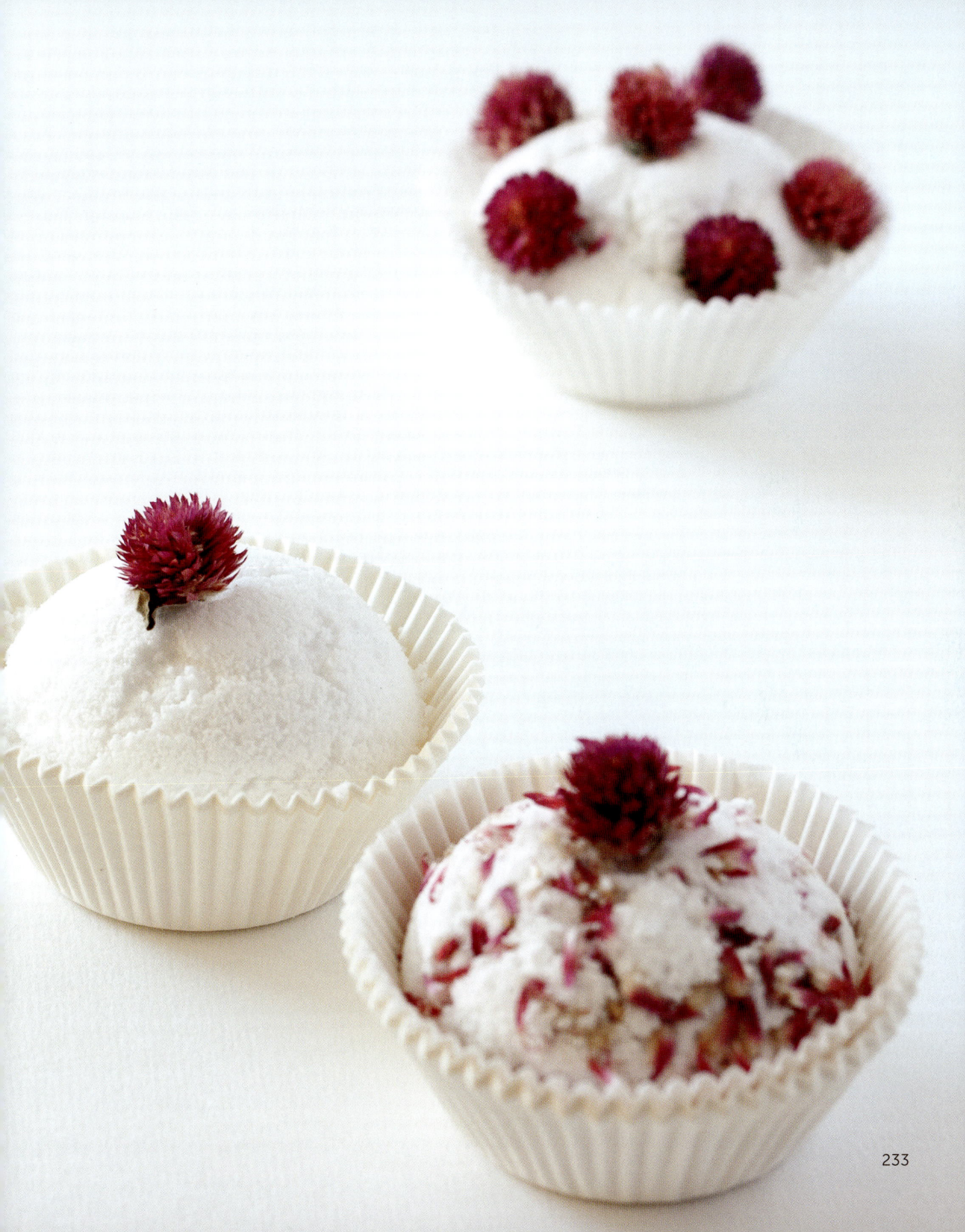

Weihnachtliche Badebombe mit Sheabutter

Zutaten

6 EL Natron

2 EL Zitronensäurepulver

½ EL Sheabutter

20 Trpf. ätherisches Mandarinenöl

2 Trpf. ätherisches Nelkenöl

1 Anisstern

5–6 Nelken

½ TL gemahlener Zimt

Zubereitung

- Halten Sie eine mit Wasser gefüllte Sprühflasche bereit und legen Sie Ihre Arbeitsfläche mit Backpapier aus.

- Wählen Sie eine hübsche Form für die spätere Gestalt Ihrer Badebombe aus. Diesmal eignet sich z. B. ein kleines Weinglas.

- Vermischen Sie das Natron mit der Zitronensäure.

- Schmelzen Sie die Sheabutter im Wasserbad und gießen Sie sie anschließend langsam und unter kontinuierlichem Rühren zu der Mischung aus Natron und Zitronensäure. Achten Sie darauf, dass das Öl sich gleichmäßig verteilt.

- Rühren Sie so lange, bis die Masse keine Klümpchen mehr enthält. Geben Sie die ätherischen Öle hinzu und rühren Sie alles noch einmal gut um.

- Besprühen Sie die Masse an mehreren Stellen nicht öfter als 2–3-mal mit Wasser. Sobald das Natron mit der Zitronensäure reagiert, wird die Masse fest.

- Geben Sie einen Teil davon in die von Ihnen ausgewählte Form und pressen Sie sie gut fest, um die Luft herauszudrücken.

- Drehen Sie die Form anschließend um und lassen Sie die Badebombe vorsichtig auf das Backpapier gleiten. Wiederholen Sie diese Schritte und formen Sie so viele Badebomben wie möglich.

- Verzieren Sie die Bomben mit einem Anisstern, Nelken oder Zimt und lassen Sie sie anschließend mehrere Stunden lang komplett aushärten.

Wenn Sie mit einer dieser Badebomben baden, wird bei Ihnen garantiert Weihnachtsstimmung aufkommen, wobei die enthaltenen Öle Ihre Haut verwöhnen. Dank der originellen Dekoration eignen sich diese Badebomben auch gut als Geschenk!

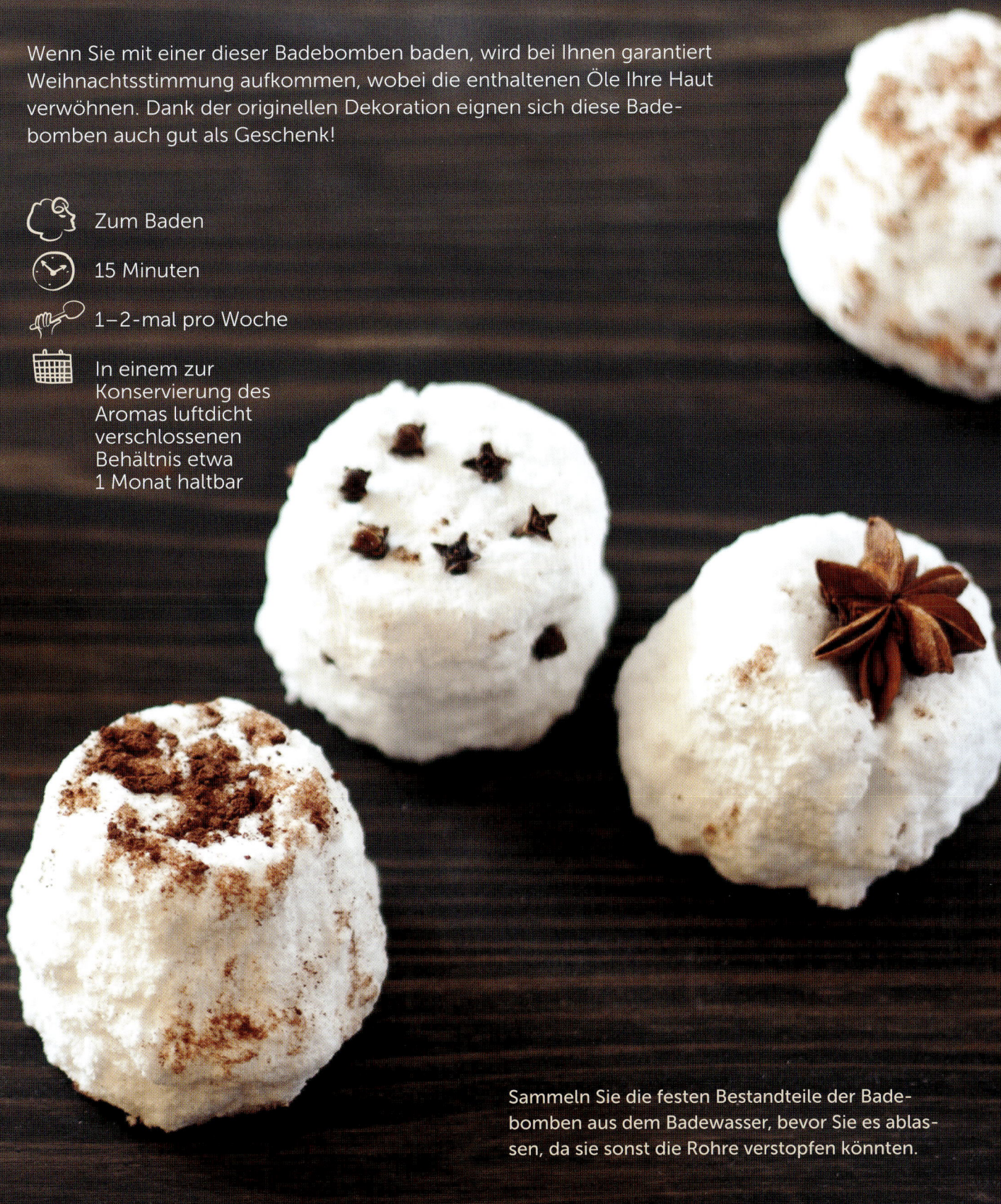

Zum Baden

15 Minuten

1–2-mal pro Woche

In einem zur Konservierung des Aromas luftdicht verschlossenen Behältnis etwa 1 Monat haltbar

Sammeln Sie die festen Bestandteile der Badebomben aus dem Badewasser, bevor Sie es ablassen, da sie sonst die Rohre verstopfen könnten.

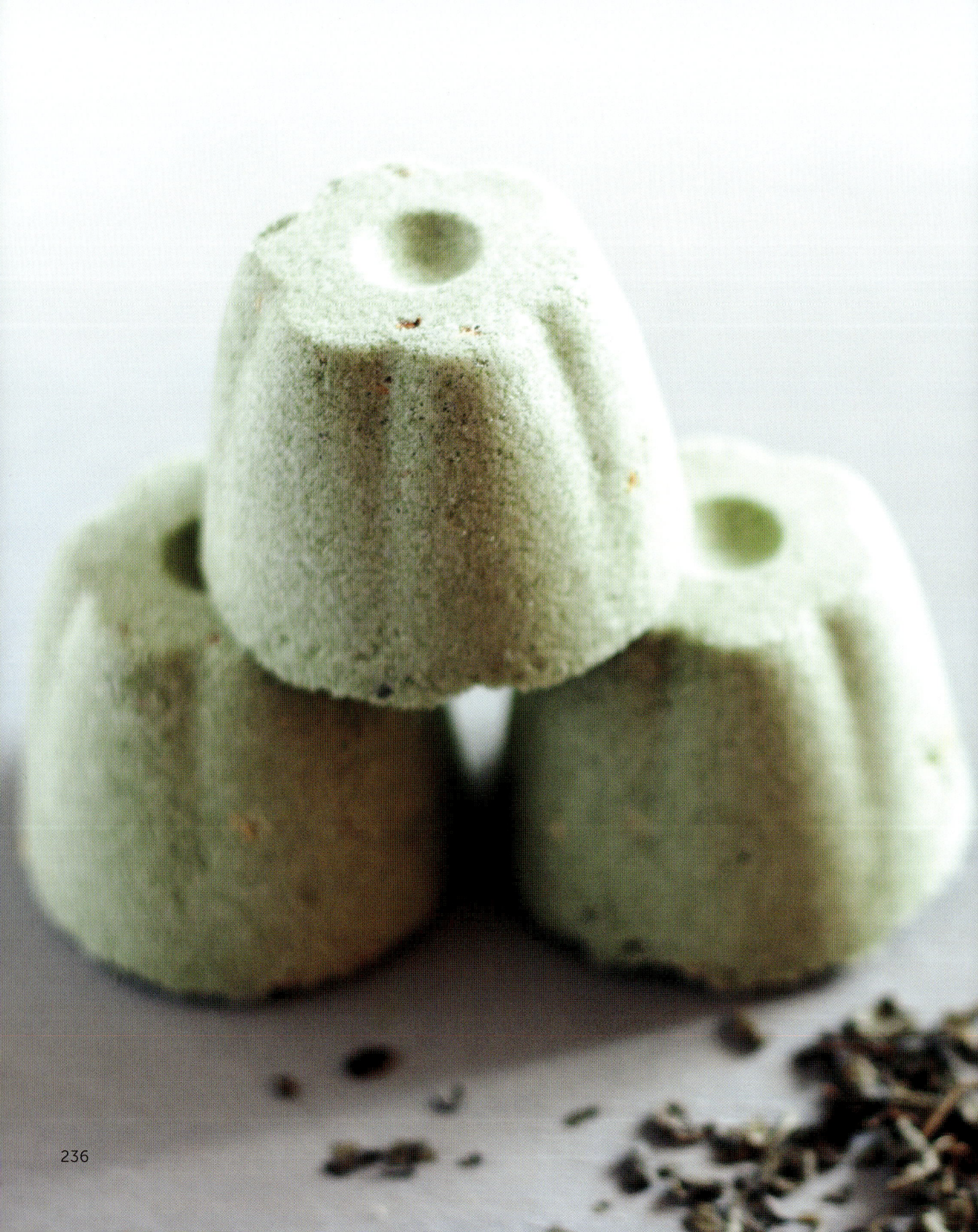

Badebombe mit grünem Tee und Jasmin

Diese Badebombe versprüht den süßen Duft von Jasmin, der Sie vom Sommer träumen lässt … Der enthaltene grüne Tee strafft Ihre Haut und die grüne Tonerde befreit Ihren Körper von überschüssigem Talg.

Zutaten

6 EL Natron

2 EL Zitronensäurepulver

1 EL grüne Tonerde

½ EL Mandel-, Aprikosenkern- oder Haselnussöl

1 TL grüner Tee

1–2 Trpf. ätherisches Jasminöl

 Zum Baden

 15 Minuten

 1–2-mal pro Woche

 In einem zur Konservierung des Aromas luftdicht verschlossenen Behältnis etwa 1 Monat haltbar

Lassen Sie diese Badebombe in einem Stoffsäckchen zergehen, damit die enthaltenen Kräuter den Abfluss Ihrer Badewanne nicht verstopfen.

Zubereitung

- Halten Sie eine mit Wasser gefüllte Sprühflasche bereit und legen Sie Ihre Arbeitsfläche mit Backpapier aus.

- Wählen Sie eine hübsche Form für die spätere Gestalt Ihrer Badebomben aus.

- Vermischen Sie das Natron mit der Zitronensäure, der grünen Tonerde, dem grünen Tee und den Jasminblüten. Geben Sie diese Mischung langsam und unter stetigem Rühren zu dem Öl Ihrer Wahl. Rühren Sie anschließend das ätherische Öl unter.

- Besprühen Sie die Masse an verschiedenen Stellen nicht öfter als 2–3-mal mit Wasser. Sobald das Natron mit der Zitronensäure reagiert, wird sie fest.

- Geben Sie einen Teil der Masse in die Form Ihrer Wahl und pressen Sie sie gut an, damit die enthaltene Luft herausgedrückt wird.

- Drehen Sie die Form anschließend um und lassen Sie die Badebombe vorsichtig auf das Backpapier gleiten. Wiederholen Sie diese Schritte und stellen Sie so viele Badebomben wie möglich her.

- Lassen Sie die Badebomben mehrere Stunden komplett aushärten und bewahren Sie sie anschließend in einem luftdicht verschlossenen Behältnis auf.

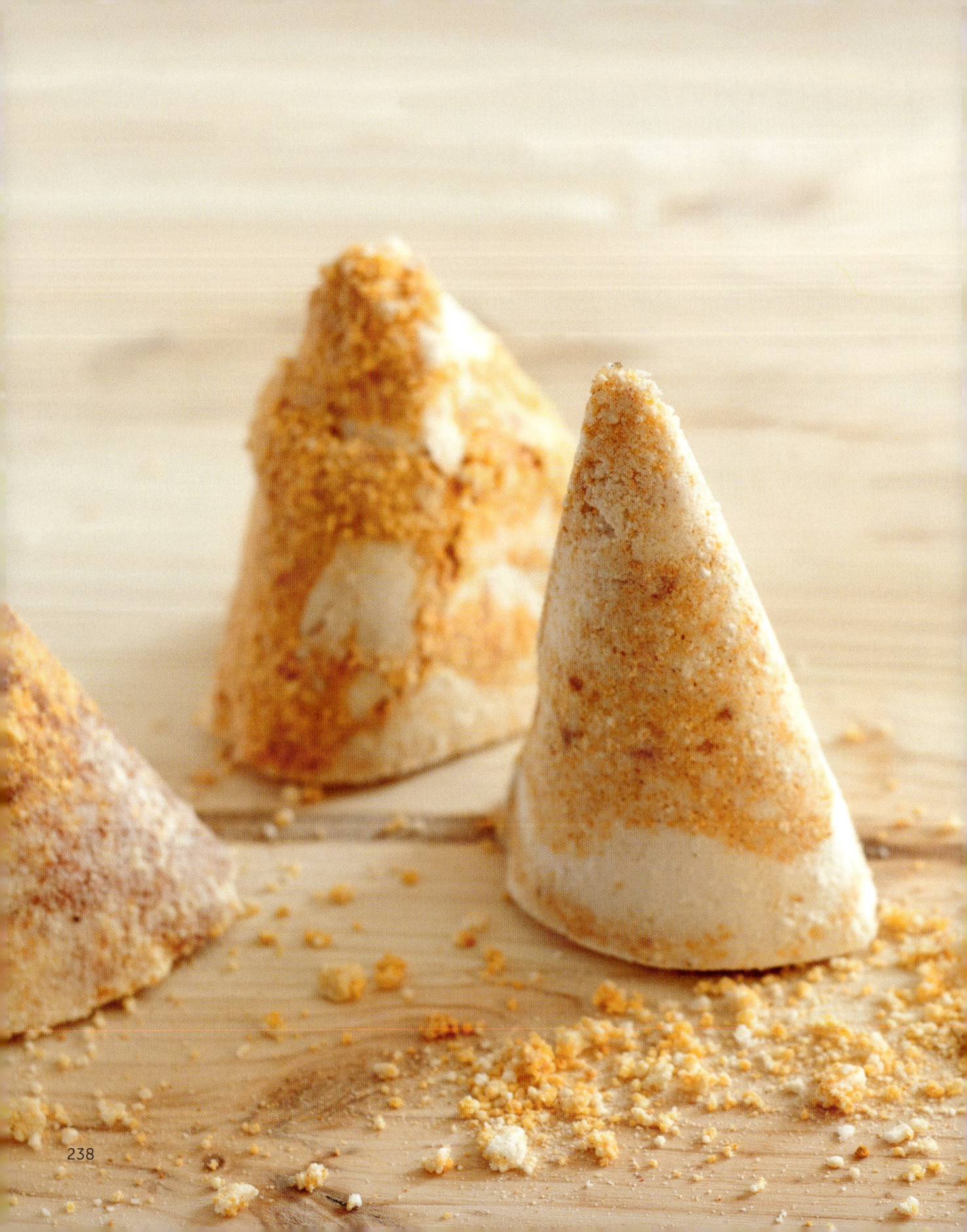

Vitalisierende Mini-Badebombe mit Grapefruit und Zitrone

Zutaten

6 EL Natron

2 EL Zitronensäurepulver

½ EL Mandel-, Aprikosenkern- oder Haselnussöl

1 EL gemahlene Gelbwurzel (Kurkuma)

10 Trpf. ätherisches Zitronenöl

 Zum Baden

 15 Minuten

 1–2-mal pro Woche

 In einem zur Konservierung des Aromas luftdicht verschlossenen Behältnis etwa 1 Monat haltbar

Zubereitung

- Halten Sie eine mit Wasser gefüllte Sprühflasche bereit und legen Sie Ihre Arbeitsfläche mit Backpapier aus.

- Wählen Sie eine hübsche Form für die spätere Gestalt Ihrer Badebomben aus. Sie können auch Papiertrichter oder Keksförmchen aus Silikon ausprobieren.

- Vermischen Sie das Natron mit der Zitronensäure.

- Geben Sie diese Mischung langsam und unter stetigem Rühren in das von Ihnen ausgewählte Öl. Achten Sie darauf, dass sich das Öl gleichmäßig verteilt. Geben Sie anschließend das ätherische Öl hinzu und rühren Sie alles noch einmal gut um.

- Teilen Sie die Masse in zwei gleiche Teile und geben Sie sie in zwei unterschiedliche Behältnisse. Lassen Sie einen Teil weiß und färben Sie den anderen durch Unterrühren des Kurkumas leuchtend gelb.

- Besprühen Sie die Masse an verschiedenen Stellen nicht öfter als 2–3-mal mit Wasser. Sobald das Natron mit der Zitronensäure reagiert, wird sie fest.

- Geben Sie abwechselnd Teile der gelben und der weißen Masse in die Form Ihrer Wahl und pressen Sie alles gut an, damit die enthaltene Luft entweichen kann.

- Drehen Sie die Form um und lassen Sie die Badebombe vorsichtig auf das Backpapier gleiten. Wiederholen Sie diese Schritte und stellen Sie so viele Badebomben wie möglich her.

- Lassen Sie die Badebomben mehrere Stunden komplett aushärten und bewahren Sie sie anschließend in einem luftdicht verschlossenen Behältnis auf.

- Wenn Sie Lust auf ein Bad haben, lassen Sie eine dieser Badebomben in Ihrem Badewasser zergehen und entspannen Sie sich!

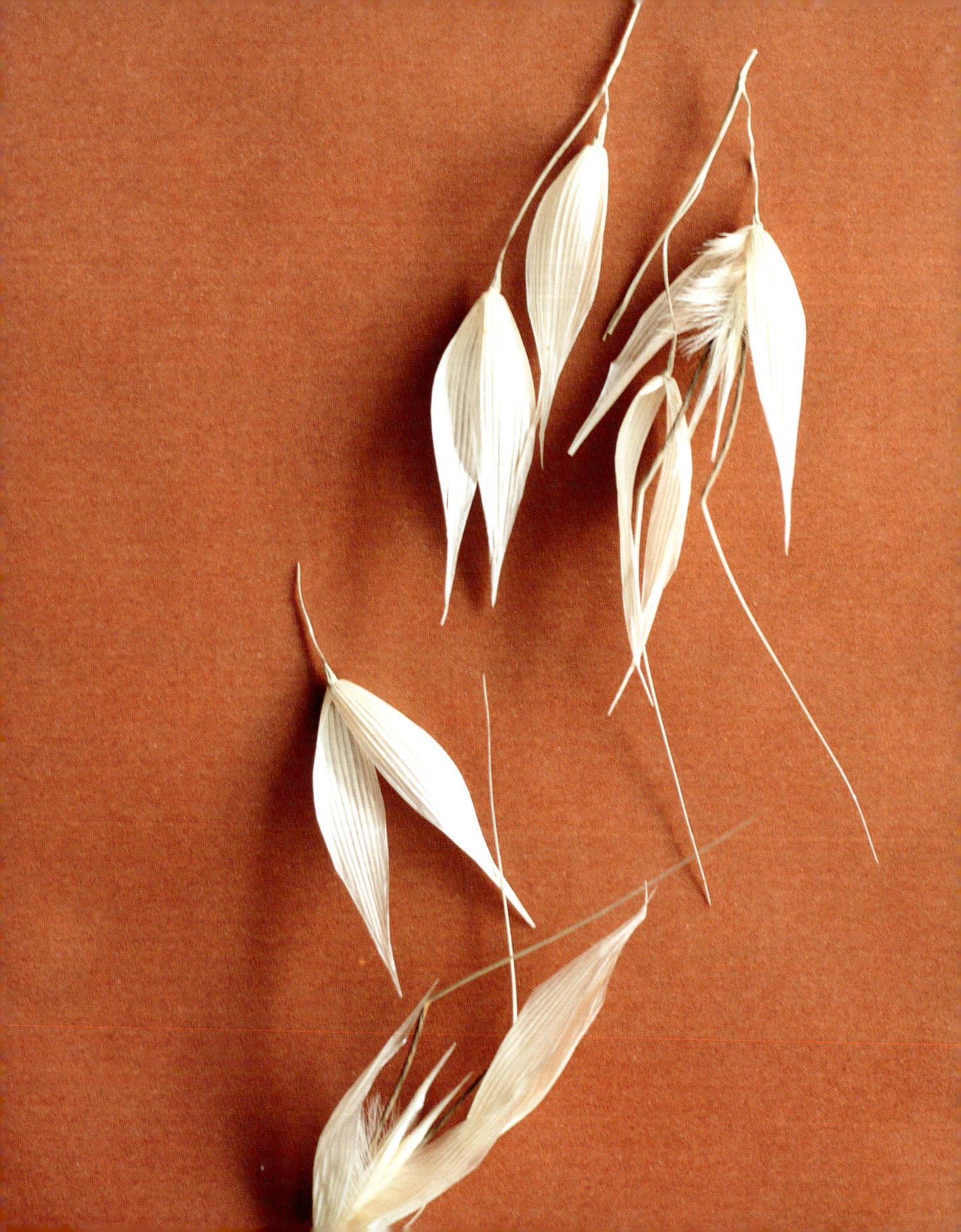

Teebeutel für die Badewanne ❭

Belebender Badetee
mit grünem Tee und Zitrone

Durch dieses Säckchen reichern Sie Ihr Badewasser mit verschiedenen wohltuenden Eigenschaften an – je nachdem, für welche Kräuter und Öle Sie sich entscheiden. Die im grünen Tee enthaltenen Antioxidantien reinigen die Haut von Toxinen und straffen sie. Basilikum und Zitrone wirken stimmungsaufhellend.

 Zum Baden

 10 Minuten

 2–3-mal pro Woche

 Etwa 1 Jahr haltbar

Zutaten

2 EL grüner Tee

1 EL Meersalz

1 EL getrocknetes oder frisches Basilikum

1 EL grüne Tonerde

Zitronenschale

5 Trpf. ätherisches Zitronenöl

Zubereitung

- Schneiden Sie ein Quadrat von ca. 20 x 20 cm aus einem Mulltuch.

- Geben Sie alle Zutaten in die Mitte des Stoffs und tropfen Sie zum Schluss das ätherische Öl darauf.

- Nehmen Sie nun vorsichtig die Stoffenden zusammen und versuchen Sie, dabei nichts zu verschütten. Formen Sie einen Beutel, den Sie anschließend fest mit einem Bindfaden oder einer Schnur verschließen.

- Sobald das Säckchen fertig ist, können Sie es in Ihr Badewasser geben oder an die Armatur hängen, sodass das einlaufende Wasser es durchspült.

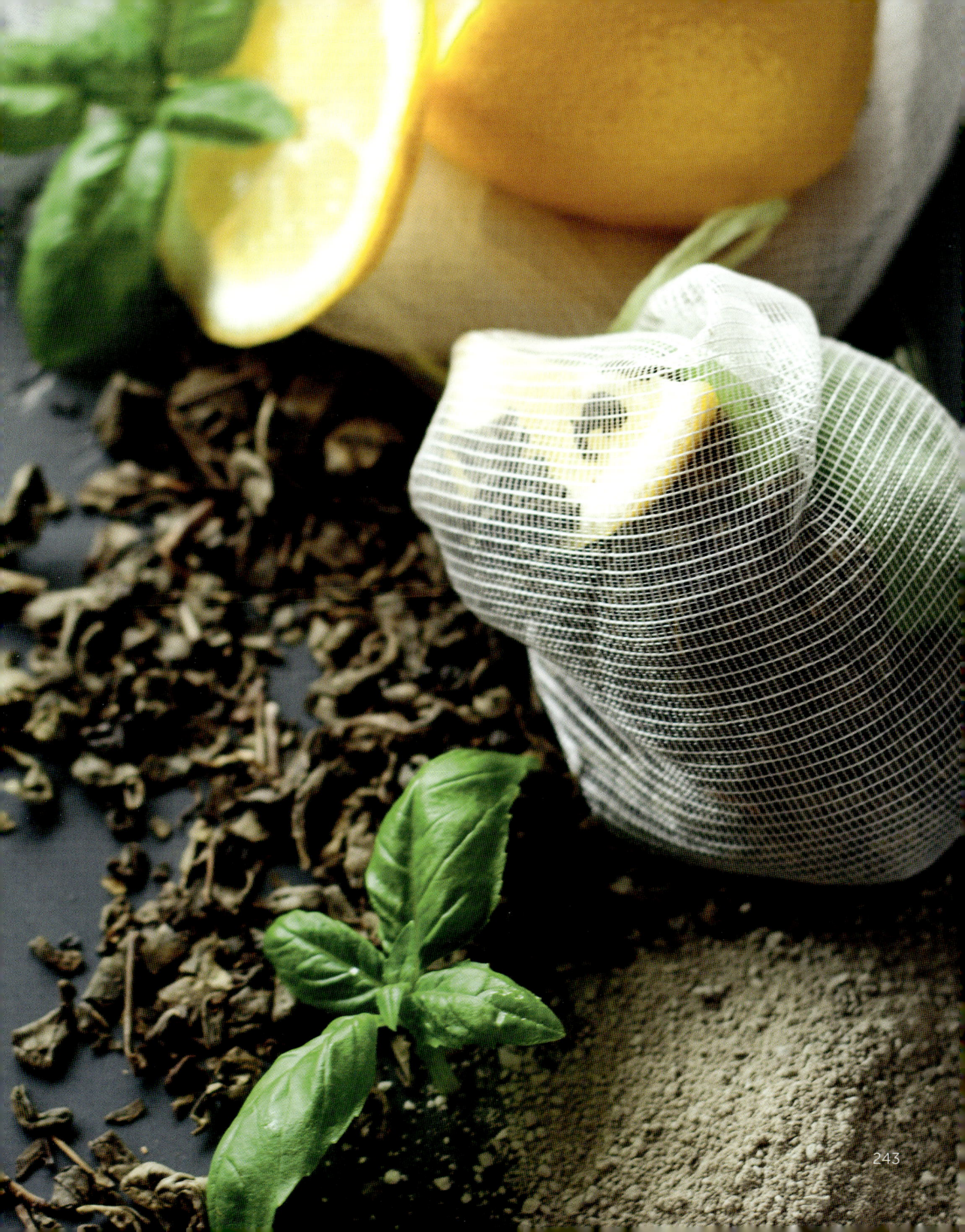

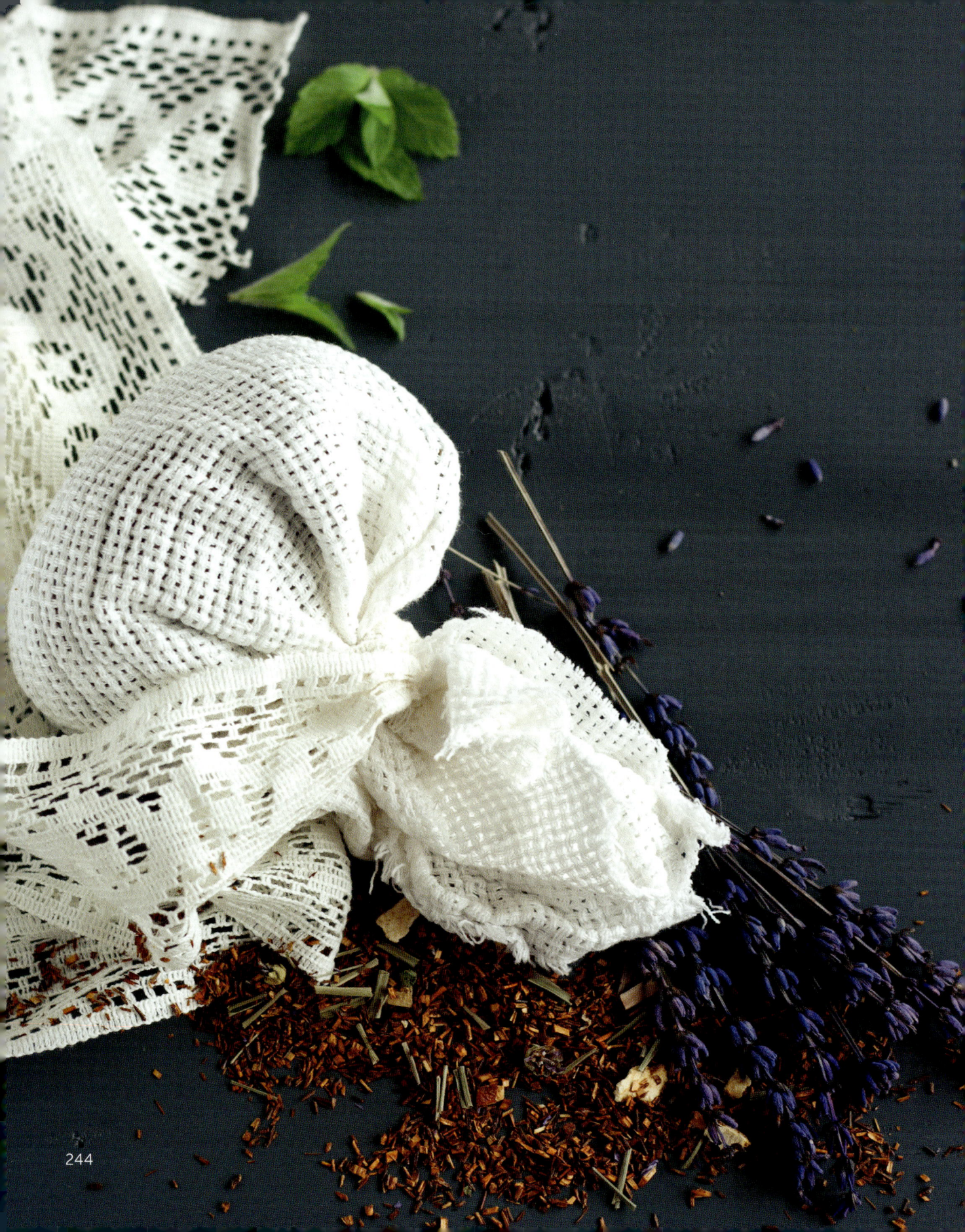

Beruhigender Badetee mit Zitronenmelisse und Lavendel

Dieses Kräuterrezept zum Baden hilft Ihnen, nach einem langen, anstrengenden Arbeitstag zu entspannen. Der Lavendelduft beruhigt Ihre Nerven, lindert Kopfschmerz und hilft bei Schlafstörungen. Zitronenmelisse entspannt nicht nur die Sinne, sondern beruhigt gereizte Haut und reinigt sie sanft. Rotbuschtee lindert Juckreiz.

 Zum Baden

 10 Minuten

 2–3-mal pro Woche

 Etwa 1 Jahr haltbar

Zutaten

2 EL getrocknete oder frische Zitronenmelisse

2 EL getrockneter oder frischer Lavendel

2 EL Rotbuschtee

5–6 Trpf. ätherisches Lavendelöl

Zubereitung

- Schneiden Sie ein Quadrat von ca. 20 x 20 cm aus einem Mulltuch.

- Geben Sie alle Zutaten in die Mitte des Stoffs und tropfen Sie zum Schluss das ätherische Öl darauf.

- Nehmen Sie nun vorsichtig die Stoffenden zusammen und versuchen Sie, dabei nichts zu verschütten. Formen Sie einen Beutel, den Sie anschließend fest mit einem Bindfaden oder einer Schnur verschließen.

- Sobald das Säckchen fertig ist, können Sie es in Ihr Badewasser geben oder an die Armatur hängen, sodass das einlaufende Wasser es durchspült.

Muskelentspannender Badetee mit Ingwer und Minze

Der wärmende Effekt von Ingwer wirkt schweißtreibend und beschleunigt auf diese Weise die Entgiftung Ihres Körpers. Minze regt die Durchblutung an und entspannt müde und schmerzhafte Muskeln. Wacholderbeeren sorgen für ein frisches Aroma.

 Zum Baden

 10 Minuten

 2–3-mal pro Woche

 Etwa 1 Jahr haltbar

Zutaten

2 EL frische oder getrocknete Minze

2 EL frisch geriebener Ingwer

1 EL Meersalz

6–8 Wacholderbeeren

3–4 Trpf. ätherisches Wacholderöl
(wenn Sie das Aroma verstärken möchten)

Zubereitung

- Schneiden Sie ein Quadrat von ca. 20 x 20 cm aus einem Mulltuch.

- Geben Sie alle Zutaten in die Mitte des Stoffs und tropfen Sie zum Schluss das ätherische Öl darauf.

- Nehmen Sie nun vorsichtig die Stoffenden zusammen und versuchen Sie, dabei nichts zu verschütten. Formen Sie einen Beutel, den Sie anschließend fest mit einem Bindfaden oder einer Schnur verschließen.

- Sobald das Säckchen fertig ist, können Sie es in Ihr Badewasser geben oder an die Armatur hängen, sodass das einlaufende Wasser es durchspült.

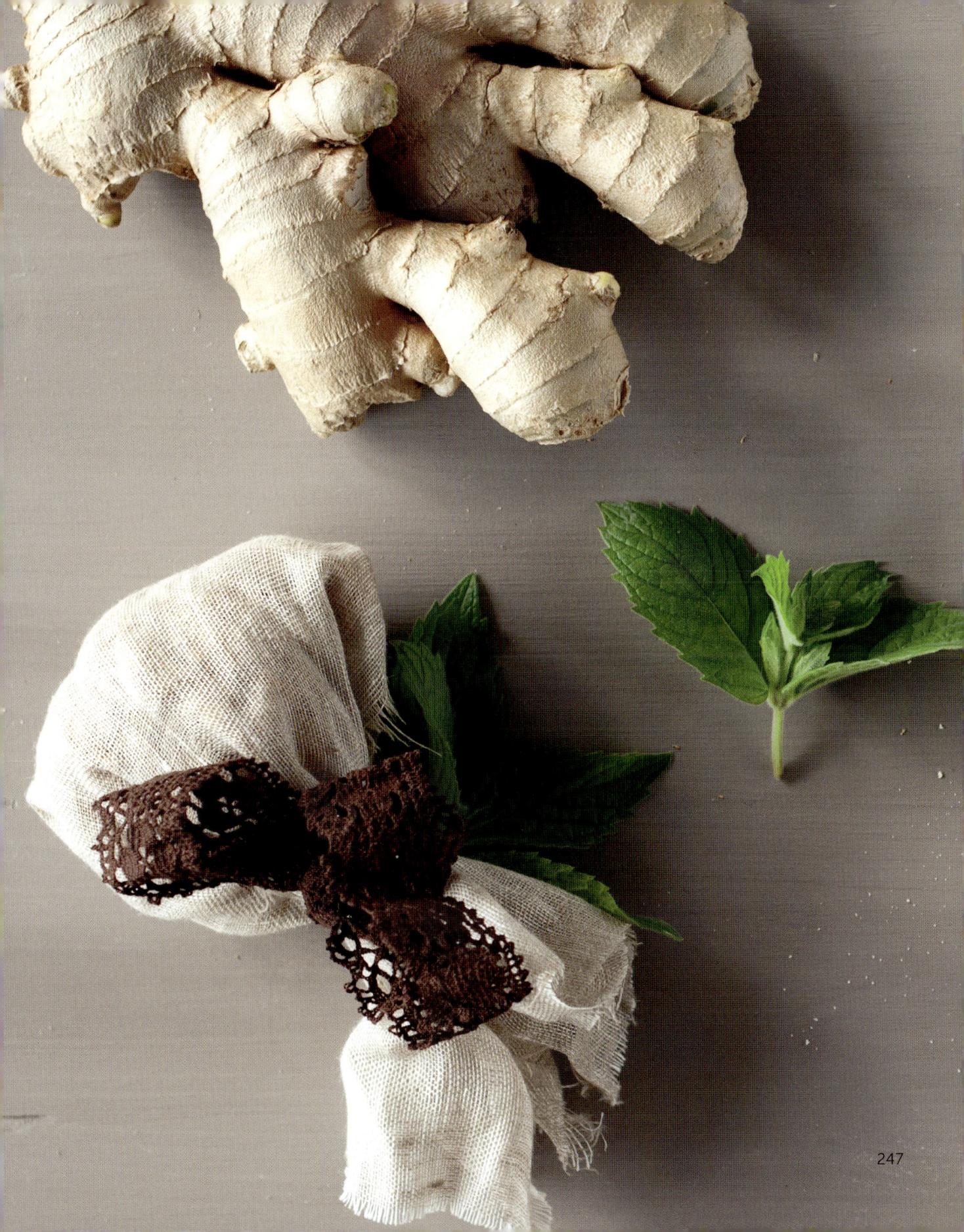

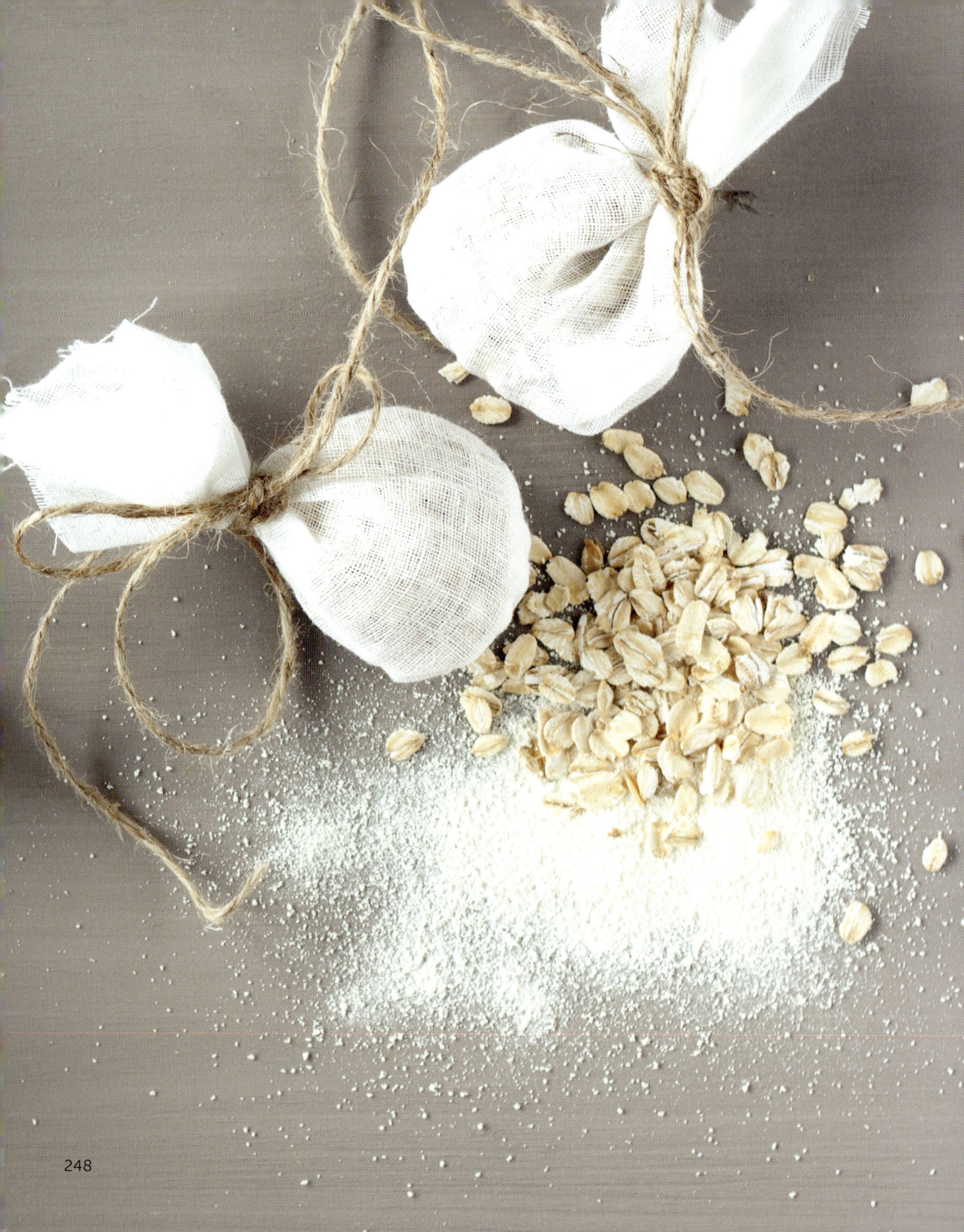

Badetee mit Haferflocken und Milch

Milchbäder als Schönheitspflege waren, so heißt es, das Lieblingsritual der ägyptischen Königin Kleopatra. Es lohnt sich tatsächlich, unser Milchbadrezept einmal auszuprobieren, denn es macht die Haut unbeschreiblich weich. Die enthaltenen Haferflocken lindern Hautreizungen und Juckreiz. Kamille beruhigt und wirkt entzündungshemmend. Ein wenig Mandelöl verwöhnt Ihre Haut zusätzlich mit Feuchtigkeit.

Zutaten

2 EL Haferflocken

2 EL Kamillenblüten

2 EL Milchpulver oder

250 ml Milch, die Sie direkt ins Badewasser geben

1 TL Mandelöl

 Zum Baden

 10 Minuten

 2–3-mal pro Woche

 Etwa 1 Jahr haltbar

Zubereitung

- Schneiden Sie ein Quadrat von ca. 20 x 20 cm aus einem Mulltuch.

- Geben Sie die Haferflocken, Kamillenblüten und das Milchpulver (sofern Sie keine natürliche Milch verwenden möchten) in die Mitte des Stoffs und tropfen Sie zum Schluss das ätherische Öl darauf.

- Nehmen Sie nun vorsichtig die Stoffenden zusammen und versuchen Sie, dabei nichts zu verschütten. Formen Sie einen Beutel, den Sie anschließend fest mit einem Bindfaden oder einer Schnur verschließen.

- Sobald das Säckchen fertig ist, können Sie es in Ihr Badewasser geben oder an die Armatur hängen, sodass das einlaufende Wasser es durchspült.

- Wenn Sie sich für natürliche Milch entscheiden, vergessen Sie nicht, diese ins Badewasser zu gießen!

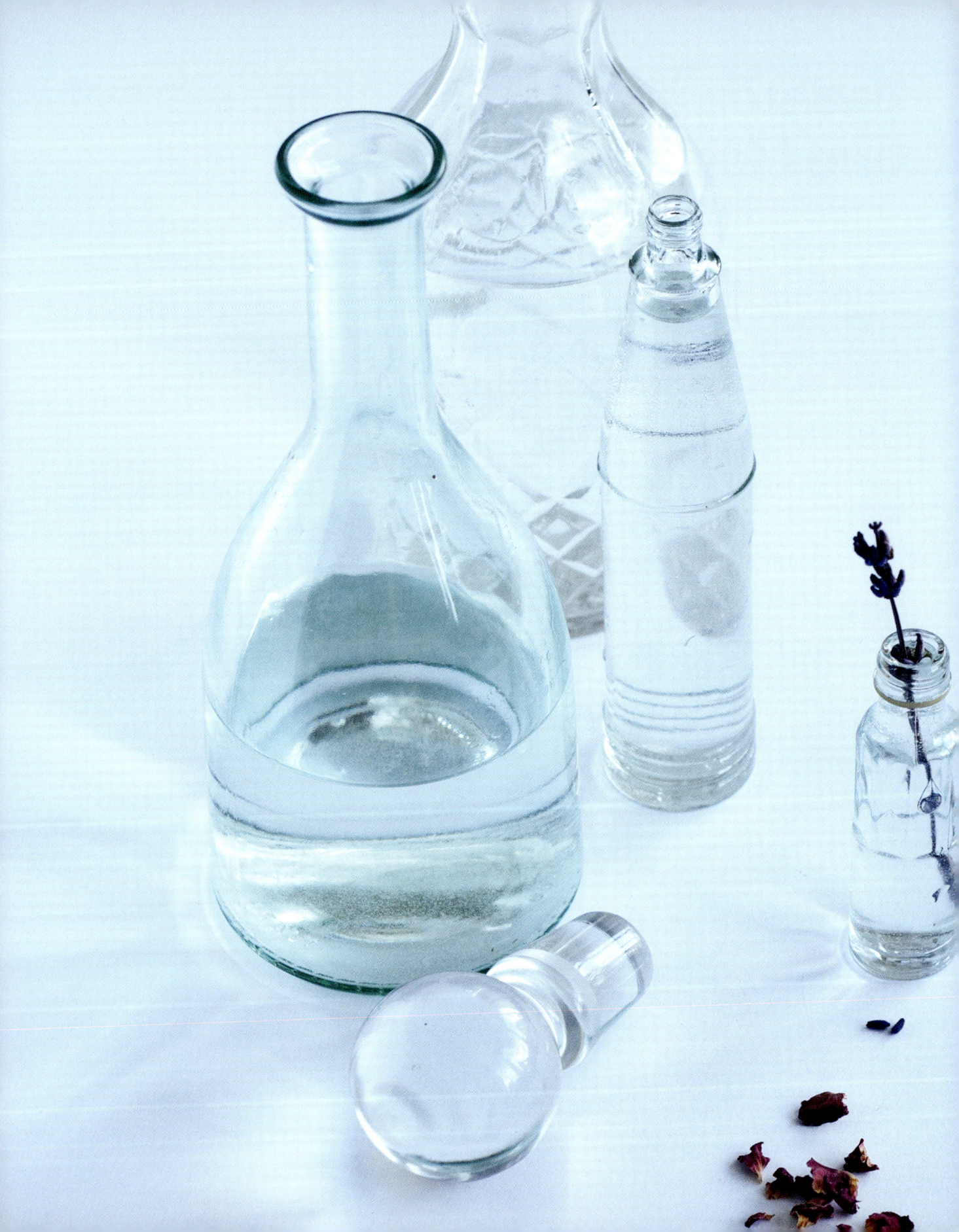

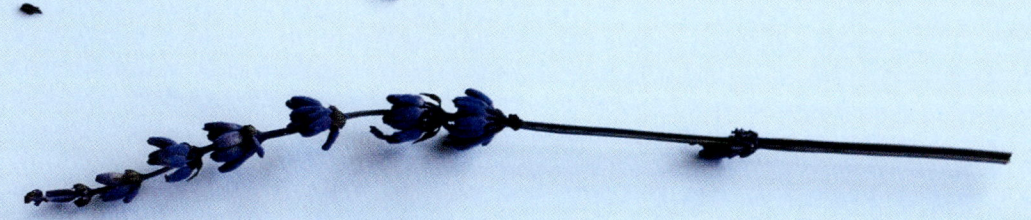

Badesalze ❯

Badesalz mit Rosen

Wohltuendes Rosenaroma zusammen mit im warmen Badewasser aufgelösten Mineralien sorgen für ein ganz besonderes sinnliches Erlebnis der Entspannung. Wir schwören dabei auf rosafarbenes Himalayasalz. Es wird seit Jahrtausenden im Salzgebirge im Norden Pakistans abgetragen und gehört zu den ältesten Salzen der Welt. Da mittlerweile nachgewiesen wurde, dass das sogenannte Himalayasalz gegenüber herkömmlichem Küchensalz keine gesundheitlichen Vorteile bietet, können Sie selbstverständlich auch ganz normales Salz verwenden.

 Zum Baden

 5 Minuten

 2–3-mal pro Woche

 Etwa 1 Jahr haltbar

Zutaten

200 g Salz
(wir empfehlen rosafarbenes Himalayasalz)

2 EL Natron

½ TL Mandel-, Haselnuss- oder Sesamöl

2 Trpf. Rosenextrakt

Zubereitung

- Vermischen Sie das Salz mit dem Natron, dem Öl Ihrer Wahl und dem Rosenextrakt. Füllen Sie die Mischung in ein luftdichtes Behältnis ab.

- Schütteln Sie das Glas gut, bevor Sie das Salz verwenden.

- Wenn Sie Lust auf ein Bad haben, geizen Sie nicht mit dem Badesalz.

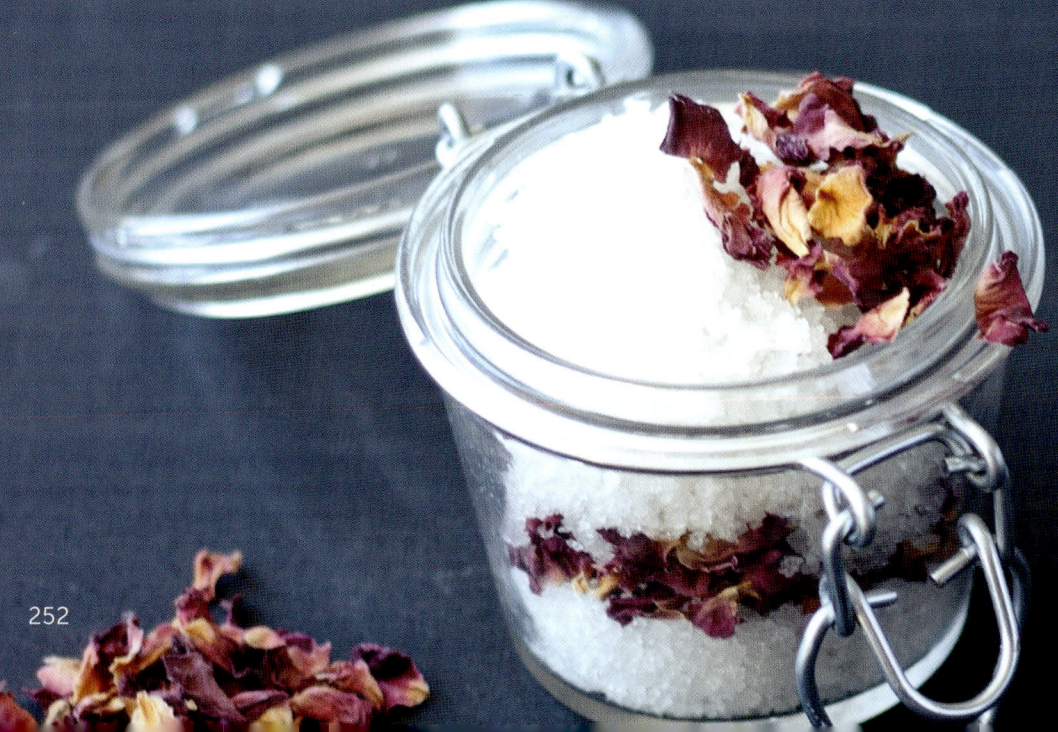

Lavendelsalz

Zutaten

200 g Salz aus dem Toten Meer

2 EL Natron

1 EL Lavendelblüten

1 TL Aprikosenkernöl

5–7 Trpf. ätherisches Lavendelöl

 Zum Baden

 5 Minuten

 2–3-mal pro Woche

 Etwa 1 Jahr haltbar

Das Salz aus dem Toten Meer ist reich an Magnesium, Kalium und weiteren kostbaren Mineralien. Es wirkt auf vielerlei Weisen heilend und lockert besonders effektiv verspannte Muskulatur. Zudem versorgt dieses Salz die Haut mit Feuchtigkeit. Reichern Sie es zusätzlich mit Lavendel an und tauchen Sie ab ins Reich der tiefsten Entspannung!

Zubereitung

- Vermischen Sie das Salz mit dem Natron, den Lavendelblüten, dem Aprikosenkernöl und dem ätherischen Lavendelöl und füllen Sie die Mischung in ein luftdichtes Behältnis ab.

- Schütteln Sie es vor jeder Benutzung gut durch.

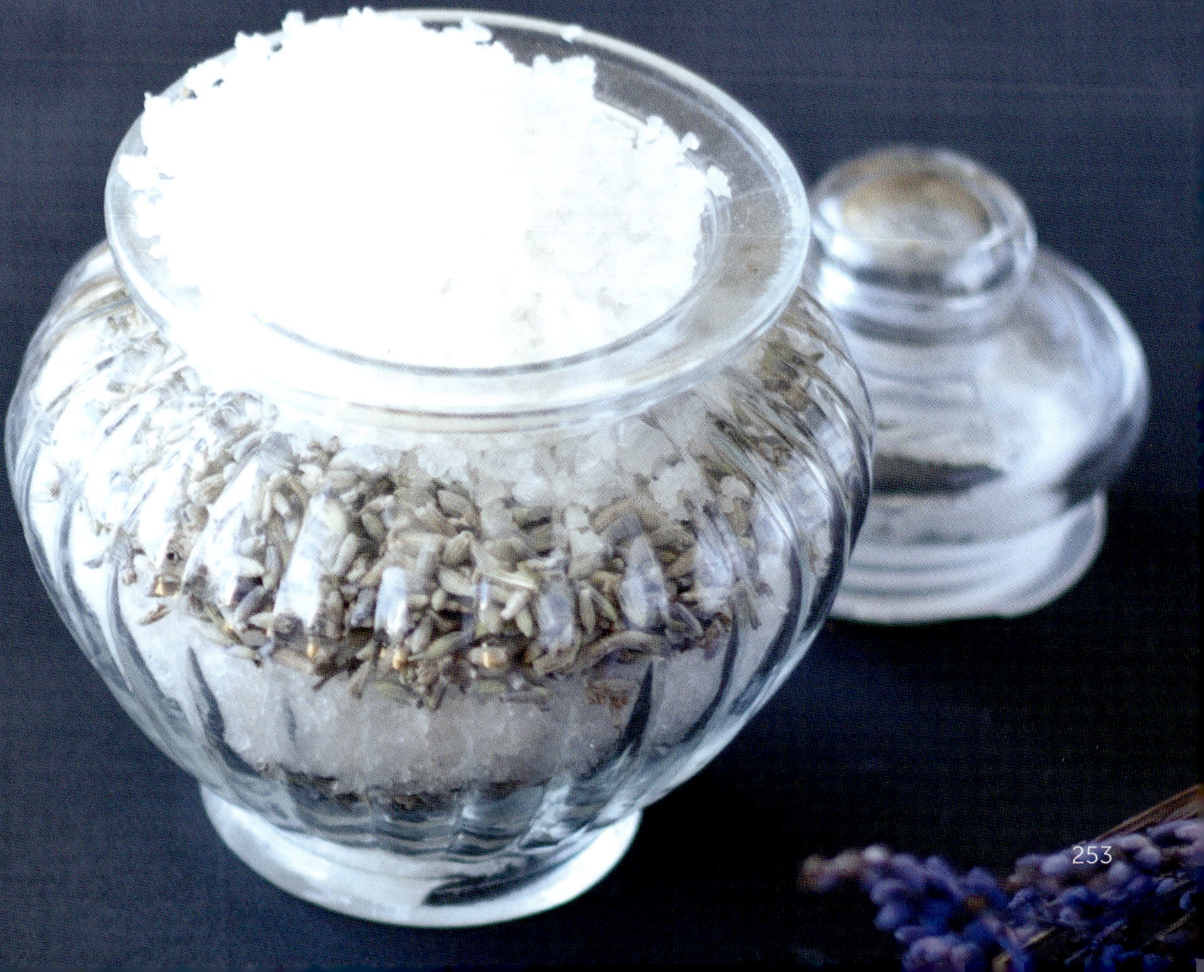

253

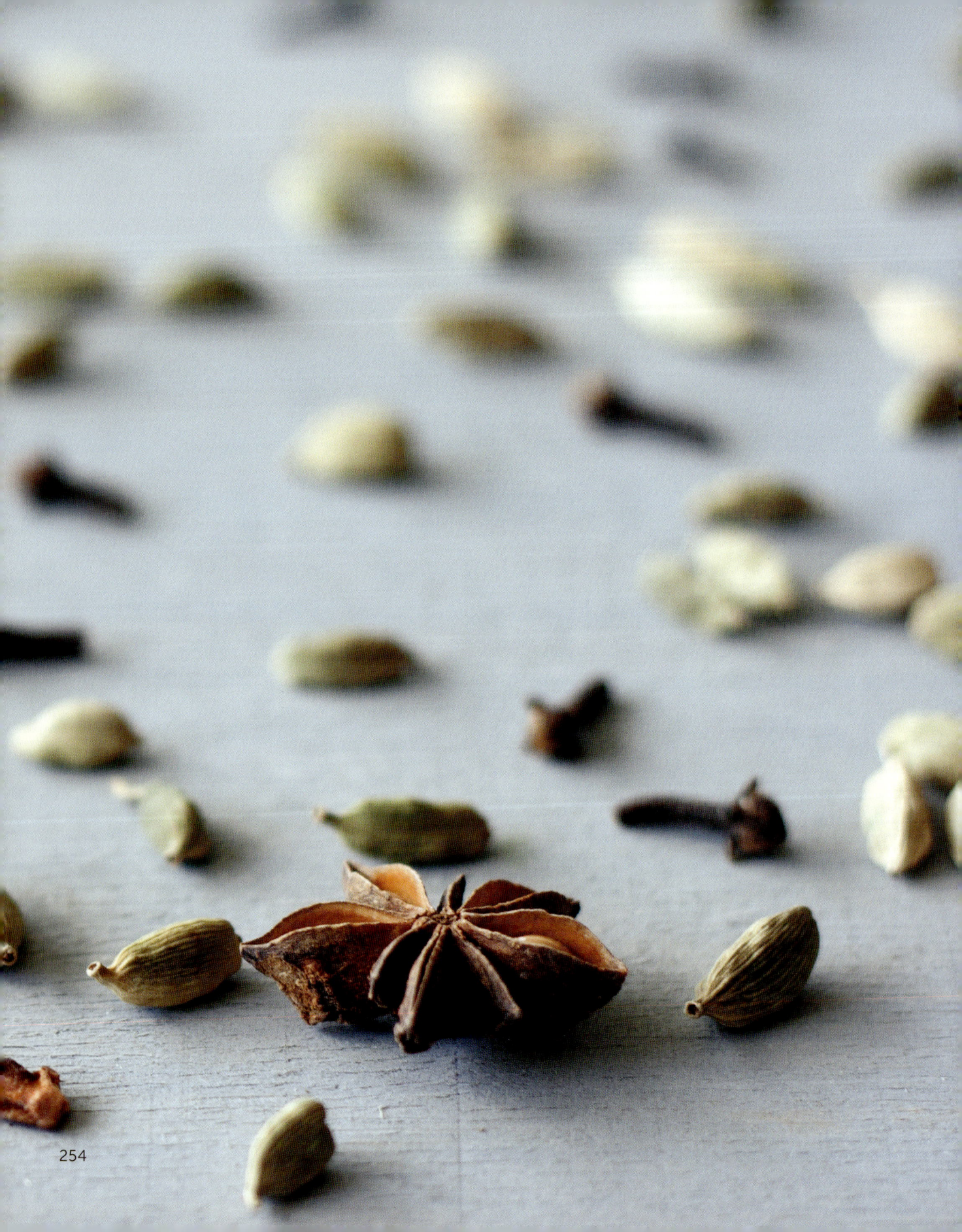

Anregendes Badesalz mit Kardamom und Nelken

Nelken besitzen signifikante antibakterielle Eigenschaften, können aber gleichzeitig auf Grund ihres warmen Aromas Erschöpfungs-zustände lindern und die Gehirnaktivität steigern.

Zutaten

200 g Meersalz

2 EL Natron

½ TL Macadamiaöl

5–7 Kardamomkapseln

5–7 Nelken

3–4 Anissterne

2 Trpf. ätherisches Nelkenöl

1 Trpf. ätherisches Kardamomöl

Zubereitung

● Vermischen Sie das Salz mit dem Natron, den Gewürzen, dem Macadamiaöl und den ätherischen Ölen. Füllen Sie die Mischung in ein luftdichtes Behältnis ab.

● Schütteln Sie das Glas gut, bevor Sie das Salz verwenden.

 Zum Baden

 5 Minuten

 2–3-mal pro Woche

 Etwa 1 Jahr haltbar

Badesalz mit Eukalyptus und Teebaumöl

Bittersalz – ein einzigartiges Mineral, das besonders reich an Magnesium ist. Es verwöhnt Ihre Haut und entspannt Muskeln. Ätherische Eukalyptus-, Teebaum- und Thymianöle straffen die Haut. Zudem kann ihr Aroma Husten und weitere Erkältungserscheinungen lindern.

Zutaten

250 g Bittersalz (Magnesiumsulfat)

2 EL Natron

4 Trpf. ätherisches Eukalyptusöl

2 Trpf. ätherisches Teebaumöl

2 Trpf. ätherisches Thymianöl

Zubereitung

- Vermischen Sie das Salz mit dem Natron und den ätherischen Ölen. Füllen Sie die Mischung in ein luftdichtes Behältnis ab.

- Schütteln Sie das Glas gut, bevor Sie das Salz verwenden.

 Zum Baden

 5 Minuten

 2–3-mal pro Woche

 Etwa 1 Jahr haltbar

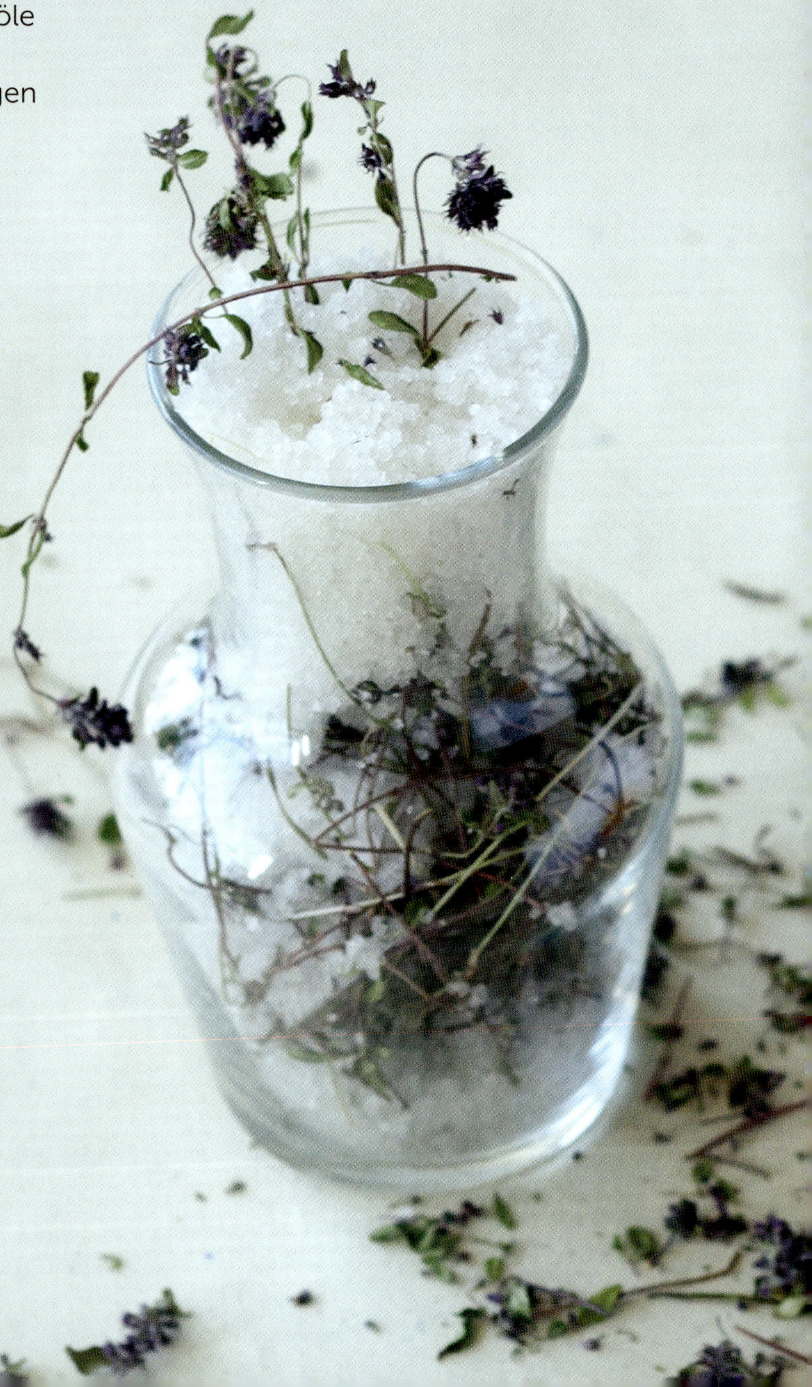

Erfrischendes Badesalz mit Zitrusfrüchten und Minze

Das Aroma dieser Mixtur hellt Ihre Stimmung selbst an den dunkelsten Regentagen auf, versprochen! Olivenöl bekämpft trockene Haut, während das Meersalz entspannend wirkt.

Zutaten

200 g Meersalz

2 EL Natron

1 TL Olivenöl

10 Trpf. ätherisches Grapefruitöl

15 Trpf. ätherisches Mandarinenöl

2 Trpf. ätherisches Minzöl

Zubereitung

- Vermischen Sie das Salz mit dem Natron, dem Olivenöl und den ätherischen Ölen. Füllen Sie die Mischung in ein luftdichtes Behältnis ab.

- Schütteln Sie das Glas gut, bevor Sie das Salz verwenden.

 Zum Baden

 5 Minuten

 2–3-mal pro Woche

 Etwa 1 Jahr haltbar

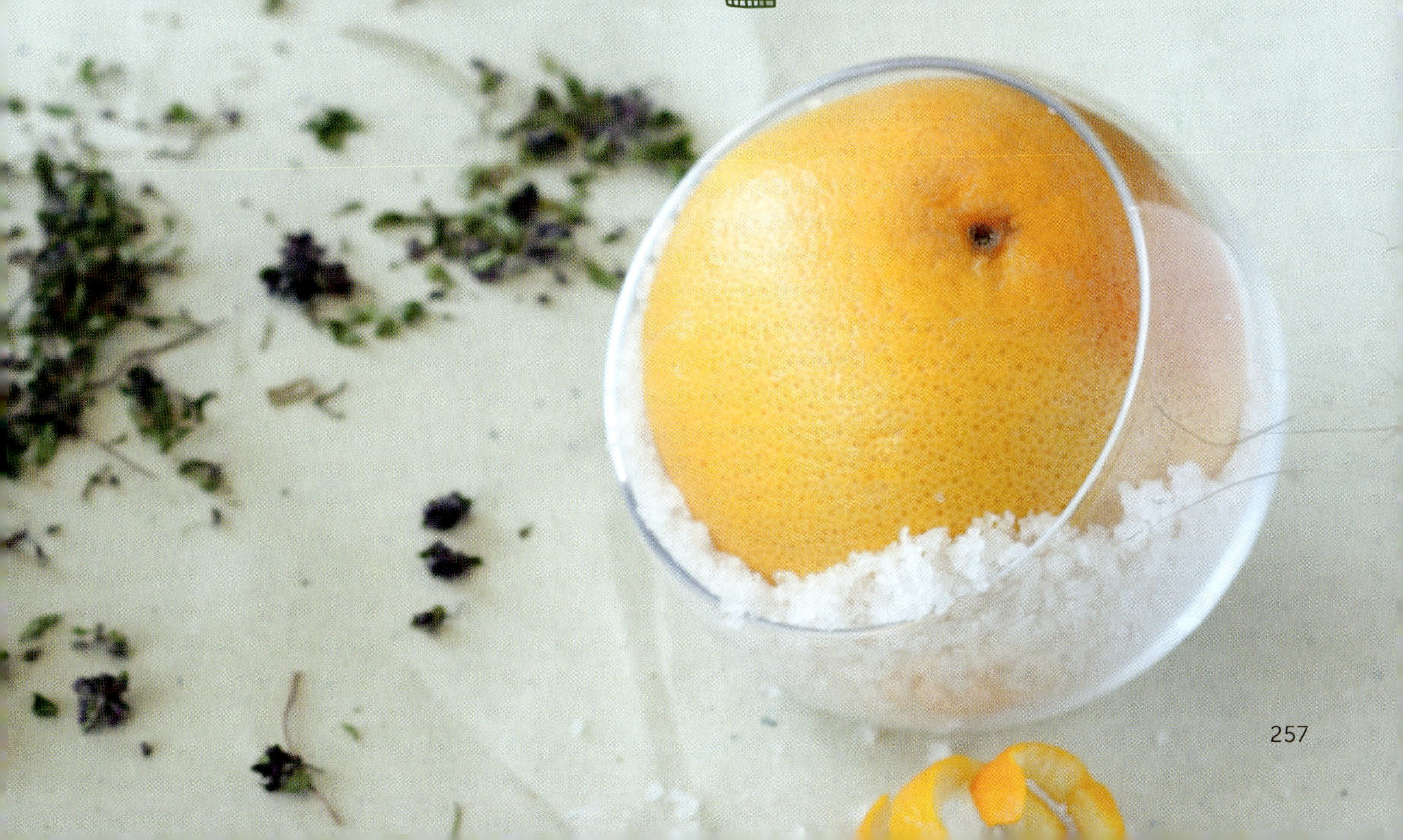

Für unsere Kleinen

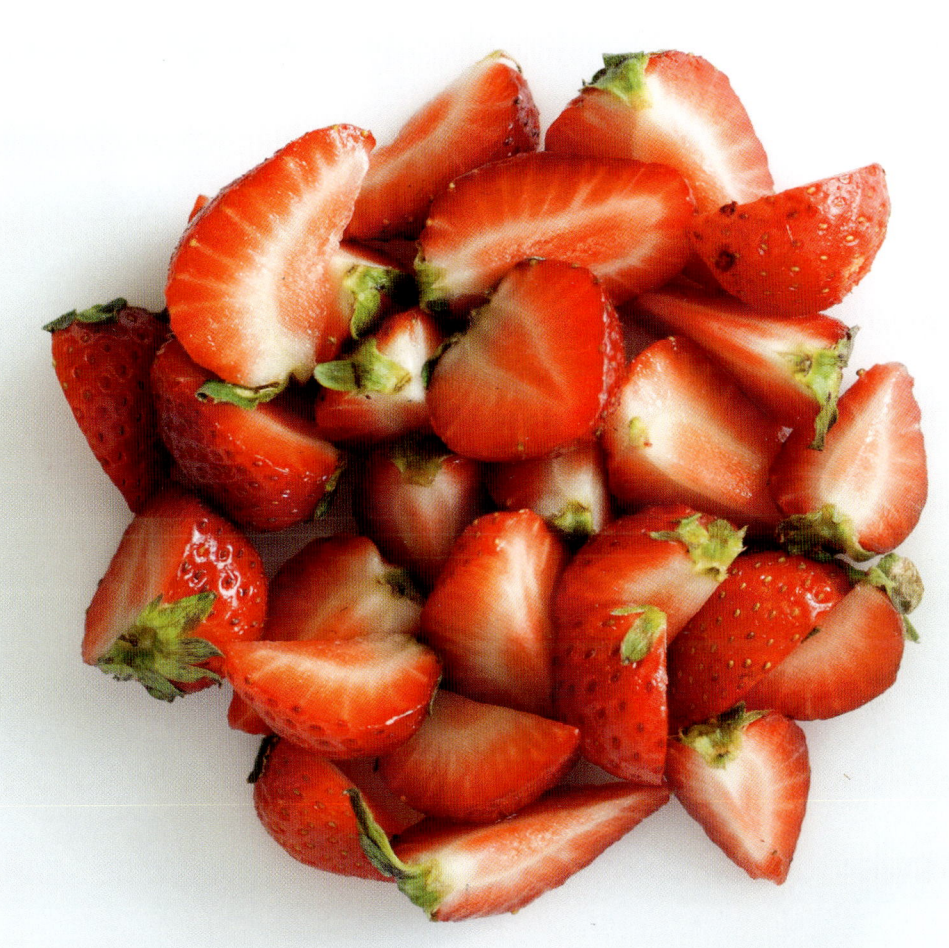

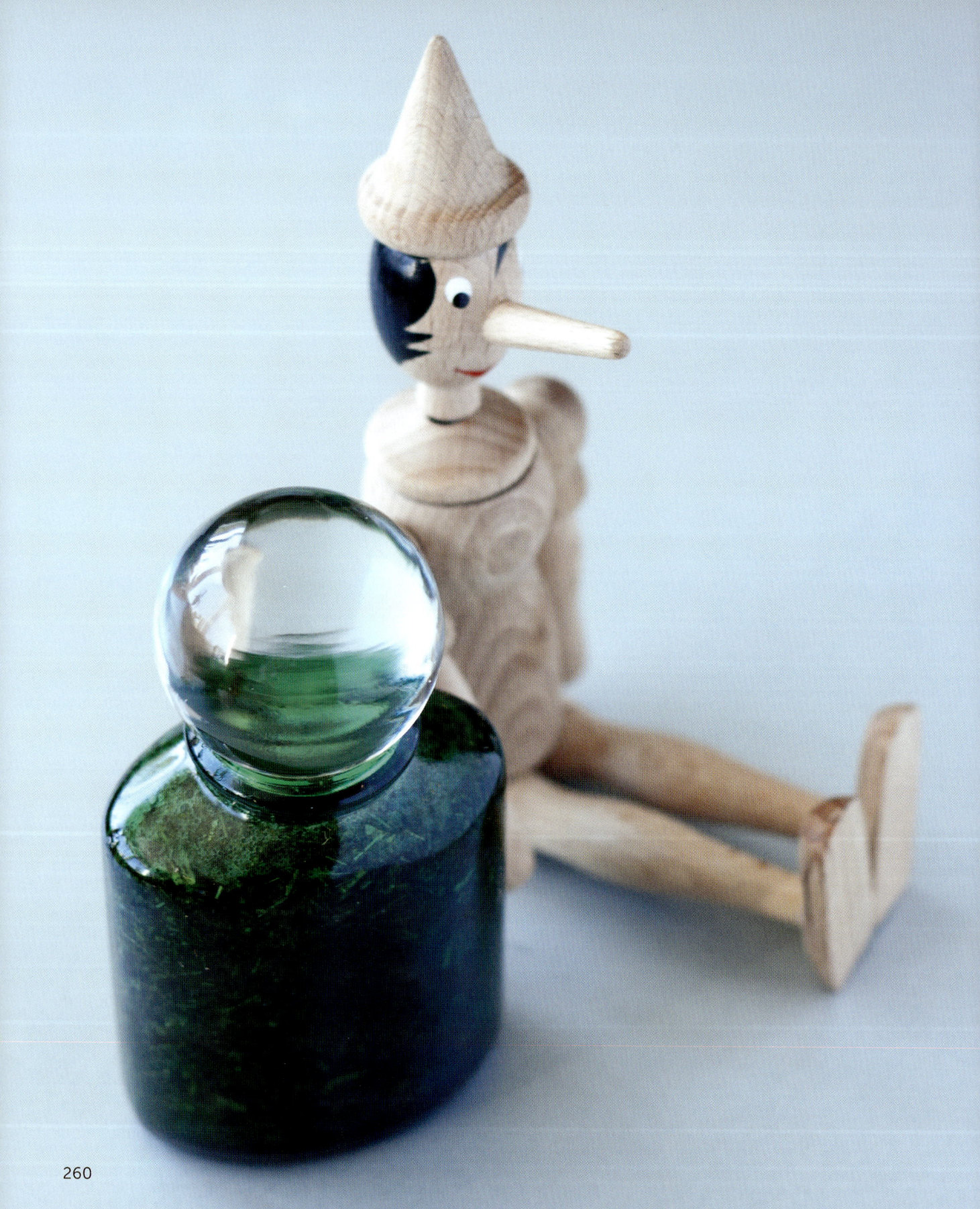

Beruhigendes und feuchtigkeitsspendendes Öl mit Johanniskraut

Zutaten

250 ml Olivenöl

2 EL Hagebuttenöl

250 cm³ frisches oder getrocknetes Johanniskraut

Zubereitung

● Geben Sie das Johanniskraut in eine luftdicht zu verschließende Braunglasflasche und gießen Sie das Oliven- und Hagebuttenöl an, sodass alles komplett bedeckt ist. Lassen Sie das Öl mindestens 2 Wochen, besser noch 1 Monat lang reifen. Denken Sie daran, es von Zeit zu Zeit gut durchzuschütteln.

● Nach der Ziehzeit seihen Sie die festen Bestandteile ab und füllen Sie das Öl zurück in die Flasche. Bewahren Sie es an einem kühlen, dunklen Ort auf.

● Tragen Sie das Öl auf trockene, gereizte Stellen, beispielsweise auf dem Babypo, den Arm- und Beinfalten und der Haut hinter den Ohren auf.

Ein selbstgemachtes Kräuteröl ist eine gute Alternative zu allen Babyprodukten, die Sie im Laden finden, denn diese basieren für gewöhnlich auf Mineralöl. Mineralöl entsteht bei der Destillation von Petroleum als Nebenprodukt und enthält keinerlei nützliche Vitamine oder Fettsäuren. Olivenöl hingegen vermag trockene Babyhaut effektiv zu pflegen und ausreichend Feuchtigkeit zu spenden. Hagebuttenöl ist reich an Vitaminen und Omega-3- sowie Omega-6-Fettsäuren und lindert Hautreizungen, während Johanniskraut effektiv kleinere Wunden heilt.

 Zum Auftragen auf trockene Hautstellen und Windelausschlag

 5 Minuten in der Zubereitung, mindestens 2 Wochen Ziehzeit

 Täglich

 Etwa 6 Monate haltbar

Leichtes Ringelblumen- und Kamillenöl

Sesamöl ist ein großartiger Feuchtigkeitsspender und macht die Haut schön weich und geschmeidig, denn es dringt tief bis in die untersten Schichten ein. Zudem eignet es sich optimal zur Massage. Ringelblumen und Kamille weisen zahlreiche heilende, antibakterielle und entzündungshemmende Eigenschaften auf, die für eine sanfte, aber gründliche Babypflege essenziell sind.

Zutaten

250 ml Sesamöl

125 cm^3 getrocknete Ringelblumenblüten

125 cm^3 getrocknete Kamillenblüten

 Zur Massage nach dem Bad; zum Auftragen auf trockene und gereizte Hautstellen

 5 Minuten in der Zubereitung, mindestens 2 Wochen Ziehzeit

 Täglich

 Etwa 6 Monate haltbar

Testen Sie vor der ersten Anwendung, ob Ihr Baby auf einen der Inhaltsstoffe allergisch reagiert, indem Sie das Öl zunächst auf eine kleine Hautstelle auftragen.

Zubereitung

● Geben Sie die Ringelblumen- und Kamillenblüten in eine luftdicht zu verschließende Braunglasflasche und gießen Sie das Sesamöl an, sodass alles komplett bedeckt ist. Lassen Sie das Öl mindestens 2 Wochen, besser noch 1 Monat lang reifen. Denken Sie daran, es von Zeit zu Zeit gut durchzuschütteln.

● Nach der Ziehzeit seihen Sie die festen Bestandteile ab und füllen Sie das Öl zurück in die Flasche. Bewahren Sie es an einem kühlen, dunklen Ort auf.

● Verwenden Sie das Öl für eine Ganzkörpermassage nach dem Bad, oder tragen Sie es auf trockene oder gereizte Hautstellen auf.

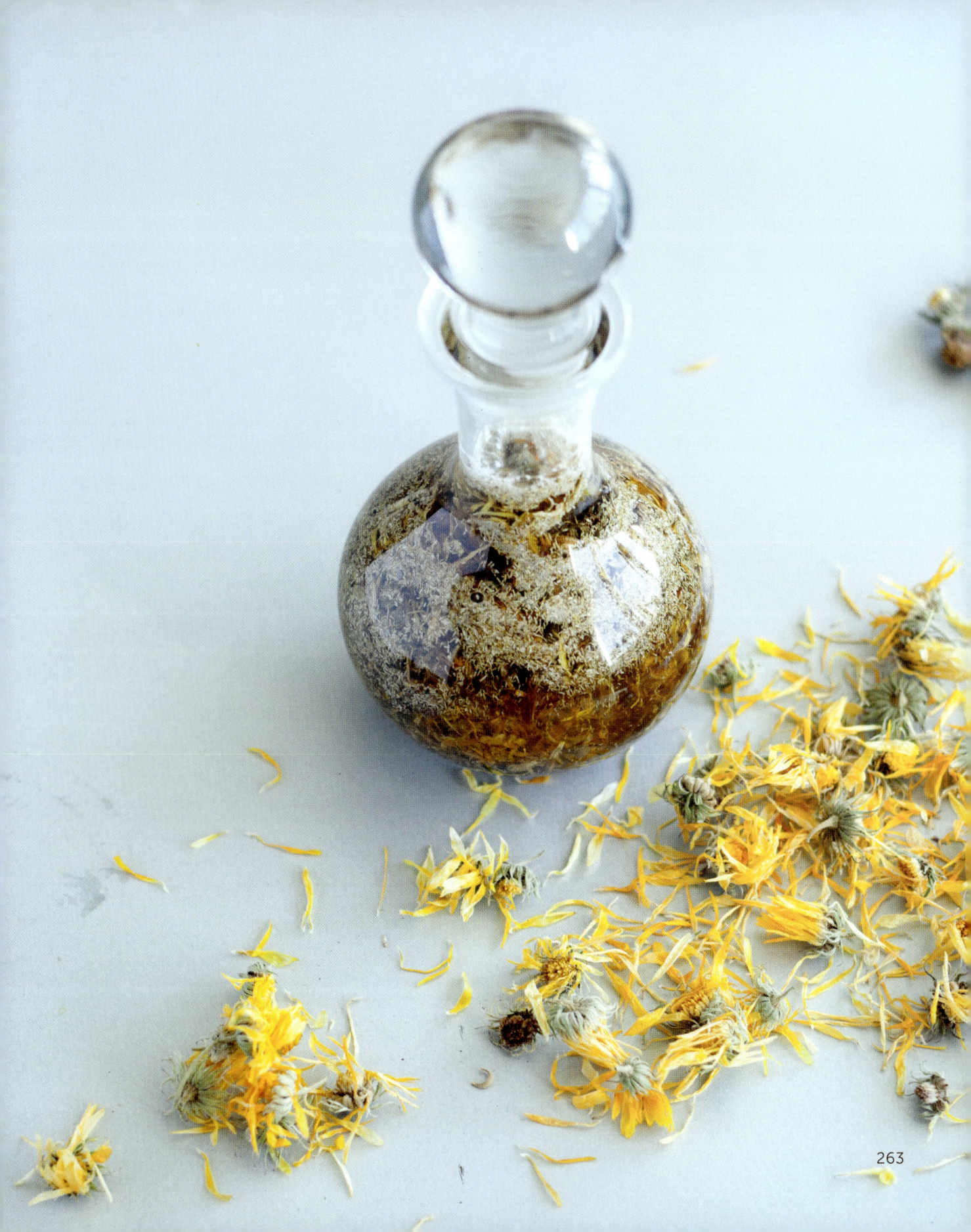

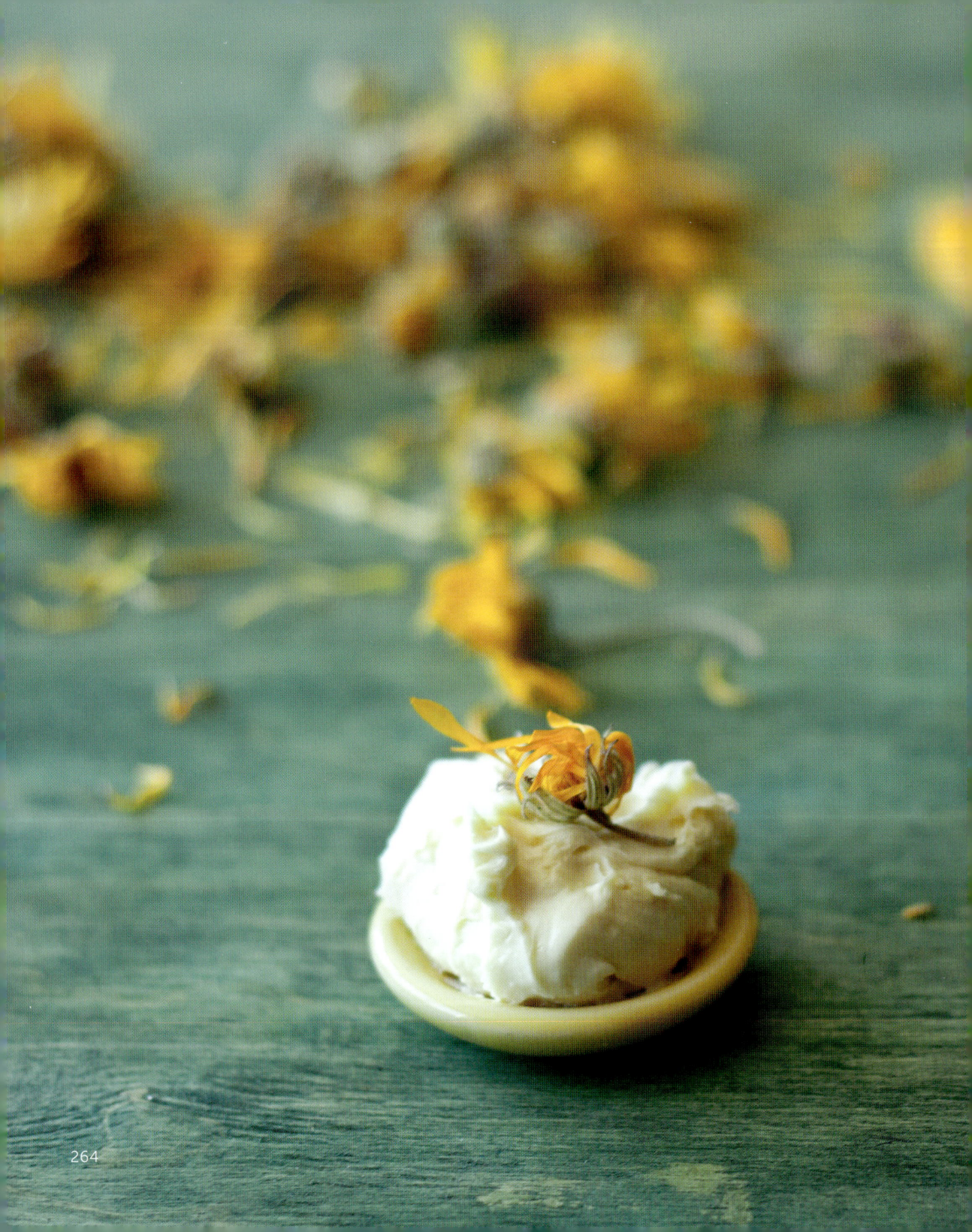

Feuchtigkeitsspende Ringelblumencreme

Die heilenden Kräfte der Ringelblumen und die sanfte feuchtigkeitsspendende Wirkung des Sesamöls sind die perfekte Kombination für all diejenigen, die auf der Suche nach einem Hautpflegeprodukt für ihr Baby sind, das sie im Gesicht und auch auf dem gesamten Körper anwenden können.

Zutaten

Für den Ringelblumenaufguss

125 ml Sesamöl

125 cm³ getrocknete Ringelblumen

Für die Creme:

20 g Ringelblumenaufguss

5 g Bienenwachs

7 g Kamillen- oder destilliertes Wasser

 Für alle Hauttypen geeignet

 Mindestens 2 Wochen Ziehzeit, 40 Minuten in der Zubereitung

 Täglich

 Etwa 2 Monate haltbar

Wenn Sie bereits das Ringelblumen-Kamillen-Öl aus dem vorigen Rezept zubereitet haben, können Sie auch dieses anstelle des Ringelblumenaufgusses verwenden – das spart ein wenig Zeit.

Zubereitung

Zubereitung des Ringelblumenaufgusses:

- Geben Sie die Ringelblumen in eine luftdicht zu verschließende Braunglasflasche und gießen Sie das Sesamöl an, sodass alles komplett bedeckt ist. Lassen Sie das Öl mindestens 2 Wochen, besser noch 1 Monat lang reifen. Denken Sie daran, es von Zeit zu Zeit gut durchzuschütteln.

- Nach der Ziehzeit seihen Sie die Ringelblumen ab.

Zubereitung der Creme:

- Erhitzen Sie das Bienenwachs zusammen mit der Ringelblumenaufguss im Wasserbad, bis das Wachs zu schmelzen beginnt. Nehmen Sie den Topf aus dem Wasser und rühren Sie stetig mit einem Schneebesen oder dem elektrischen Mixer, während sie langsam das Wasser Ihrer Wahl hinzugießen. Rühren Sie weiter, bis die Mixtur auf etwa 40 °C abgekühlt ist.

- Füllen Sie die Creme in ein Behältnis Ihrer Wahl ab und lassen Sie sie komplett abkühlen.

Schützender Balsam aus Sheabutter und Sanddorn

Bevor Sie mit Ihrem Kind hinaus in die Kälte gehen, sollten Sie sein Gesicht mit einem protektiven Balsam eincremen, der kein Wasser enthält und daher die Haut vor Wind und Kälte schützen kann. Sheabutter ist das perfekte Produkt dafür, da sie nicht nur Feuchtigkeit spendet, sondern die Haut zudem mit einem Schutzfilm ausstattet. Unterstützt durch das Sanddornöl wirkt dieser Balsam zudem entzündungshemmend. Das Produkt kann auch Ihr Baby vor Windelausschlag schützen.

 Zum Schutz des Gesicht Ihres Babys an kalten Tagen, auch geeignet für den Babypo

 20 Minuten

 Täglich

 Etwa 6 Monate haltbar

Zutaten

30 g Sheabutter

15 g Hagebuttenöl

15 g Sonnenblumen- oder Sesamöl

3 Trpf. ätherisches Sanddornöl

Zubereitung

- Erwärmen Sie die Sheabutter langsam im Wasserbad (lassen Sie sie nicht komplett schmelzen), nehmen Sie den Topf aus dem Wasser und rühren Sie die restlichen Öle unter.

- Füllen Sie den Balsam in ein Behältnis Ihrer Wahl ab.

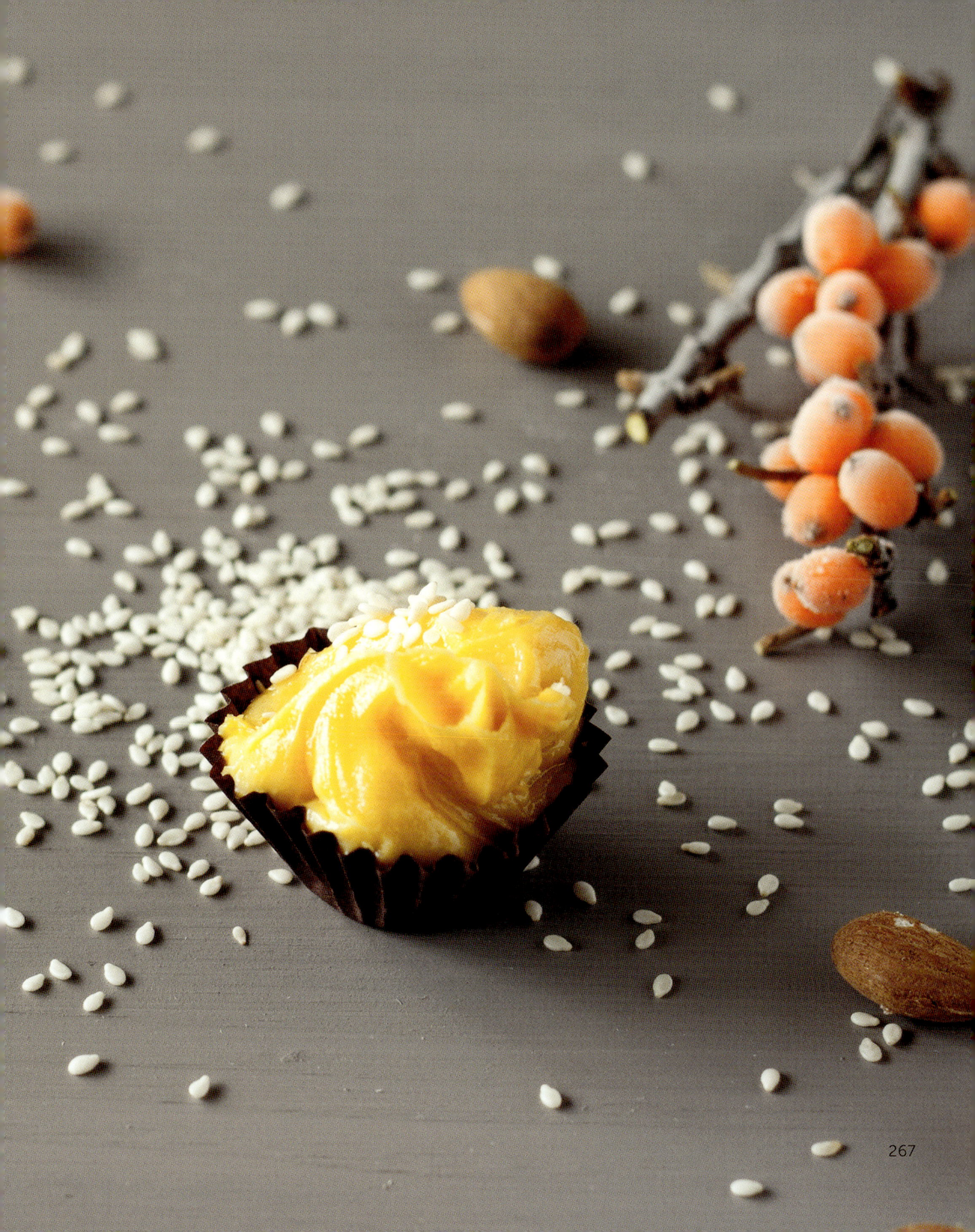

Badetee mit Haferflocken und Ringelblumen für weiche, geschmeidige Haut

Haferflocken beruhigen gereizte Haut und lindern Juckreiz, während Sesamöl für die nötige Feuchtigkeit sorgt. Ringelblumen gehören zu den wichtigsten Zutaten in der Hautpflege bei Kindern, denn sie eignen sich sowohl für die Behandlung als auch die Vorbeugung von Hautproblemen. Ringelblumen wirken zudem antibakteriell und entzündungshemmend. Bevor Sie diesen Badetee verwenden, gehen Sie sicher, dass Ihr Baby auf keinen der Inhaltsstoffe allergisch reagiert.

Zum Baden

10 Minuten

Täglich

Etwa 1 Jahr haltbar

Zutaten

2 EL Haferflocken

2 EL Ringelblumenblüten

1 TL Sesamöl

Zubereitung

- Schneiden Sie ein Quadrat von ca. 20 x 20 cm aus einem Mulltuch.

- Geben Sie die Haferflocken und die Ringelblumen in die Mitte des Stoffs und tropfen Sie zum Schluss das Sesamöl darauf.

- Nehmen Sie nun vorsichtig die Stoffenden zusammen und versuchen Sie, dabei nichts zu verschütten. Formen Sie einen Beutel, den Sie anschließend fest mit einem Bindfaden oder einer Schnur verschließen.

- Sobald das Säckchen fertig ist, können Sie es ins Badewasser geben oder an die Armatur hängen, sodass das einlaufende Wasser es durchspült.

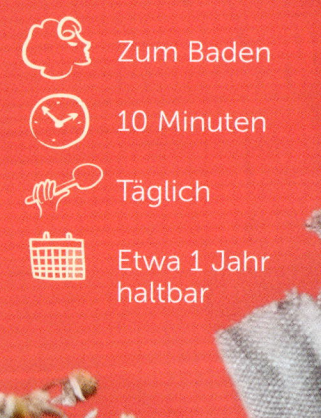

Badetee mit Zweizahn und Kamille

Zutaten

2 EL Zweizahn

2 EL Kamillenblüten

½ TL Mandelöl

 Zum Baden

 10 Minuten

 Täglich

 Etwa 1 Monat haltbar

Der Zweizahn kann Ausschlag lindern, wirkt antibakteriell und wohltuend bei kleineren Hautläsionen. Kamille beruhigt und weist entzündungshemmende Eigenschaften auf. Bevor Sie Kamille anwenden, gehen Sie sicher, dass Ihr Baby nicht allergisch darauf reagiert. (Testen Sie dies, indem Sie einen Kamillenteebeutel in die Armbeuge legen und achten Sie auf eine eventuelle Schwellung.) Mandelöl macht die Haut schön weich.

Zubereitung

- Schneiden Sie ein Quadrat von ca. 20 x 20 cm aus einem Mulltuch.

- Geben Sie den Zweizahn und die Kamillenblüten in die Mitte des Stoffs und tropfen Sie zum Schluss das Mandelöl darauf.

- Nehmen Sie nun vorsichtig die Stoffenden zusammen und versuchen Sie, dabei nichts zu verschütten. Formen Sie einen Beutel, den Sie anschließend fest mit einem Bindfaden oder einer Schnur verschließen.

- Sobald das Säckchen fertig ist, können Sie es ins Badewasser geben oder an die Armatur hängen, sodass das einlaufende Wasser es durchspült.

Nähen Sie ein paar große bunte Knöpfe auf das Säckchen, damit Ihr Baby beim Baden etwas zum Spielen hat.

Index

Notizen